Advances in Knee Ligament and Knee Preservation Surgery

原著 [日] Norimasa Nakamura　[美] Robert G. Marx　[美] Volker Musahl　[加] Alan Getgood
[美] Seth L. Sherman　[比] Peter Verdonk

膝关节韧带与保膝手术学

主译　戴雪松　陆志剀　潘孝云　周晓波

中国科学技术出版社
·北京·

图书在版编目（CIP）数据

膝关节韧带与保膝手术学 /（日）中村宪正等原著；戴雪松等主译 . -- 北京：中国科学技术出版社 , 2025. 6. -- ISBN 978-7-5236-1349-8

Ⅰ . R687.4

中国国家版本馆 CIP 数据核字第 2025Y1B204 号

著作权合同登记号：01-2024-5247

First published in English under the title
Advances in Knee Ligament and Knee Preservation Surgery
edited by Norimasa Nakamura, Robert G. Marx, Volker Musahl, Alan Getgood, Seth L. Sherman, Peter Verdonk
Copyright © ISAKOS 2022
This edition has been translated and published under licence from Springer Nature Switzerland AG.
All rights reserved.

策划编辑	丁亚红　孙　超	
责任编辑	韩　放	
装帧设计	佳木水轩	
责任印制	徐　飞	

出　　版	中国科学技术出版社
发　　行	中国科学技术出版社有限公司
地　　址	北京市海淀区中关村南大街 16 号
邮　　编	100081
发行电话	010-62173865
传　　真	010-62179148
网　　址	http://www.cspbooks.com.cn

开　　本	889mm×1194mm　1/16
字　　数	432 千字
印　　张	17.75
版　　次	2025 年 6 月第 1 版
印　　次	2025 年 6 月第 1 次印刷
印　　刷	北京盛通印刷股份有限公司
书　　号	ISBN 978-7-5236-1349-8/R・3483
定　　价	328.00 元

译者名单

主　译　戴雪松　陆志剀　潘孝云　周晓波
译　者　（以姓氏汉语拼音为序）

陈先军　方　丹　方晶华　郭　翱　胡月正　黄　承
孔劲松　李梦轩　李　明　李中正　刘　伟　柳海晓
罗　军　马　宁　毛文华　潘宗友　泮宸帅　彭兆祥
沈烈军　陶正刚　汪斯衡　徐腾靖　许心弦　薛星河
杨　阳　叶永志　余新宁　钟雨婷　周伯乐　周玉龙
朱迎春　左永祥

内容提要

本书引进自 Springer 出版社，由国际知名膝关节外科专家联袂编写，国内关节外科一线临床专家共同翻译。全书涵盖了膝关节韧带与保膝手术的各个方面，从多学科角度对膝关节手术的发展历史、解剖、分型、手术技巧、术后处理及临床适应证、禁忌证、并发症等内容进行了详细阐述，同时汇集了世界各地膝关节医学专家新近的诊疗研究成果和循证医学数据，有助于读者系统学习膝关节外科手术。本书内容全面，阐释简洁，图文并茂，实用性强，既可作为国内广大骨科医生施行膝关节手术时的学习实践指南，又可供对膝关节手术感兴趣的人士借鉴参考。

补充说明

书中参考文献条目众多，为方便读者查阅，已将本书参考文献更新至网络，读者可扫描右侧二维码，关注出版社医学官方微信"焦点医学"，后台回复"9787523613498"，即可获取。

原书序

    首先我要感谢各位作者利用自己珍贵的时间完成这部有关膝关节韧带和保膝手术的实用著作。他们中的任何一位并未从中获得过多经济利益，但作为一名成功的医生，我们的评判标准并非只靠收入高低。培养年轻医生是一件非常有意义的事，因为我们自己也是这样走过来的。我们有很多教授学习的方式和机会，但书本的好处在于它把所有内容都分门别类地放在一起，并且——解释各自的用途。对我来说，"为什么"比"怎么做"更重要，而本书会告诉你各种有关膝关节韧带与保膝手术最新的热点话题和争议，确保你知道为什么在手术中要这样做，以及与之相关的基础科学和解剖结构知识，而这方面的某位专家会向你解释其是如何看待这个问题的。

    本书内容丰富系统，收录了来自全球专家的观点看法，是一部帮助优秀膝关节医生提升自身技术和认知深度的不可多得的参考书。

Willem M.van der Merwe

President ISAKOS，Sport Science Orthopaedic Centre

Cape Town

South Africa

译者前言

本书引进自 Springer 出版社，由我们组织并参与翻译工作，旨在为国内运动医学事业贡献一点绵薄之力。

在科学探索的无垠天地中，知识的交流与融合从未停止过。作为这部国际优秀膝关节专业著作的主译，我深感荣幸，也深知肩负的重任。

当我们放眼全球膝关节韧带与保膝手术领域，不难发现，各国都在不懈努力，并取得了令人瞩目的成果。这些成果不仅丰富了人类的知识库，也为解决全球性的问题提供了新思路和新方法。而优秀的著作，恰是这些成果的凝练与传承。

我们翻译这部膝关节外科专著，并非因为国内该专业著作的匮乏，而是希望为国内的医生、科研工作者和学子们打开一扇沟通的窗户，让大家能够领略国际前沿的视角和方法。通过接触不同文化背景下的临床与科研思维，拓宽专业视野，激发创新火花。

在翻译的过程中，我们力求精准传达原著的精髓，同时兼顾中文的表达习惯。每一个术语的翻译，每一段文字的推敲，都凝聚着团队的心血。我们深知，任何细微的偏差都可能导致读者对知识的误解，因此不敢有丝毫的懈怠。

我们希望，本书能够作为有益的补充，为培养具有国际视野和创新能力的临床和研究人才贡献力量。愿每位读者都能从中汲取知识的养分，在膝关节外科的专业道路上不断精进！

戴雪松

原书前言

    本书是全球顶尖膝关节外科医生思想荟萃之，旨在讨论当前膝关节韧带和保膝手术相关的所有热点问题和争议话题。在前交叉韧带（anterior cruciate ligament，ACL）手术方面，我们探讨了最新的手术适应证、手术技巧、外侧加强技术、重返运动和 ACL 翻修手术，还包括了多韧带损伤手术和髌股关节手术等。复杂的半月板治疗问题则放在软骨修复、截骨和预防骨关节退变的生物治疗等多种治疗手段中一起考量。

    感谢国际同行们精彩的奉献，为广大读者提供了国际化视野，相信本书能成为每一位志在为患者提供更好医疗服务的膝关节外科医生的良师益友。

Norimasa Nakamura
Osaka, Japan
Robert G. Marx
New York, NY, USA
Volker Musahl
Pittsburgh, PA, USA
Alan Getgood
London, ON, Canada
Seth L. Sherman
Pao Alto, CA, USA
Peter Verdonk
Antwerpen, Belgium

目 录

第1章 需要接受前交叉韧带手术的患者选择
Who Needs ACL Surgery?

Kenneth M. Lin　Evan W. James　Robert G. Marx　著
戴雪松　译

一、急性前交叉韧带损伤非手术治疗后遗症

为了理解谁该做前交叉韧带（anterior cruciate ligament，ACL）手术的问题，我们必须先了解 ACL 手术的好处。急性 ACL 断裂须行韧带重建术，移植物的选择包括异体移植物和自体移植物，其中自体移植物有腘绳肌腱、股四头肌腱和带骨的髌腱组织等。在早期，ACL 断裂会考虑行一期韧带修补，然而一项 5 年的随访中出现 94% 的关节不稳定[1]。虽然一些更先进的缝合材料或多或少提高了成功率，然而，重建较之修补在年轻的患者中具有更好的临床效果，因而受到推崇[2-4]。因此，本章的大部分内容选自有关韧带重建的文献。为了回答谁需要 ACL 手术的问题，首先要了解非手术治疗带来的问题，以及其效果与手术重建有何差别。

（一）非手术治疗的一些方法

ACL 断裂的非手术治疗一般应用于老年患者，或者那些仅仅希望做一些直线运动而非剪切运动，并且不伴有持续性膝关节不稳定的患者[5]。在年轻人或高活动量的人群中，这种非手术方法有很高的失败率[6]。非手术治疗主要包括生活方式调整，以及神经肌肉康复方案和优化运动模式。现有大量的非手术方案，是目标导向的，而且是渐进式的，已被证明可以达到良好的机体体能和肌肉力量。例如，在恢复早期其重点是在于活动度、神经肌肉控制和平衡，在后期则更注重肌肉力量、关节稳定结构的耐久力和功能性表现[7-10]。最近膝关节 ACL 非手术治疗和手术治疗的对照研究（knee anterior cruciate ligament，nonsurgical versus surgical treatment，KANON）表明，在 2～5 年的随访中，前瞻性随机选择非手术患者进行康复训练后的下肢对称指标能够达到接受重建手术并同时康复训练患者的 90% 以上[7]。

（二）生物学方面的考虑

从生物学角度来说，急性 ACL 的手术治疗有几个很重要的理论上的优势。关节内韧带的自然愈合能力有限，滑膜愈合反应又造成断端回缩和组织桥接的缺失[2]。当桥接真的发生时，韧带的张力也有可能因为胫股关节的位置不同而造成下降，并且新生组织更多地由纤维血管性瘢痕替代了真正的韧带组织再生和天然止点结构[11]。由此可见，通过自然愈合产生的新的结构，无论在生物力学上、组织学上和形态学上都不及原来的韧带组织。使用四股腘绳肌腱重建的自体移植物无论在张应力和硬度上都超过了原有的韧带组织[12, 13]。采用骨 - 髌腱 - 骨的移植物还保留了原始的腱骨结构，并与隧道能形成骨 - 骨愈合，其结果更可靠[14]。在重建手术过程中，移植物的张力可以直接调节并设定。最后，重建手术的同时

还可以处理其他损伤情况（如半月板撕裂和软骨损伤）等。

（三）临床方面的考虑

急性 ACL 断裂的非手术治疗在年轻和活跃的患者中的效果已经被证明弱于手术治疗[5, 6, 15, 16]。对于 ACL 急性损伤治疗的重要临床指标，包括膝关节的稳定性、防止随后产生的可修复或不可修复的半月板撕裂和软骨损伤、临床评分、重回工作和运动、患者满意度等。与非手术治疗相比，以往研究已经证明 ACL 重建术在 10 年，甚至 20 年的随访研究中能够改善稳定性和功能结果[17, 18, 19]。不过需要注意的是在短期随访中，两者的效果似乎是相当的[7, 20]。非手术治疗容易造成持续的关节松弛和 MRI 上的愈合不良。例如，Van Meer 等[21]在一项多达 150 名患者的前瞻性多中心研究中发现，仅 32% 的患者在伤后 2 年时的 Lachman 试验有所改善（并未恢复正常），2% 的患者在 KT-1000 检查中有所改善。这群患者中有 60% 在 MRI 上显示纤维的连续性改善，44% 显示了髁间窝的空缺消失。不过，其他所有 MRI 检查的 ACL 结构和组织质量参数仍不正常，反映了纤维血管性瘢痕的存在，而非经过一个自然的愈合过程后形成的生理性韧带样结构。需要知道的是，一些研究发现非手术治疗也有其优势。KANON 临床试验显示，在历经 5 年的随访中接受训练疗法的非手术患者比接受早期重建且进行术后训练的患者有更少的关节症状[8]。作者认为，这是因为韧带重建本身会带来医源性伤害，如手术伤口、移植物取材带来的并发症，以及钻取骨隧道带来的问题。

急性 ACL 断裂的重建可减少继发损伤，如半月板损伤[22, 23]，理论上可以减少继发关节炎的可能性，不过长期随访研究的结果并不完全支持上述推测。ACL 重建被认为能减低再手术率，因为它能避免半月板和软骨损伤[24]。在一项由 Sanders 等[18]的队列研究中，在平均 13.7 年对近 1000 名接受非手术治疗患者的随访中发现继发半月板撕裂增高了 5.4 倍，而诊断为关节炎的患者

增加了 6 倍。同一作者在一项病例对照研究中通过年龄和性别分组比较了急性 ACL 断裂非手术患者和无 ACL 损伤的人群的差别[25]。相对于后者，保守治疗者继发性半月板损伤、骨关节炎及后期须行全膝关节置换的风险均显著增高。

其他作者也得出了急性 ACL 断裂经重建术后能较非手术组的关节炎发生率更低的类似结果[26]。虽然一些大型研究报道了手术与非手术组的关节炎发病率相近的结果[17, 23, 27]，即使如此，许多研究发现经过手术的患者日后再次膝关节损伤的发生率更低，并且关节功能更好[17, 23, 27]。由于手术组患者日后通常能够获得更好的膝关节功能，因此关节活动量也更大，关节炎发生率的比较也就容易产生迷惑性，因为增大的活动量水平和高级别的运动参与度本身都是导致关节炎的独立危险因素[28, 29]。一项 10 年的长期研究对照了一侧 ACL 重建的膝关节与对侧健康膝，发现两者在影像学上（X 线和 MRI）没有显著差异[30]。然而，仍然需要更加长期的随访，因为很多患者是在 ACL 重建的 20 年，甚至 30 年后才转为全膝关节置换。综上所述，迄今为止的文献基本上均认为急性 ACL 断裂会造成日后膝关节功能受损和关节退变，而这种自然病程会被有效的手术治疗所改变，即使有关术后是否继发性关节炎风险的数据还处于有争议的状态。

二、前交叉韧带损伤后的重返运动

由于急性 ACL 损伤在运动员中的高发生率，重返运动是一项重要的衡量指标。顶尖的职业运动员在 ACL 重建术后重回原来运动水平是很常见的事。来自 NBA 的数据显示，88% 的运动员重返运动场。不过，技术统计表明运动员虽重返运动，但竞技状态则出现下降趋势[31-33]。别的职业体育项目也显示了相当高的重返术前运动水平的比率，包括 77% 的美国职业足球大联盟[34]，92%（四分位）和 74%（防守队员）的美国国家橄榄球联盟[35]，以及 97% 的美国国家冰球联盟[35]。在美国职业足球大联盟、美国国家

冰球联盟、美国国家橄榄球联盟的四分位里的球员，重返后的竞技能力基本达到术前水平，但在美国国家橄榄球联盟的防守队员里竞技能力则明显下降。在非职业化的运动员人群里，重返运动的比率很高，但能否回到术前的运动水平则很难预料。总的重返运动率达到了 90%，回到术前运动水平的比率是 72%[36-40]。在儿童人群中，ACL重建后回到运动的比率达到 91%，但是再次 ACL损伤的比率较高，很多发生在对侧的膝关节[41]。当目标设定为让所有患者都恢复到术前运动水平，那么至少其中一部分的重建患者需要付出艰苦努力才有可能达到那种活动水平。

需要指出的是，虽然大部分文献谈论 ACL损伤后重返运动是基于 ACL 重建，仍有报道通过非手术治疗而重返顶尖运动能力的病例[42]。

三、患者的类别

为了制订一个患者急性 ACL 损伤后韧带重建的选择方案，整个患者群可以用年龄和活动量水平来分组。就年龄而言，可以再分为儿童与青少年、年轻成人和年长成人。就活动量水平而言，患者可分为高水平运动员、一般性运动和安静型人群。除了以上两者，还有一些别的因素也起到了左右 ACL 手术适应证的作用。首先是伴发疾病，患者如果在身体上不适合手术，则应该列为禁忌情况。然后是心理社会因素，如能否获得康复资源、能否遵守术后的一些限制要求，也应该在考虑之列。最后是损伤因素，如慢性病程、松弛度和功能受限等也是影响决策的重要因素，因为它们都能影响所选择的手术效果。同样，有些其他的关节内问题，如可修补的半月板损伤，或者关节退变，也可以成为手术的适应证或禁忌证，而且还可以成为判断长期效果的重要因素。需要权衡各种相关因素来做出手术决策，但手术适应证主要还是取决于患者年龄、所希望的活动量水平及功能[6]。

有些学者认为，活动量水平应该是韧带重建必要性的最重要判断指标[43]，仅仅生理年龄并不

适合作为一个可考虑的指标[44, 45]。有些研究评估了不同年龄分组中的韧带手术结果，将 40 岁作为一个分界点[44, 46-48]，结果没有显著差异。虽然分析的结果可能受到研究设计、因手术技术的不同而产生的入组差异、移植物选择和术后康复方式等的影响。有研究发现，年龄大于 40 岁的人群反而相较年轻患者有更高的满意度[46]。年龄可以作为推测活动量多少及对膝关节要求的依据，当然也可以用来推测膝关节退变的程度。当有一定年纪的人群变得更活跃，那么 ACL 重建的适应证自然需要扩大范围，尤其是这部分患者同时患有轻 - 中度的骨关节炎时。在表 1-1 中列出了一系列 ACL 重建手术时需要考虑的因素。要回答谁需要做 ACL 重建手术，后文将把患者按照年龄来区分，因为年龄本身的广泛适用性，并且不依赖各种评分系统（活动量水平则需要）。每个年龄组的韧带重建决策将在随后讨论。

（一）儿童与青少年

在儿童人群中，急性 ACL 损伤和 ACL 重建越来越多[49-51]，原因可能是有组织性的体育运动参与度日渐增长，对损伤的诊断能力提升，以及医生和家庭的认知提高。以往常常推荐非手术治疗和延后手术给儿童或青少年患者，目的是为了防止虽然少见但可能带来破坏性后果的骨骺损伤、生长停滞，乃至日后的肢体不对称[52]。然而，有关非手术治疗的研究发现效果堪忧[53-55]，包括难以重返运动，继发的膝关节损伤高发并导致后续的手术治疗，以及过早的关节退变。最近，儿童的非手术和手术治疗的比较研究强烈支持后者[15, 16]。儿童急性 ACL 损伤的手术方法有很多，见各种文献[56, 57]。儿童 ACL 术后的结果良好可靠，可改善稳定性、关节功能，以及具有高重返运动率和骨骺损伤的低发生率[58, 59]。不过需要指出的是，在年龄小于 14 岁，并且部分断裂小于 50%，以及 Ⅱ 度轴移以内的儿童患者，保守治疗也获得了较好的疗效[60]。总的说来，现有的文献支持对绝大多数的儿童急性 ACL 断裂采取手术治疗，以最大可能恢复稳定性并重返运

表 1-1　ACL 手术须考虑的重要术前因素	
患者因素	损伤因素
• 活动量水平 • 年龄 • 运动参与度（运动量、类型、级别、场上位置） • 已经存在的关节炎和其他损伤 • 伴发疾病 • 对康复治疗的顺应性	• 慢性病程 • 伴发损伤（半月板、软骨、侧副韧带、骨折） • 部分断裂或完全断裂 • 体格检查时的不稳定性（Lachman 试验，轴移试验）

动，防止继发半月板损伤和软骨损伤。

（二）年轻成人（20—40 岁）

大对数 ACL 损伤出自年轻的成年人群。对于这部分患者，治疗的选择基于活动量水平和对功能的需求。一些人有外科手术禁忌证或久坐工作者，以及不希望恢复跳跃、变向和急转等运动者，保守治疗也可以获得较好的效果[61, 62]。除此之外，在这个群体里的患者确诊完全断裂的绝大部分需要通过 ACL 重建手术来解决问题。有关韧带重建的海量临床结果的研究数据强烈推荐年轻活跃人群（尤其是运动爱好者）采取手术治疗[5, 17-19, 23, 25]。

（三）年长成人（>40 岁）

和其他年龄组一样，是否手术取决于运动的需求，是否有关节不稳定，以及功能受限的程度。总体来说，因为年龄较长，活动量可能会下降，而退行性疾病则增多，非手术治疗是一个合理的选择。然而，当关节持续出现症状性不稳定，并且出现继发膝关节损伤（如半月板损伤），ACL 重建仍有可能是后期的一个选择。最近的研究发现，在那些选择了手术治疗的患者中，即使是较年长的 ACL 重建仍有好效果，甚至超过 50 岁或 60 岁也是如此[63, 64]。

必须要指出的是，也有一部分急性 ACL 损伤的中年患者从非手术治疗中受益。例如，已经通过 MRI 确诊为 ACL 完全断裂的高山滑雪爱好者（平均年龄 42 岁，范围为 30—68 岁），如果在损伤后 6～12 周时 Lachman 试验和轴移试验呈阴性，那么保守治疗 2 年结果良好[65]。在 2 年随访时发现功能评分与损伤前相当，KT-1000 值与健侧相比小于 1mm，11 名患者中的 10 名患者 Lachman 试验 0～1+ 级。根据这些结果，作者推荐中年滑雪爱好者在急性 ACL 损伤后可以考虑在 6～12 周后再次评估。如果届时膝关节稳定性良好，Lachman 试验和轴移试验均为阴性，则可考虑非手术治疗，有望恢复正常生活和运动。

一个重要的考量是中年人群已经出现的退变性疾病。近年来发现年长人群活动量并不低，并且对业余性质的运动项目的参与度持续性增高，有很大比例的早期关节炎人群依然保持活跃的生活。这部分患者很难被常规分级，因为根据活动量，他们应该被分到 ACL 重建组，而不是非手术组。虽然有关节炎的早期表现，但可能非常活跃，而且退变也没到必须做关节置换的程度。对于这部分患者，可以考虑保膝手术，如胫骨高位截骨，就可以转移受损间室所受到的过度应力。最近，有许多关于在早期退变膝关节上行 ACL 重建的临床证据。一些队列研究评估了同时行高位截骨和 ACL 重建的临床效果[66-69]，结果是满意或良好。与术前相比，力线、稳定性及临床评分都得到提高。关节炎进展的程度不一，有些文献报道进展缓慢[67]，另一些文献报道了比较明显的进展[66]。治疗 ACL 损伤的主要人群分组见表 1-2，包括推荐的治疗方式。

组　别	儿童和青少年	年轻成人（20—40 岁）	年长成人（>40 岁）
表 1-2　以年龄分组的 ACL 治疗方案			
治疗方法	• 完全断裂：ACL 重建 • 部分断裂：考虑保守治疗，尤其是青春期前	• 完全断裂，软骨完整：ACL 重建 • 高山滑雪者>30 岁，伤后 6 周时 Lachman 和轴移试验阴性：考虑保守治疗 • 有手术禁忌证：考虑保守治疗	• 久坐不好动：考虑保守治疗 • 有手术禁忌证：考虑保守治疗 • 较高运动量水平或积极参与对抗性体育运动：ACL 重建，但要排除明显的关节炎 • 三间室骨关节炎：考虑保守治疗

七、结论

随着更早地参与运动和年长人群仍能维持较高运动量，ACL 断裂在所有年龄段都变得常见，这使得在急性损伤后到底谁需要接受 ACL 手术成为不可回避的问题。从生物学和临床的角度来看，手术治疗急性 ACL 损伤相较非手术治疗有许多优势。已知 ACL 重建能够带来膝关节稳定并恢复功能，并有很大机会让顶尖运动员和业余运动爱好者能够重返运动，虽然后者比率稍低。继发半月板损伤和软骨损伤在韧带重建后也减少。许多研究也报道在重建后减少了关节退变的发生发展。当然，这可能有争议，因为关节退变的减少也带来了更多的运动参与和更高的运动量，反过来成为关节炎的促进因素。

急性损伤后如何决定是否要接受 ACL 手术需要结合患者因素和相关损伤因素等一起考虑。最重要的考虑因素是运动要求，活跃的人群及运动员需要一个正常发挥功能的 ACL，ACL 重建对他们来说是一个很好的选择，当然，即使是年龄 50—60 岁，如果膝关节有反复的不稳定表现，只要有需要，也可能做韧带重建手术。年龄可以用来判断对活动量和功能的需求，同时也可以推测关节的"使用寿命"和关节退变的程度。对年轻患者而言，最重要的就是恢复关节功能稳定性，预防日后的再次损伤和关节炎。对儿童和较年轻的成人来说，完全断裂的韧带几乎肯定需要得到重建。以下两种情况下可能考虑保守治疗：儿童患者的部分断裂和中年高山滑雪者的急性 ACL 损伤。随着对 ACL 解剖结构和生物愈合的认识加深，将来的高水平对照研究将更好地区分整个人群的各种 ACL 手术适应证。

第2章 前交叉韧带初次重建中的移植物选择

Patient-Specific Graft Choice in Primary ACL Reconstruction

Martin Lind　Ole Gade Sørensen　著
戴雪松　译

前交叉韧带（ACL）重建的移植物选择在手术开展伊始就是关乎手术技术和临床结果的重要因素。有三类移植物，包括自体移植物、异体移植物和合成移植物[1]。自体移植物包括腘绳肌腱（hamstrings tendon，HS）、骨-髌腱-骨（bone patellar tendon bone，BPTB）、股四头肌腱（quadriceps tendon，QT），但髂胫束和腓骨长肌腱移植应用有限。异体移植物来源比较多样，一般有胫后肌腱、跟腱、胫骨前肌腱、骨-髌腱-骨、腓骨长肌腱等[2, 3]。

合成移植物在ACL重建术的早期，即20世纪80年代或90年代非常流行，但是20年前灾难性结果和严重不良反应使得这种移植物被完全抛弃[4, 5]。然而，最近一种新的韧带增强重建系统（ligament augmentation reconstruction system，LARS）（Corin，Gloucestershire，England）再次成为韧带重建的移植物，或者作为韧带重建或修补时的一种增强材料（Internal Brace，Arthrex，Naples，USA）[6]。

在ACL重建时移植物的选择取决于患者的解剖特点、既往的手术情况、并发损伤、患者自己的选择倾向。手术医生的选择应该是综合了各方面因素，如预计的功能结果、康复速度、移植物转归、移植物的可得性、供区损伤情况等。手术医生对于取腱方式和植入技术的熟悉程度也会影响移植物的选择。大量研究用来找到能够取得最佳临床效果的某种移植物或技术，包括一些高质量研究，如Meta分析、综述及随机对照试验（randomized controlled trial，RCT）等。然而，经过30年的研究，这种选择依然呈现多样性。有限的研究指出，手术医生可以根据患者的相关因素，如年龄、性别、活动量水平和合并损伤等来选择ACL重建的最合适移植物。由于缺乏应用更新技术后的长期研究报道，移植物选择变得更具不确定性。

影响ACL重建临床结果的关键参数是再损伤/翻修手术、经定量的Lachman试验评估、基于患者自我报告临床结果、重返运动的能力、供区损伤情况，以及功能结果，如肌肉力量、单脚跳等。

本章的目的是展示与移植物选择相关的临床结果，尤其是关注依据患者自身因素而做出的移植物选择对于临床结果的影响。这些数据有助于手术医生在现有证据的基础上优化移植物选择的决定。

一、自体骨-髌腱-骨移植物的临床效果

BPTB在1969年开始使用，并且至今依然在

有些国家里是针对特定患者群体的临床首选[7]。BPTB 在历史上曾经被认为是 ACL 重建的金标准。取腱时要做一个横行或纵行的皮肤切口，然后切取髌腱中段，包括两端附着的骨块，作为一个完整的移植物。两端的骨块提供了优异的骨愈合能力，使移植物能与胫骨和股骨隧道很好地愈合在一起。移植物从胫骨侧拉到股骨侧，然后采用一系列不同的方法固定，从无固定装置的固定方式到界面螺钉固定或悬吊固定等[8]。

近年来，在包含大量患者数据的登记系统中（如斯堪的纳维亚和美国的登记数据）发现，BPTB 的翻修率为 1.5%～3.2%[2, 9, 10]。如果以 Lachman 试验与健侧差异小于 3mm 作为稳定膝关节的标准，则术后稳定性为 66%～81%。患者的主观评分显示 KOOS 有 15 分提升，其随访的 KOOS4 为 70 分，Lysholm 评分为 90 分（表 2–1）。

二、腘绳肌腱的临床效果

1982 年，Lipscombe 描述了手术技术后腘绳肌腱成为 ACL 重建中更为常用的移植物半腱肌腱（有时还同时切取股薄肌腱），一般从同侧腿获取[15]。将肌腱对折达 4 股、粗度在 7～10mm 的肌腱束，采用带线襻的金属钢板、穿腱固定的横穿针及界面螺钉等用以固定移植物。

使用腘绳肌腱的翻修率在欧洲和美国几个大样本量的登记系统中都有统计，5 年的翻修率达到 2.5%～4.5%（表 2–2）。如果以 Lachman 试验与健侧差异小于 3mm 作为稳定膝关节的标准，则术后稳定性为 59%～84%。患者的主观评分有很多种，Lysholm 评分、主观 IKDC 和 KOOS 评分是最常用的。所有评分在术后患者均感觉有明显的提高，其中 Lysholm 和 IKDC 评分分别提高了 35 分和 25 分。

在一项 Cochrane 研究中，重返较轻量运动的能力达 81%[12]。作为供区病损的主观描述的膝前痛占所有患者的 20%[12]。

三、自体股四头肌腱移植物的临床效果

由于研究的样本量较小，难以得出准确的翻修率和其他临床结果，因此现有的评价自体 QT 移植物的文献都具有局限性。含有大样本的登记系统更适合研究低发生率的 ACL 翻修原因。丹麦膝关节韧带重建登记系统（Danish Knee

表 2–1 采用骨 – 髌腱 – 骨移植物的 ACL 重建的文献回顾						
作者（年份）	研究方法	5 年翻修率	膝关节稳定性	患者报告结果	重返运动能力	供区病损
Rahr-Wagner（2014）[10]	注册登记	3.0%	81% 正常（<2mm）	KOOS4 55～70	—	—
Gifstad（2014）[9]	注册登记	2.7%	—	—	—	—
Maletis（2017）[2]	注册登记	2.5%	—	—	—	—
Kaeding（2015）[11]	MOON group	3.2%	—	—	—	—
Mohtadi（2011）[12]	Cochrane 系统评价	2.6%	66% 正常（<2mm）	Lysholm FU 89	77%	29%
Lind（2019）[13]	注册登记	1.5%	1.0mm STS	—	—	—
Lund（2015）[14]	RCT	0%	0.8mm STS	KOOS4 55～72 IKDC 61～70	—	40% 无法跪地行走

ACL. 前交叉韧带；STS. 采用工具测量的与健侧的前后向移位的差异

作者（年份）	研究方法	5年翻修率	膝关节稳定性	患者报告结果	重返运动能力	供区病损
表 2-2　采用腘绳肌腱移植物的 ACL 重建的文献回顾						
Rahr-Wagner（2014）[10]	注册登记	4.5%	84% 正常（＜2mm）	KOOS4 55～71	—	—
Gifstad（2014）[9]	注册登记	4.2%	—	—	—	—
Maletis（2017）[9]	注册登记	2.3%	—	—	—	—
Kaeding（2015）[11]	MOON group	4.8%				
Mohtadi（2011）[12]	Cochrane 系统评价	3.3%	59% 正常（＜2mm）	Lysholm FU 90	81%	20%

Ligament Reconstruction Registry，DKRR）最近发表了一项超过 500 例的 QTACLR、超 20 000PT 及 HTACLR 的翻修率和客观临床指标的对比研究[16]。此外，Meta 分析和两篇随机对照研究也对现有的有关 QTACLR 的知识做出了贡献[14, 17, 18]。

QT 移植物用于 ACLR 首先由 Marshall 在 1979 年描述[19]，将其作为初次韧带重建的选择则是直到 6～8 年后才被周知[13]。在此之前，QT 移植物主要用于 ACL 翻修及 PCL 重建术。取腱的方法是做一个横行或纵行的皮肤切口，位置在髌骨近端和 QT 远端之间，然后在其中份切取宽 9～10mm、长 7～8cm 的肌腱条。移植物可以是全厚的股四头肌腱，也可以非全厚，保留下肌腱的深层，即股中间肌腱。移植物也可以选择带骨，即髌骨近端 15～20mm 的骨块。在带骨侧采用金属界面螺钉固定，软组织一侧应用可吸收或不可吸收的界面螺钉，也可以采用悬吊钢板固定。

丹麦的登记系统报道了 QT 移植物的整体翻修率为 4.7% 左右[13]。这个数据高于已发表的个案报道和随机对照研究中所报道的 2%～3%[18]。

膝关节稳定性检查发现结果理想，侧侧松弛度差异为 1.1～2.8mm。75%～85% 患者轴移试验阴性。患者的主观评分显示 KOOS 有 15 分、

IKDC 有 20 分提升，其随访的 KOOS4 为 84 分，IKDC82～85 分。供区病损发生率为 5%～27%，但受到不同评价方法的影响（表 2-3）。

四、异体移植物的临床效果

应用异体移植物的好处在于避免了供区病损问题，而且比较易于获取，可以制备成各种直径，并且可以选择带有骨块。异体移植物也有其独有的一些潜在风险，如病原体传播、价格偏高等。最常用的异体移植物是胫骨前肌腱、胫骨后肌腱及跟腱等，骨 - 髌腱 - 骨和半腱肌腱在一些国家也在广泛应用。异体移植物还有可能引发免疫原性反应，并可能导致整合延迟的问题。一项组织学研究显示，在植入后 2 年其中心部位血管化很差，也没有活细胞存在[20]。因此，与过去的文献提示在 18 个月时移植物已经整合良好不同，这项研究认为，移植物整合需要 3 年甚至更多时间[21]。异体移植物已经在美国广泛用于初次 ACL 重建，但在世界其他地方由于费用、可获得性及法律等因素而使用较少。

比较自体移植物与异体移植物的文献较少，主要是小样本的病例报道。一项综述发现，除了翻修率不同之外，在膝关节松弛度和基于患者自我报告临床结果方面没有差别[22, 23]。最近考察了美国几个较大的登记数据库，包括骨科多中

表 2-3　采用股四头肌腱移植物的 ACL 重建的文献回顾

作　者	研究方法	5 年翻修率	膝关节稳定性	患者报告结果	重返运动能力	供区病损
Lind（2019）[13]	注册登记	4.7%	• 1.8mm STS • 76% 轴移试验阴性	—	—	—
Lind（2019）[17]	RCT	0%	• 1.8mm STS • 84% 轴移试验阴性	• KOOS4 84 • IKDC 82	—	包含各种症状 27%
Lund（2015）[14]	RCT	0%	1.1mm STS	• KOOS4 65～82 • IKDC 68～84	—	无法跪地行走 5%
Slone（2015）[18]	Meta 分析	0%～2.9%	1.1～2.8mm STS	• 85%～92% 好 / 极好 • Lysholm 88～93	—	5%～15%

STS. 膝关节矢状面稳定性的双侧差异

心研究（multicenter orthopedic outcomes network，MOON）、ACL 翻修多中心研究团队（multicenter ACL revision study，MARS）和 Kaiser 医疗机构的登记数据，得出的粗略的异体移植物翻修率为 3.6%～10%[11, 24]。异体移植物的材料无论是经过化学处理还是放射处理，均具有最高的翻修率。尤其是在 21 岁以下的年轻患者，翻修率达到了 13%[24]。类似情况也出现在 MOON 队列研究，在 20 岁患者中应用异体 BPTB 较之自体 BPTB 的翻修率高了 10 倍，分别为 25% 和 2.5%[11, 25]。

若以侧侧松弛度差异小于 3mm 作为稳定的标准，则膝关节术后稳定的患者百分比为 66%～81%。患者的主观评分显示 KOOS 有 15 分提升，其随访的 KOOS4 为 70 分，Lysholm 为 90 分（表 2-4）。

五、移植物种类之间的对比

一项 Meta 研究显示，选择自体 BPTB 移植物的初次 ACL 重建较选择自体 HS 的 ACL 重建有更低的移植物断裂和（或）翻修率（OR=0.83）[10, 26]（表 2-1 和表 2-2）。BPTB 移植物的翻修率是 2.6%～3.2%，HS 移植物翻修率是 2.5%～4.8%，所有大样本临床研究都表明前者较之后者有更低的翻修率。

在没有经历重建后断裂和翻修的患者中，两种自体移植物在移植物松弛度检测上，如 KT1000、轴移试验和 Lachman 试验等都没有差别。接受自体 HS 移植物的患者在随访的 KOOS 评分的运动和休闲活动组别上高于接受 BPTB 移植物的患者（达到或者超过 7 分）[10, 16]。接受自体 HS 移植物的患者在术后 1 年也较之 BPTB 移植物有更高的 Tegner 评分值（平均 4.9 : 4.7）[10]。接受自体 HS 移植物的患者较之 BPTB 移植物组的功能恢复可能性更高（表现在 KOOS 疼痛≥90，症状≥84，活动量水平≥91，运动和休闲活动≥80，以及生活质量评分≥81），并且较少报告主观治疗失败（表现在 KOOS 生活质量评分＜44 分）[27]。最近的一项有关 HS、双束 HS 和 BPTB 移植物之间对照研究发现，轴移试验和基于患者自我报告结果在 2 年和 5 年随访时没有差别[28]。

六、年龄与前交叉韧带移植物选择

青少年和年轻患者 ACL 重建的移植物选择很重要，因为再断裂和翻修率可能会增高。Kaeding 在针对年轻患者移植物断裂问题的一项多中心研究中发现在 2683 例患者中，同侧的 ACL 移植物断裂发生率为 4.4%[11]。ACL 移植物断裂的风险随着年龄的增长每年下降 0.09。有关年轻人的年龄与翻修率相关性的类似结果也见于

| 表 2-4 使用异体移植物的 ACL 重建 | | | | | | |
作　者	研究方法	5 年翻修率	膝关节稳定性	患者报告结果	重返运动能力	供区病损
Maletis[24]	注册登记	3.6%～13%	—	—	—	—
Keading[11]	MOON 多中心队列	4.8%	—	—	—	—
Foster[22]	回顾	8%	KT-1000 1.6mm	Lysholm 91	—	—

其他报道[29-31]。Persson 等研究了超过 12 000 例患者，最年轻组（15—19 岁）的 ACL 翻修率与年龄最大组（>30 岁）的风险比为 4.0[32]。

考察移植物的选择对年轻患者在术后 5 年时的影响可以看到，年龄最低组（即在 15—19 岁）人群中，使用 HS 移植物的初次重建的粗略翻修率是 9.5%，而 BPTB 移植物的翻修率是 3.5%[32]。Ho 等也认为移植物的选择对翻修率有影响。在平均年龄 15.4 岁的 561 例患者中，采用软组织移植物和采用 BPTB 的翻修率分别是 13% 和 6%[33]。在一项 MOON 中也发现，在 14—22 岁年龄组患者中采用 HS 的翻修率是 BPTB 的 2.1 倍[25]。

小样本的队列研究发现，应用股四头肌腱移植物的年轻患者临床效果较好，翻修率不高[34, 35]。目前尚无有关年龄与股四头肌腱移植物相关性的报道。

七、与性别相关的移植物选择

一些研究指出，女性较之男性可能更容易发生 ACL 损伤，尤其是年轻女性，如果她们重返身体接触运动和旋转运动时，更易遭受 ACL 重建后的移植物断裂风险[36-38]。女性 ACL 损伤应该如何处理？大量的研究都将兴趣放在了自体 HS 和 BPTB 移植物的对比上，不过结果是有争议性的。

Paterno 等根据 11 篇队列研究的结果发现，女性患者采用自体 HS 移植物的前后向松弛度要大于应用 BPTB 的患者。女性 HS 重建后膝关节的松弛度指标也差于同样采用 HS 的男性患者。然而，在这篇综述里并没有包括任何随机对照研

究的结果[8]。Ryan 等也报道了 ACL 重建中的性别相关的差异性。他们总结了 13 篇临床研究，均为不高于 II 级的研究结果。当应用 BPTB 移植物时，男性患者的移植物失效率为 4.0%，而女性为 4.7%；而应用 HS 移植物的男性失效率在 6.4%，而女性是 9.2%。Meta 分析并没有发现因为性别不同而导致移植物失败率有明显差别[1]。

最新的有关移植物选择与性别相关的综述来自 Tan 等[3]。文章只报道了女性患者，采用自体 HS 移植物或自体 BPTB 移植物。综述引用了 15 篇文献，其中 3 篇是随机对照研究，12 篇是前瞻性队列研究。总共有 948 例女性患者接受了 ACL 重建手术。几乎一半的患者接受了自体 BPTB 移植物，其余的是自体 HS 移植物。Meta 分析并没有发现女性患者应用以上两种移植物会在日后的随访中在膝关节松弛度、移植物断裂、轴移试验等有任何差异，主客观评分上也没有差别，两组的膝前痛程度一致。然而，研究发现，BPTB 组的患者膝前痛的可能性与 HS 组相比更大一点。

股四头肌腱也作为 ACL 重建的移植物用于男性和女性患者，但就我们所知，目前没有针对股四头肌腱和性别的相关性研究。

八、运动类型与移植物选择

（一）变向运动

如何选择 ACL 重建的移植物，取决于患者希望日后参与的运动类型或希望重返的运动类型。Bradley 等报道了美国职业橄榄球运动员的初次 ACL 断裂的治疗趋势，绝大多数患者（83%）

以自体 BPTB 移植物作为初次手术的选择[39]。Ericksen 也发现 86% 的医生会选择 BPTB 移植物[40]。同一个团队研究了在冰球、足球和高山滑雪的高水平运动员膝关节损伤后队医的治疗选择，高达 70% 选择了 BPTB 移植物，14.9% 选择了四股 HS 移植物，股四头肌腱移植物的选择率为 4.3%[41]。

FIFA 医疗团队依然支持在足球运动员中采用 BPTB 来重建 ACL。

由于以下的几个原因，运动员多采用自体 BPTB 移植物重建韧带。首先，BPTB 的生物特性可能更接近原来的 ACL 的结构。然后，从髌腱取材也避免了损伤内侧 HS 造成的肌肉力量的问题，而这个结构在急停急转运动时至关重要。最后，由于两端是骨块，因此固定和愈合更理想，让患者能够更快康复。

如前所述，许多研究评估了应用不同移植物的 ACL 重建后的临床效果。然而，研究移植物种类与特定的运动类型的文章则比较稀缺。Gifstad 等从斯堪的纳维亚 ACL 登记数据库中研究了接受初次 ACL 的 46 000 例患者，他们发现，在足球、手球或滑雪运动中接受自体 BPTB 移植物的受伤患者较之自体 HS 移植物的患者的术后翻修的风险更低[9]。文章并未解释造成移植物断裂和随后翻修的具体运动损伤情况。MOON 报道了一项包括 770 例 14—22 岁高校运动员的初次 ACL 重建的 6 年随访结果。绝大多数患者在初次损伤之前均从事篮球、橄榄球和足球等运动。研究发现，采用自体 HS 移植物的翻修风险是自体 BPTB 移植物的 2.1 倍。与前述斯堪的纳维亚数据库研究相似，该文没有指明造成移植物断裂和 ACL 翻修的运动损伤情况[25]。

在初次 ACL 重建中，股四头肌腱作为移植物已经越来越多见，并且在一些比较研究中表现良好[42]。一些研究发现，其在运动水平很高的患者中得到可接受的临床效果[43, 44]，甚至在青少年患者组也是如此[34]。迄今尚没有有关股四头肌腱移植物在特定运动类型的损伤中应用的结果。

（二）休闲运动

许多类型的移植物都用在休闲运动中损伤的 ACL 重建。没有明确的证据可以证明某种移植物好于另一种。使用哪一种移植物取决于医生的个人倾向、供区病损情况及患者的要求。

九、伴发损伤与移植物选择

ACL 损伤的伴发损伤，如侧副韧带损伤、软骨损伤和半月板损伤等都会影响到一个 ACL 已经损伤的膝关节的结构和功能。这些结构的受损会影响 ACL 重建后的关节功能，因此移植物的选择需要考虑到伴发损伤的情况，尽可能有利于术后功能的恢复。

例如，当内侧副韧带损伤时，即使可以保守治疗，但是残留的外翻松弛仍有可能造成 ACL 的张力增加而影响 ACL 移植物的生存率[45]。最新的生物力学研究还发现，位于内侧的 HS 在内侧副韧带损伤时起到了抵御外翻应力的作用[46]。以上发现让人相信在合并 ACL 和内侧副韧带损伤时不应再以自体 HS 作为移植物。

不过合并损伤时使用何种移植物的相关文献并不多。唯一的一项来自瑞典登记数据库的临床研究考察了当合并内侧副韧带损伤时应用 BPTB 和 HS 的 ACL 重建的翻修率。研究包括 622 例合并 ACL 和内侧副韧带损伤的患者，发现在应用上述两种移植物后的翻修率并无差异[47]。

综上所述，有少量证据表明在合并内侧副韧带损伤时应用自体 HS 作为移植物并未增加术后的翻修率。

目前并无文献报道合并半月板或软骨损伤时的移植物选择情况。

十、结论

在 ACL 重建中移植物的选择及患者相关因素确实影响手术的临床效果，不过在此领域内的文献大多数来自于各类登记系统的数据分析研究，说服力并非很强。目前只有 HS 移植物和 BPTB 移植物与各种患者相关因素（如性别、年龄、运动类型及合并损伤）的对照研究。从文献中可以得出以下重点结论。

· 在年轻患者中选择 BPTB 移植物较之 HS 移植物带来更低的翻修风险。

· 在女性患者中选择 BPTB 移植物较之 HS 移植物带来更低的翻修风险。

· 在从事接触对抗性运动的运动员中选择 BPTB 移植物较之 HS 移植物带来更低的翻修风险。

· 选择 BPTB 移植物较之 HS 移植物会带来较高的供区并发症和较低主观临床评分。

· 采用 HS 移植物行 ACL 重建并不会在合并 MCL 损伤患者中增加重建手术的翻修率。

第3章 前交叉韧带重建失败的危险因素评估：何时处理伴随问题

Assessment of Risk Factors for Failure of ACLR: When to Address Concomitant Pathology

Gian Luigi Canata　Valentina Casale　Antonio Pastrone　著

潘宗友　戴雪松　译

前交叉韧带（anterior cruciate ligament，ACL）断裂是运动人群中最常见的膝关节损伤之一，常合并其他损伤，如韧带损伤、半月板损伤、软骨或骨软骨损伤等。这些伴随的病症可能使患者在伤后 10～15 年发生膝关节功能性不稳定、软骨退变和随后的骨关节炎[1, 2]。因此，ACL 重建（ACL reconstruction，ACLR）是最常见的骨科手术之一，仅在美国每年就进行 75 000～100 000 例 ACLR[3]。

近年来，外科手术重建术有了长足的发展，但对于最理想的重建术仍未达成共识[4]。尽管如此，ACLR 在恢复膝关节功能稳定性方面取得了令人满意的结果[5]。

一些研究评估和引用了 ACL 断裂的最常见危险因素，如女性、活动水平降低、参与切变运动、解剖因素（如髁间窝宽度和胫骨坡度）、神经肌肉控制、下肢生物力学等[6-12]。然而，目前相对缺乏 ACLR 术后移植物失效或再断裂相关危险因素的科学数据[13]。

据估计，在短期（5 年以内）随访中，ACLR 失败率为 2%～6%[14]，而更长时间的随访（5～10 年）有更高的失败率（3%～10%）[15, 16]。10 年后，发病率稳定在术后 5～10 年的数据范围内[17, 18]。

为了降低失败率，识别主要的危险因素是至关重要的。危险因素可能包括不理想的手术技术、新发创伤、生物愈合失败、使用的移植物类型、术后感染和遗漏的膝关节并发损伤。其他危险因素可能与患者相关，如神经肌肉控制改变、年龄、性别或活动水平[13]。

根据术后不稳定复发的时间，也可以区分危险因素。早期不稳定（术后 6 个月）通常由手术技术错误、移植物愈合失败、过早恢复高要求的活动或过度积极的康复引起。后期不稳定的发展可能是移植物反复创伤、移植物位置不良、全身韧带松弛和 ACLR 期间未处理的伴随损伤的结果[19]。

一、患者风险因素

（一）性别

ACL 损伤在女性中比男性更常见，但最近的一些研究认为，男性患者具有更高的 ACL 翻修风险[20, 21]。也有其他作者报道了不同的发现[22, 23]，因此仍缺乏统一的共识。已被广泛证实女性是初次 ACL 损伤的强预测因素，但关于 ACL 移植物断裂的预测尚未见报道[24-27]。一个可能的解释是女性术后活动水平较低[5]。

考虑 ACLR 结果的性别差异的另一个方面是

使用的移植物类型，以及由此导致的术后前后向（anteroposterior，AP）膝关节松弛的侧侧差异的存在与否[13]。事实上，大量报道显示，与BPTB移植相比，腘绳肌腱移植的女性表现出更大的前后向膝关节松弛[25, 28-32]。

综上所述，性别作为ACLR失败的危险因素的证据仍然缺乏，主要是由于混杂因素，如术后活动水平[13]。然而，女性通常比男性更容易发生ACL断裂。以上差异可能是由于ACL移植物比自体ACL更强，患者术后恢复的活动水平较低，或者术后康复过程中的神经肌肉适应性等造成[13]。

（二）年龄

低龄是ACLR翻修的最常见并被广泛报道的风险因素[33]。根据目前关于这一问题的相关证据[1, 5, 20, 33-35]，年龄在26—45岁的女性更有可能出现二次ACL断裂[34]。事实上，不论术后的活动水平如何，年龄的增长已经被证明与降低的ACLR翻修风险相关[13]。根据GRADE方法，年龄表现出与ACLR失败相关性的最高等级的证据：年龄越小，则翻修相对危险度越高[33]。

（三）神经肌肉因素

近年来的研究发现，生物力学和神经肌肉因素是ACLR翻修的预测因素[35]，如髋关节内旋力矩、改变姿势时的稳定性、膝关节外翻和落地时不对称前后向膝关节力矩[12, 36]。髋关节肌肉外旋力矩的不足与ACLR失败尤其相关，故解决髋关节力量不足可能可以有效降低这种风险[13]。

（四）解剖结构异常

膝关节力线在ACLR手术中起着重要作用。众所周知，如果在韧带重建时不解决异常内翻步态，存在内翻应力的膝关节ACLR往往会发生继发性失败[37-39]。值得注意的是，内翻对线可能会导致步态异常，如前屈力矩减少，内收力矩增加，伸展力矩增加，以及步态起步相的膝关节过伸增加[38, 40]。此外，有研究揭示ACL功能不足是如何在已有的内翻对线时增加内翻应力的机制[38]。

最近，胫骨后倾角（posterior tibial slope，PTS）增大被报道为ACLR失败的解剖学危险因素之一[41]，尤其是当坡度≥12°时翻修的风险更高[42-44]。一些研究表明，对于ACL缺失的膝关节，应将PTS降低到正常值，以规避ACLR后胫骨前移的风险[40, 45]。正常的PTS值为内侧平台9°～11°，外侧平台6°～8°。由于PTS的进一步减小，ACL移植物的张力降低，ACL再断裂率降低[46]。

同时，动态外翻力矩也被认为是ACLR失败的危险因素[47]，尤其是当合并由内侧副韧带（medial collateral ligament，MCL）和后斜韧带（posterior oblique ligament，POL）组成的后内侧韧带复合体缺失时[48]，因为这种额外的缺失可能导致高ACL移植物张力和动态外翻角。总之，在同时出现下肢对线不良或PTS≥12°的情况下，无论是在ACLR期间[49-51]或ACLR翻修手术时[52]，都建议酌情行矫正性截骨术[52]。

骨性形态，尤其是股骨远端形态，在膝关节运动学中起着重要作用[53]。最近的研究表明，股骨髁深度增加与膝关节旋转不稳增加相关[54]，而膝关节旋转不稳是ACLR翻修公认的危险因素[55]。

在最近的一篇综述中，膝关节过伸被评估为ACLR失败的危险因素，但是这方面的相关文献仍然有限[56]。综述结果强调，过伸≥5°是ACLR翻修的独立显著预测因素，尤其是在年龄小于26岁及使用同种异体移植物的患者中。此外，BPTB移植物比腘绳肌腱移植物拥有更好的术后稳定性，特别是当存在膝关节过伸及其他关节松弛度增加的体征时[57, 58]。

（五）体重指数

一些作者评价了体重指数（body mass index，BMI）及其与重建失败的关系。他们报道BMI≥30kg/m²的患者ACLR翻修风险较低[26, 33, 59]。原因可能是高BMI的人活动较少，因此需要进行翻修手术的风险较低。然而，不同文献报道了相互矛盾的结果。另外的文献指出，BMI与ACLR翻修无关[4, 60]，甚至肥胖（BMI 30～39kg/m²）本身就是翻修的一个危险因素[61]。

第4章 如何达到理想的前交叉韧带重建骨隧道定位的技术

Technique Corner: ACLR Optimal Tunnel Placement: How to Get There?

Konsei Shino　Ryohei Uchida　Hiroyuki Yokoi　Tomoki Ohori　Tatsuo Mae　著

汪斯衡　戴雪松　译

与腱固定手术不同，前交叉韧带重建（ACLR）的目标是在不牺牲活动度的情况下稳定膝关节。根据我们的生物力学研究，移植物的置入解剖模拟程度越高，越能有效地稳定膝关节[1, 2]。因此，在韧带的足印区开口达到理想的骨隧道定位，对移植物更好地模仿自然 ACL 很重要。

一、解剖前交叉韧带重建的关键点

为达到 ACLR 不损失活动度恢复关节稳定性的目标，以下几点需要重点强调。

（一）移植物选择与准备

为模仿自然 ACL 形态，移植物的横断面应具备椭圆形态。因此对于长方形骨道，我们选择骨 – 髌腱 – 骨（BPTB）移植物，其横断面为长方形；对于多个小圆形骨道，我们选择多股腘绳肌腱（multi-stranded hamstring tendon，MSHT）[3]（图 4-1）。

（二）骨性标志定位法

术中应精确定位止点区域。自然的 ACL 与骨的止点具有特征性的结构，其与胫骨、股骨连接处均存在纤维软骨层，因此 ACL 在胫骨、股骨的足印呈现骨性凹面。骨性标志定位法在于找出足印区的边界，这些边界往往由骨性标志构

成：在股骨侧前方是住院医师嵴（外侧髁间嵴），后方是软骨缘，在胫骨侧是前嵴、内侧髁间嵴、中央髁间嵴及髁间隆突[4-12]。

（三）将骨隧道开口置于足印区

骨隧道开口应严格置于足印区内。这不仅有助于模仿 ACL 自然形态，还有助于减少骨隧道扩大，因为足印区下方皮质骨是增厚的[13]。在胫骨侧钻取 10mm 圆形骨隧道不仅会破坏胫骨足印区的边缘，还会造成外侧半月板前角胫骨止点的医源性损伤[14]。

（四）移植物尺寸

移植物不必完全填充止点区域。自体腱在生物力学方面强于自然 ACL，并且其在置入后会增生[15, 16]。因此移植物横断面积小于止点面积就足够了。

二、止点区的解剖骨性标志

（一）股骨止点区

Iwahashi 等发现，ACL 股骨侧的组织学直接止点位于髁间窝外侧壁后上缘的新月形凹陷内，并在斜轴位 CT 断面重建后形成的 3D CT 图像上呈现了这一区域[6]。因此新月形的股骨止点包括以下骨性标志：前方的住院医师嵴，以及后方的

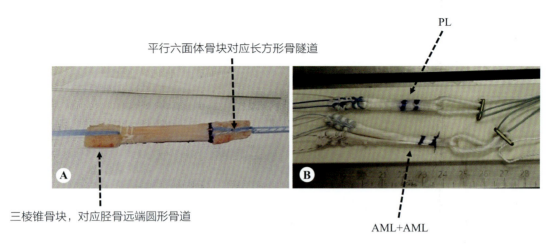

▲ 图 4-1　制备好的移植物
A. BPTB 移植物用于解剖 ACLR，适应长方形骨道；B. 多股腘绳肌腱移植物用于解剖多股 ACLR

软骨缘[5-8]（图 4-2）。

（二）胫骨止点区

Berg 指出 Parsons 结节胫骨止点的前缘，这一结构也被 Tensho[9] 称作"胫骨前嵴"。Purnell 及 Clancy 提出内侧髁间嵴可以作为胫骨内侧止点内缘的骨性标志[5]。Siebold 等阐述了 ACL 止点与外侧半月板前角间的关系[10]。Yonetani 和 Kusano 发现了 ACL 及外侧半月板前角之间的分界嵴，并将其命名为"中央髁间嵴"[8, 9]。因此，

胫骨止点区有四个骨性标志：前方是前嵴，后方是髁间隆突，内侧是内侧髁间嵴，外侧是中央髁间嵴及外侧半月板前角（图 4-3）。

三、基于骨性标志技术进行镜下止点区探查

（一）三通道技术

前内（anteromedial，AM）入路是置入 45° 镜观察胫骨股骨止点的重要观察入路。通过旋转镜头，可以垂直观察到止点区。这样可以减少观察误差。

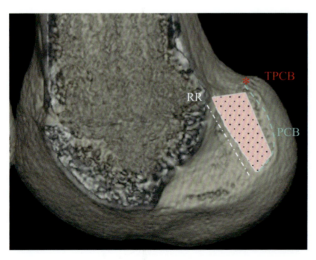

▲ 图 4-2　右膝 3D CT 重建图像中新月形的 ACL 股骨止点区
确定止点区有两个重要的骨性标志：住院医师嵴（RR），后方软骨缘（PCB）。PCB 顶点（TPCB）（*）对于止点区的镜下定位非常重要

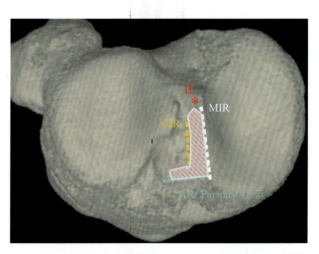

▲ 图 4-3　三维 CT 重建图像上的 ACL 胫骨附着区呈靴形
有 4 个骨性标志可用来辨认这个区域：内侧髁间嵴（MIR），前嵴（AR），髁间嵴中部（CIR），髁间隆突（IE）

另两个器械入路是前外（anterolateral，AL）入路及远前内（far anteromedial，FAM）入路，这一入路位于 AM 入路后方 2～2.5cm，以及内侧半月板上方[17]。

（二）股骨止点区

通过 AM 入路向外观察髁间窝外侧壁的后 1/3，通过 FAM 入路置入射频消融器清理髁间窝外侧壁后上 1/2 的纤维组织，包括 ACL 的残端。虽然也可以使用刨削器，但在操作过程中应小心保护止点周围的骨性标志。清理完成后，可以清晰观察到新月形的止点区，前方是住院医师嵴，后方是软骨缘[8]（图 4-4）。

就算住院医师嵴不能很好地识别，也可以用后方软骨的近缘推断止点区的位置，因为止点区的长轴或住院医师嵴与远端股骨轴线成 31° 角[8]。

（三）胫骨止点区

通过 AM 入路向下观察 ACL 胫骨残端及止点区，用刨削器修整残端至 3～5mm。随后通过 AL 入路置入射频消融器彻底清理纤维组织及 ACL 残端，同时注意保护外侧半月板前角。清理后可以清晰地观察到靴形止点区，前方为前嵴 / Parsons 结节，后方为髁间隆突，内侧为内侧嵴，外侧为中央髁间嵴[5, 9–12]（图 4-5）。

我们推荐拍摄侧位 X 线片再次确定导针尖端的位置（图 4-6）。

四、建立解剖骨隧道

为稳定可重复地建立股骨侧骨隧道，推荐使用由外向内技术，虽然需要额外产生小切口[18, 19]。确定股骨侧止点区边界后，可通过 AL 入路将钻头导针置入止点区。从股骨外侧皮质钻入 2 枚导针，随后用 4.5～6mm 空心钻扩大隧道。对于 BPTB 移植物，2 个钻孔扩大融合为 1 个长方形骨道（图 4-7A）。对于 MSHT 移植物，2 个骨道分别使用（图 4-7B）。虽然膝关节能屈曲超过 130° 也可以通过 FAM 入路进针，运用由内向外技术建立隧道，但远端骨骺皮质较软，固定强度可能会有牺牲。

对于胫骨止点区，可通过 FAM 入路置入胫骨导向器。2～3 枚导针通过胫骨骺端胫骨结节内侧钻入，并根据移植物直径用 4.5～6mm 空心钻扩大隧道。对于 BPTB 移植物，沿内侧髁间嵴纵向排列的 2 个钻孔扩大融合为 1 个长方形骨道（图 4-8A）。对 MSHT 移植物，3 个骨道分别使用（图 4-8B）。

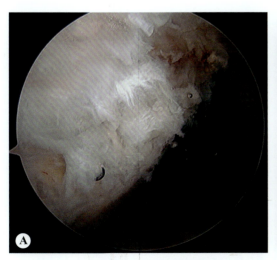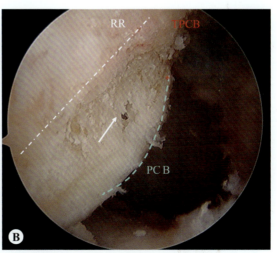

▲ 图 4-4　前内路置入 45° 关节镜指向外侧观察右膝 ACL 股骨侧止点区

A. 清理前，可见止点区被纤维组织覆盖；B. 用射频消融器清理止点区后。识别止点区的三个骨性标志：住院医师嵴（RR），后方软骨缘（PCB），后方软骨缘顶点（TPCB）（*）。注意导针尖端指在止点区的中心（箭）

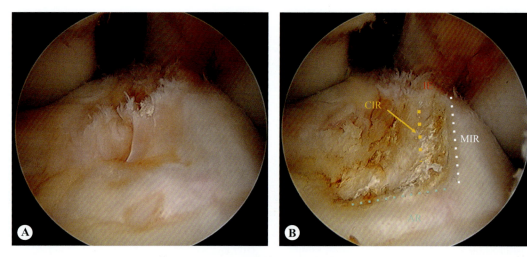

▲ 图 4-5 前内路置入 45° 关节镜指向下方观察 ACL 胫骨侧止点区

A. 简单刨削后的 ACL 残端；B. 用射频消融器清理止点区后，可以清楚观察到靴形 ACL 胫骨侧止点区。止点区有以下骨性标志：内侧髁间嵴（MIR），前嵴（AR），中央髁间嵴（CIR），髁间隆突（IE）

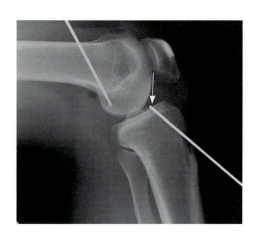

◀ 图 4-6 术中侧位 X 线片再次确定导针定位。注意导针尖端位于胫骨止点区中心（虚箭）

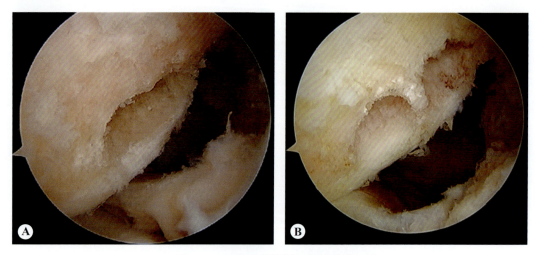

▲ 图 4-7 经前内路解剖股骨隧道镜下观

A. BPTB 移植物的长方形股骨隧道；B. MSHT 移植物的双股骨隧道

五、无撞击置入移植物

止点区建立骨隧道后，依据自然 ACL 内纤维走行置入合适的移植物：BPTP 或 MSHT。同时在不做髁间成形的情况下，移植物不与髁间窝或后交叉韧带撞击[3]（图 4-9）。

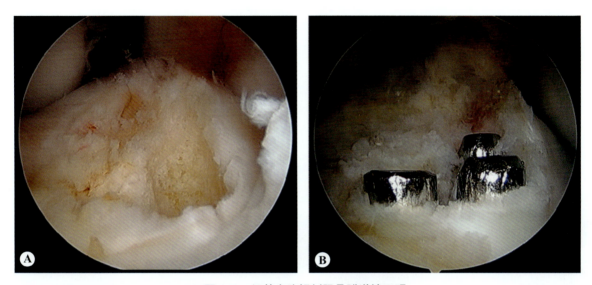

▲ 图 4-8　经前内路解剖胫骨隧道镜下观

A. BPTB 移植物的长方形股骨隧道；B. MSHT 移植物的三个圆形股骨隧道。每个隧道穿入 1 枚施氏针

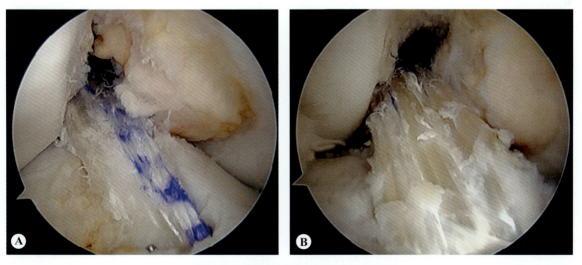

▲ 图 4-9　经前外路解剖移植物的镜下观

A. 单束 BPTB 移植物；B. 三束 MSHT 移植物。注意在不做髁间成形的情况下，移植物不与髁间窝或后交叉韧带撞击

第5章　前交叉韧带重建中基于循证医学的前外侧手术

Evidenced-Based Approach for Anterolateral Surgery for ACL Reconstruction

Fares Uddin　Gilbert Moatshe　Alan Getgood　著

余新宁　戴雪松　译

一、背景

现代的前交叉韧带（ACL）重建技术在限制胫骨前移方面取得了可重复的成功。然而，重建对于矫正旋转不稳定的效果是不确定的。多年来，在试图解决旋转松弛和恢复正常膝关节运动学方面取得了一些技术进展。近年来，ACL单束解剖重建的趋势越来越明显，通过将股骨隧道置于ACL足印区内，可获得位置较低，斜度更大的韧带替代物[1]。从生物力学方面来看，这为控制胫骨旋转提供了优势[2]，同时研究表明，该技术改善了患者报告的主观结果及旋转控制[3-6]。一些作者主张双束重建，以更好地重建正常解剖结构并控制旋转不稳定。生物力学研究表明，双束重建在控制旋转松弛方面可能更为优越[7, 8]；然而，与单束重建相比，临床研究未显示任何显著差异[9]。

尽管当前ACL重建技术改善了患者报告的结果，但越来越多的文献对持续不稳定和再损伤率的担忧日益增加。20岁以下患者再损伤率高达20%（如果包括对侧膝关节损伤，则为30%）[10-13]。目前尚不清楚由轴移试验评估的旋转松弛是否是再损伤的危险因素。然而，持续的轴移阳性与患者满意度降低及功能不稳定增加相关[3, 14, 15]。此外，轴移阳性可能导致异常软骨接触应力，并增加磨损风险[16, 17]。文献表明，目前的ACL重建技术在控制旋转方面不如过去认为的那样有效[12]。恢复伤前运动水平和恢复竞技运动的比例也可能分别低至63%和44%[7]。这表明虽然使用现代技术重建ACL改善了许多患者的功能结果，但仍有一部分患者可能需要解决额外的旋转松弛，以进一步改善临床结果。

本章将重点讨论膝关节前外侧复合体（anterolateral complex，ALC），以及使用前外侧手术治疗持续性旋转松弛可能让接受初次和翻修ACL手术的患者受益。

二、解剖

在骨科领域，很少有像膝关节前外侧那样的解剖区域备受争议。1879年，Segond首次描述的以他名字命名的骨折就与这些结构的损伤有关[18]。当时，他描述了一条像珠链一样的条带仍然附着在骨折碎片上。Kaplan详细描述了髂胫束（ITB）与股骨的层次和连接，进一步增加了我们对这一复杂区域的认识[19]。他也是第一个创造前外侧韧带（ALL）术语的人。然而，他更倾向于将其归为髂胫束的一段。Terry[3] 随后将阔筋膜细分为几个部分，并首次将 ITB 深部描述为"膝关节真正的前外侧韧带"[20]。Muller 和 Lobenhofer 分别记录了逆行纤维束的存在，该纤维束将 ITB 深部纤维连接到前外侧胫骨平台，提供静态稳定性[21, 22]。

文献中充斥着对各种结构互相重叠的命名，这使得本就复杂的解剖结构更令人困惑。外侧关节囊韧带[23]、ITB 的关节囊 – 骨纤维束[20]、逆行纤维束[22]、前斜索带[24] 和外侧胫股韧带[25] 只是用于描述这种常见结构的名称的几个例子。Cruels 等首次将前外侧韧带描述为一个独立实体[25]，尽管令人困惑的是，Terry 等对 ITB 的关节囊 – 骨纤维束使用了相同的术语。Vincent 等进一步完善了 ALL，描述是腓侧副韧带（fibular collateral ligament，FCL）前方的韧带结构；他们进一步指出，这与文献中先前确定的中 1/3 关节囊韧带是同一个结构[26]。

Claes 等对 ALL 的重新发现再次引发了对该话题的争议和研究[27]。41 个标本中，他们在其中的 40 个标本里找到了韧带，并详细描述了其结构。有趣的是，他们发现它缺乏与 ITB 的连接，但与半月板有很强的连接。之后 Dodds 等[28] 及 Kennedy 等[29] 发表了迄今为止我们所知对 ALL 最详细的描述。ALL 的股骨侧附着位置有些多变，而胫骨侧附着位置相当一致。一些研究描述了股骨侧附着点在 FCL 起点的近端和后部[28, 29]，其他研究描述了在远端和前部[27, 30]，而一项尸体研究甚至描述了两种变体[31]。Helito 等在其组织学研究中证明，ALL 具有与韧带相似的有序排列且致密的胶原结构[30]。ALL 也被描述为出现在前外侧复合体内的关节囊增厚，具有类似于韧带的胶原束排列[27, 31]。Smeets 等[32] 的生物力学研究表明，ALL 与相邻的关节囊性质不同，而类似于关节囊韧带（如盂肱下韧带）。在 Seebacher 等[33] 描述膝关节层次的关键研究中，他们指出前外侧关节囊的第 3 层在外侧副韧带（lateral collateral ligament，LCL）前方分为浅层和深层。似乎先前研究中发现的许多结构实际上均可能是 ALL

的同义词。正是随着影像学和组织学的进步，研究人员能够更准确地描述这种结构。

最近，国际 ALC 共识小组会议[34] 将文献中结构的不同命名和异质性归因于以下原因：历史文献中缺乏清晰的照片和图表，防腐和新鲜标本兼有，以及解剖技术差异可能产生了人为的结果。专家组随后就前外侧复合体的解剖学确立了六个表述。他们将 ALL 定义为 ALC 内的结构，Seebacher 第 3 层内的关节囊结构，在个体之间形态有差异，与外侧半月板连接。他们还定义了 ALC 的层次，以及 ALL 的解剖过程和标志。ALC 的层次从浅到深依次为 ITB 浅层、ITB 深层（包括 Kaplan 纤维系统）、ALL 和关节囊（图 5-1）。ALL 起源于股骨外上髁 LCL 起点的近端和后方，在 LCL 浅面走行，并附着于 Gerdy 结节和腓骨头部的胫骨中份。

三、生物力学

已发表的尸体生物力学研究评估了 ALC 结构切断后膝关节的运动学。不含 ACL 的膝关节中，横切 ALL 会在轴移的早期显著增加前移和内旋[35]。使用 6 自由度机器人，Rasmussen 等也证明了在切断 ALL 后，内旋明显增加[36]。无 ACL/ITB 和无 ACL/LCL 的膝关节中，评估动态轴移的导航研究显示内旋松弛度显著增加[37]。同样，Kittl 等研究了 ALL 和 ITB 浅层和深层横切的影响[38]。他们发现，ALL 在控制无 ACL 膝关节的内旋方面的作用很小。相反，ITB，特别是其深层关节囊 – 骨层在较大屈曲角时对内旋控制的贡献更大。他们还发现，ACL 在接近完全伸直时对内旋控制的贡献最大。一项利用光学跟踪分析和应变图评估前移和内旋的研究发现，前外侧关节囊表现得更像是一片纤维组织，而不是韧带结构，对 ALL 的存在提出了质疑[39]。Thein 等进行了一项连续切片研究，证明超过 ACL 的生理极限时，ALL 才参与分担负荷[40]。他们得出结论，只有在 ACL 损伤后，ALL 才起到辅助稳定的作用。Huser 等进行了模拟轴移，结果表明，ACL 完整

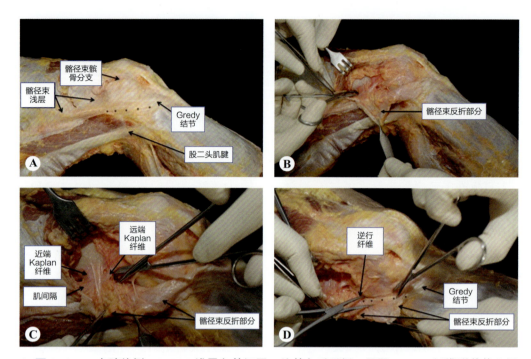

▲ 图 5-1　A. 右膝外侧；B. ITB 浅层向前切开，从前向后反折，显露 Kaplan 纤维附着物和深部 ITB；C. 近端和远端 Kaplan 纤维附着；D. ITB 深层关节囊骨层和逆行纤维附着在股骨远端髁上区

膝关节中，单独切断 ALL 不会导致胫股间室移位增加。他们还得出结论，ALL 无法对限制轴移起主要作用[41]。该组随后进行了另一项研究，证明无 ACL 膝关节中，ALL 和 ITB 切断使 71% 的膝关节大体标本变为 3° 轴移[42]。其他研究表明，当 ACL 合并 ALL 损伤时，单独 ACL 重建不足以恢复正常膝关节运动学。在这种情况下，只有 ACL 和外侧关节外联合手术才能使运动学恢复正常[42]。

一些研究表明，外侧半月板在控制前外侧旋转方面也起着重要作用。已证明外侧半月板后根撕裂导致外侧间室前移和内旋转增加[43, 44]。ALL 是否是外侧半月板的外围锚点尚未确定。然而，研究发现半月板下方的 ALL 纤维比半月板上方的相应纤维更硬更坚固。该发现的临床意义尚未完全明白[45]。

ALC 重建的生物力学已被大量研究。大多数研究承认，将数据由人工创建的损伤模式和结果推广到临床很困难。Spencer 等[35] 研究了

Lemaire 型外侧关节外腱固定术和 Claes 等[27] 所述的 ALL 重建对 ACL 功能缺失的膝关节前移和内旋的作用。他们发现，ALL 重建对控制前移和旋转几乎没有作用。我们现在知道，本描述中的股骨移植物位置不正确，应放置在后方和近端，而不是前方和远端。LET 小组确实显示了内旋和前移的显著减少。

Kittl 等研究了 ALC 重建中基于附着点的移植物长度的变化[46]。他们发现，最等长的位置是股骨的近端和后部，在 LCL 深面穿过，并在远端附着到 Gerdy 结节。因此，作者确定，LET 在 LCL 深面穿过将是最有效的重建形式。

关于 ALL 重建，股骨止点置于 LCL 起点后方和近端可在屈曲循环期间使长度改变最小[28]。然而，如果使用 Claes 等[27] 所述的靠前和远端的股骨附着点，多项研究表明，ALL 将随着屈曲而紧张[46-48]。因此，很明显如果要使 ALL 重建有利于旋转控制，则应选择靠后和近端附着点。这将位于膝关节旋转中心的后方，因此，在完全伸

直时 ALL 移植物将变紧。

　　研究比较了 ACLR 中的 ALL 重建和 LET。以 20N 张力张紧并在 LCL 深面穿过的外侧关节外腱固定移植物已被证明可有效控制旋转，并且基本不会过度限制内旋[49]。改良 Lemaire 和改良 Macintosh 型腱固定术（移植物在 LCL 深面）与 ACL 解剖重建相结合时，已证明可恢复正常膝关节运动学。相比之下，基于上述解剖技术的 ALL 重建仅能微弱地控制旋转。该研究小组随后发表了一项研究，表明将 LET 移植物穿过 LCL 深面并以不同的屈曲角张紧不会产生任何有害影响[50]。该研究还报道了 Sonnery Cottet[51] 所述的 ALL 重建技术仅在完全伸展时控制膝关节松弛。Schon 等证明，无论固定角度如何，在 88N 下张紧的单个移植物会明显过度限制内旋[52]。随后的研究表明，20N 是 ALL 重建的最佳张力[49]。Geeslin 等将 ALL 重建与不同移植物张力和膝关节屈曲参数的改良 Lemaire-LET 重建进行了比较。他们发现，在模拟轴移时，Lemaire LET 的前移和内旋显著减少[53]。

　　然而，研究表明，膝关节 ACL 和 ALC 损伤时，在不进行任何 ALC 手术的情况下，在膝关节屈曲 25° 将骨 – 髌腱 – 骨（bone patella bone，BTB）固定进行解剖重建，可在模拟轴移过程中充分恢复膝关节运动学[54]。然而，当伴有 ALC 损伤时，在大屈曲角时，胫骨内旋转残余增加 5°~7°。这不能由 ACL 重建本身控制。

　　此外，Herbst 等评估了在有和无损伤 ALC 的膝关节中使用 LET 增强 ACL 重建的作用。他们发现，当进行 ACL 重建时，加入 LET 对单独 ACL 损伤的膝关节没有更多益处[55]。相反，在复合损伤中，需要 LET 来恢复正常膝关节运动学。因此，可以推断，识别出可能发生 ALC、ACL 联合损伤非常重要。一些研究表明，对于表现出高度松弛的膝关节，多半不会是单独 ACL 损伤，通常会遇到同时存在的半月板和 ALC 损伤，这支持了 ACL 和前外侧重建的必要性[56]。文献中报道，急性 ACL 损伤伴发其他损伤的发生率为 40%~90%[31, 57, 58]。

　　目前，很难确定一种重建术是否优于另一种。这在很大程度上是因为进行实验的方法和测量技术在不同的研究中有所不同。当使用 LET 时，建议在股骨固定前将移植物穿过 LCL 深面[49]。这在屈曲时提供了最佳的作用方向，避免了过度限制，并允许 LCL 作为支点。然而，如果使用 Sonnery Cottet 所述的 ACL 和 ALL 重建，则移植物在伸直时张紧将提供最大的生物力优势[46, 49]。

　　对外侧间室过度限制的担忧是 ALC 手术的潜在问题。已经研究了 LET 后的外侧间室接触压力，并证明了有少量增加[59]。当与生理上发生的压力相比时，发现这种增加的压力是不显著的。过度限制的临床相关性目前尚不清楚，但迄今为止没有证据表明骨关节炎加速[60]。此外，Shimikawa 等还证明，即使有外侧半月板切除术，LET 也不会增加外侧间室接触压力[61]。

　　ALC 共识会议声明已认识到过度限制外侧间室正常运动的可能性。他们已经确定移植物过度张紧和胫骨外旋位时的固定是可能的原因。到目前为止，还没有临床证据表明该手术与加速骨关节炎有关[62]。

四、临床证据：历史视角

　　外侧关节外腱固定术绝非骨科的新面孔。在 20 世纪早期，它是治疗与 ACL 功能障碍相关的膝关节松弛的首选手术。Lemaire 等描述了一种利用 1.2cm×18cm ITB 带的技术，该条带位于 Gerdy 结节的远端，穿过 LCL 深面，通过股骨骨隧道，然后锚定在 Gerdy 结节处的骨隧道[63]（图 5-2A）。Macintosh 还描述了一种基于 ITB 的重建，使用从中段开始的 2cm×20cm 的条带，远侧保留附着，穿过 LCL 深面，通过骨膜下股骨隧道，就在 LCL 近端附着部位后面，穿过远侧肌间隔膜，然后拉紧并缝合到 LCL 深处[64]（图 5-2B）。1979 年，Arnold 等描述了 Macintosh 的一种改进，使用 2cm 的 ITB 带而远端附着完整。将其通过近侧 LCL 深面，并在此处缝合。剩余的移植物被反折到远端 LCL，并在 90° 屈曲和外旋转时固定在胫骨 Gerdy 结节[65]。Ellison 手术与上述手术不同，其在远端松解出一条带 1.5cm 骨块 ITB，随后将其在 LCL 深面穿过并锚定到外侧髌腱区域的骨槽。将其与外侧深部关节囊皱襞结合作为一种动态重建[66]（图 5-2C）。Losee 等、Andrews 和 Sanders 还描述了治疗 ALRI 的其他手术变种[67, 68]。

由于各种技术、不同的康复方案和缺乏结果报告，早期描述单独 LET 手术的文献是异质性的。总的来说，结果不佳，功能评分低，残留不稳定率高。Neyret 等回顾了 35 岁以下滑雪爱好者的结果，反对单独的 LET 手术[69]。他们发现主观满意度低，残余松弛明显。在 4 年半时，15 例患者中有 12 例轴移阳性。Amirault 等证明了单独的 Macintosh 手术的 52% 良好到极好的结果[70]。Ellison 报道了他们 18 例膝关节中，44% 优秀和 39% 良好结果。然而，失败率为 16.6%，18 例膝关节中有 2 例需要再次手术[66]。Kennedy 等评估了 28 例接受 Ellison 重建的患者，发现仅 57% 的

患者在 1 年时有良好或极好的结果[71]。在他们的系列中，24 例患者表现出遗留松弛，轴移阳性。

显然，关节内手术确实可以更好地控制膝关节稳定性。术者所采用的旨在控制前外侧旋转稳定性的外侧重建结果也可以沿用至关节内重建。例如，联合重建可以用在 ACL 重建中，可用一条移植物用于关节内和关节外手术，也可以通过采用单独的移植物的重建来增强关节内手术。

1985 年描述的 Macintosh "过顶" 重建是基于 ITB 的关节内和关节外联合重建[72]。此时一条 4cm×25cm 的 ITB 带保留远端固定，穿过 LCL 深面。经骨膜下到达外侧肌间隔膜的前部，然后越过顶部并穿过膝关节重建关节内 ACL。Maracci 等随后描述了使用自体腘绳肌移植对其进行改进。取半腱肌和股薄肌肌腱，但保留远端连接并缝合在一起[73]。通过胫骨隧道将移植物关节内引导至股骨上的上方位置，并通过 LCL 的上方并固定至 Gerdy 结节，以重建关节外结构。Lerat 等描述了一种 MacInJones 手术，将髌腱外侧 1/3 与 10cm 的股四头肌腱一起切取[74]。股四头肌从 LCL 深面穿过并固定在 Gerdy 结节上。

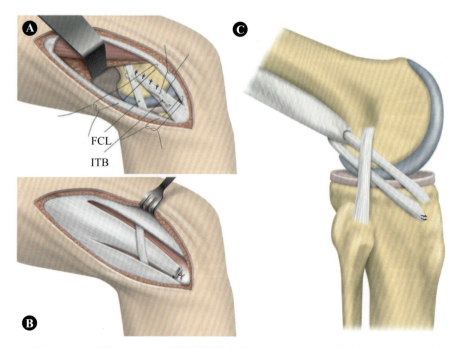

▲ 图 5-2　A. 原始 Lemaire 外侧肌腱固定术；B. Macintosh 术式；C. Ellison 术式

有越来越多的文献研究了 LET 手术作为增强关节内 ACL 重建的作用。20 世纪 80 年代早期的观察研究在很大程度上令人鼓舞。Bertoia 报道了91% 的良好到极好的结果，97% 的患者在 37 个月时使用 Macintosh 过顶重建恢复了伤前活动水平 [72]。1988 年，Dejour 等评估了 Lemaire 手术增强 BTB ACL 重建的结果，并在 3 年随访中证明了 83% 的良好或优良结果 [75]。Zarin 和 Rowe 在对 100 例接受半腱肌和 ITB 联合过顶重建的患者的回顾中同样显示了令人满意的结果 [76]。

然而，随后的对比研究令人沮丧，因为出现了手术并发症、外侧间室过紧、LET 手术可能导致骨关节炎的问题。O'Brien 等发表了一项回顾性系列研究，对 80 例接受 BTB ACL 重建的患者进行了为期 4 年的随访，无论是否采用改良 Macintosh 术式 [77]。他们发现稳定性没有明显改善，40% 的患者在联合手术中诉有慢性疼痛或肿胀。这项研究有几个方法学局限性，具体来说是研究效能不足以引起临床结果差异，包括所有年龄组的患者，而不是那些特别容易有 ACL 重建移植物失败风险的患者。Strum 等进行了一项回顾性研究，评估联合手术的关节内重建，并发现在 127 例研究患者中增加 LET 手术没有额外的益处 [78]。与之前的研究非常相似，他们没有为 LET 手术患者选择合适的适应证。Anderson 等随后于 2001 年发表了一项随机试验，比较了 BTB、腘绳肌和腘绳肌腱加 Losee 型 LET 并至少随访 2 年 [79]。他们证明了关节外手术没有额外的益处。1989 年，美国骨科学会运动医学会议对更多病损和更高并发症风险的提出担忧 [80]。他们提出了一项建议，建议放弃外侧相关手术，因此这些手术在北美不受欢迎。然而，此时存在显著的全球各地差异，LET 增强在许多欧洲中心仍然很流行。

五、临床证据：当前概念

最近有报道称，年轻患者 ACL 重建失败率高达令人无法接受的 20%[10-13]。这些损伤中的47% 可能发生在术后第 1 年内，而 74% 发生在术后 2 年内 [81]。有几个可能的因素，包括手术技术、神经肌肉康复不良、参与高风险的旋转运动、过早恢复运动。其中许多问题不在骨科医生的完全掌控范围内，但改进和保持最佳手术技术是重点。这其中包括适当的移植物隧道定位，以及解决半月板损伤、软组织松弛和对线不良。

Zaffagnini 等进行了一项随机对照试验，比较了上述 Marcacci 技术、四股腘绳肌单束 ACL 重建和 BTB ACL 重建 [82]。他们证明，通过增加外侧增强及更快地恢复运动，患者的预后得到改善。Vadala 等探索了高风险患者中 LET 作为增强的概念。在他们的研究中，将术前有 2° 或 3° 轴移的 ACL 损伤女性患者随机分为四股腘绳肌 ACLR，同时有 / 无关节外 Coker-Arnold 手术 [83]。在 44.4 个月的随访中，ACL 和 LET 联合组有 18.86% 的患者有残留轴移阳性，而单独 ACL 重建组有 57.1%。

Hewison 等发表了一篇系统综述，证明在 ACLR 中增加外侧手术可以改善轴移旋转控制，但不会改变前移或患者报告的结果 [84]。Rezende 等发表了一篇系统综述，发现通过 Lachman 和 KT-1000 测定，使用 LET 增强的 ACL 重建可改善前后向稳定性 [85]。Devitt 等发表了一项关于早期（<12 个月）LET 增强和延迟 ACL 重建结果的 Meta 分析 [60]。他们发现，在早期重建组中 LET 增强并没有改善旋转稳定性，但在延迟重建组中的改善有统计学意义。

在 ACLR 手术中增加 LET 是有吸引力的，尤其是在没有别的导致重建失败的因素存在的情况下，外科医生就能够针对性地去解决可能是失败原因的残余旋转不稳定。此外，如 Engebretsen 等 [86, 87] 所示，它允许 LET 在早期保护重建移植物免受过度应力。在这项尸体研究中，添加 LET 使移植物应力降低 43%。法国关节镜学会进行了一项回顾性多中心研究，以评估有 / 无 LET 的 ACLR[88]。回顾了 189 例患者，其中 51% 的患者进行了 LET。重建技术各不相同，未提供使用 LET 增强的指征。在 2 年的随访中，单独 ACLR 组的失败率为 15%，LET 增强组为 7%。在轴移方面，单独 ACLR 组中 63% 的患者测试结果为阴性，而另外接受 LET 手术的患者中为 80%。Ferreti 等评估了 30 例 ACLR 患者，使用的是四股腘绳肌自体移植和 Coker-Arnold 改良 Macintosh LET[89]。在 5 年随访中，总失败率为 10%，只有 2 例患者的轴移 > 2°。

2015 年，Sonnery Cottet 等发表了关于用 ALL 重建增强自体腘绳肌腱 ACL 重建的 2 年结果。92 例患者中，只有 7 例出现 1° 轴移，再断裂率为 1%[51]。该组随后发表了一项 502 例参与旋转运动的年轻患者的比较研究，移植物失败风险很高[90]。联合 ACL 和 ALL 组的移植失败率为 4%，而单独腘绳肌和单独 BTB 的 ACL 重建组分别为 10% 和 16%。

Getgood 等最近发表了 STABILITY 研究的 2 年结果，这是一项对 618 例患者进行的前瞻性随机对照试验，比较了有无 LET 的 ACL 重建[91]。入组的是 25 岁及以下的 ACL 损伤患者，并且符合以下两项及以上标准：2° 轴移或更大，希望重返高风险旋转运动，以及全身韧带松弛。他们发现，ACL 重建组的移植物断裂率为 11%，而 ACL+LET 组为 4%。使用 LET 预防 1 例移植物破裂所需的数量为 14.3 例。他们证明，2 年后移植物断裂和持续性旋转松弛的减少具有统计学意义和临床相关性。

迄今为止，没有任何临床研究表明，增加 LET 会增加骨关节炎的风险。Zaffagnini 等在其 20 年的结果报道中，使用 LET 进行过顶点腘绳肌重建，结果显示没有出现外侧间室或髌股关节炎[92]。Pernin 等在 24.5 年的随访中发现了类似的结果，并将骨关节炎的发展归因于手术时内侧半月板和股骨软骨缺损的情况[93]。最近的一项 Meta 分析在 11 年的随访中没有使用 LET 会发生膝骨关节炎的证据[60]。

六、手术指征与技巧

我们目前的 LET 适应证包括大多数 ACLR，年轻患者（< 25 岁）重返接触性旋转运动，年轻患者（< 25 岁）使用自体腘绳肌腱重建 ACL，高度轴移（2° 或更高），膝关节过伸（> 10°）/全身韧带松弛（Beighton 评分 > 4），胫骨后倾过大（> 10°）的患者。

作者在外侧手术中采用的手术技术是改良 Lemaire 技术的 LET（图 5-3）。在外上髁和 Gerdy 结节作 5～6cm 的斜切口（图 5-3A）。切取 1cm × 8cm 的 ITB 带，保留远端附着完整（图 5-3B 和 C）。用 1-0 Vicryl 线对移植物近端锁边缝合。随后分辨 FCL，在 FCL 深面、关节囊浅面准备软组织隧道，ITB 移植物穿过 FCL 深面（图 5-3D）。使用 Richard 固定钉（Smith & Nephew Inc.）将移植物固定在股骨远端髁上干骺端，肌间隔前方和 LCL 起点近端（图 5-3E）。在屈膝 60°～70° 和 0° 旋转的情况下进行固定，移植物应力最小。将 ITB 的游离端套回自身并使用 1-0 Vicryl 线缝合。最后将 ITB 中的缺损部分闭合至外侧支持带位置，但不包括支持带本身（图 5-3F）。

七、结论

尸体解剖和生物力学研究已经证明了 ALC 对 ACL 损伤膝关节和随后 ACL 重建的重要性。到目前为止，还缺乏高质量的前瞻性研究来评估 ALC 对 ACL 重建结果的影响。总的来说，目前的文献表明，LET 或 ALL 增强可以改善旋转稳定性，并降低 ACL 重建后移植物断裂率。目前尚未完全确定谁可从前外侧增强中获益最多。然而，重返接触性旋转运动并接受自体腘绳肌腱重建 ACL 的年轻患者似乎风险较高，并且可能从 LET/ALL 增强中获益最多。正是这些病例需要作为术者的我们进行正确的识别和相对应的治疗，以改善 ACL 重建后的结果。

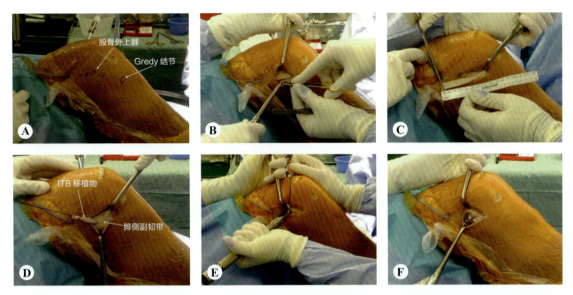

▲ 图 5-3　A. 右膝屈曲约 90° 的术中照片。在股骨外上髁后方约 1cm 处做 6cm 纵向切口。锐性分离皮下组织至髂胫束；B. 髂胫束（ITB）移植物切取，分辨 ITB 的后缘，在后缘前 1cm 处做切口，确保 ITB 的后方纤维不受影响，并切取 8cm×1cm 的 ITB；C. 长 8cm、宽 1cm 的 ITB 近端游离松解，无深部组织附着，保留远端 Gerdy 结节附着。用 1-0 Vicryl 线锁边缝合近侧 2cm 的 ITB；D. ITB 穿过腓侧副韧带（FCL）下方的软组织隧道，通过触诊确定 FCL，将膝关节置于 4 字位有助于确定 FCL，因为在该位置 FCL 张紧。使用 15 号手术刀，在 FCL 近端的前方和后方做小切口，并将 Metzenbaum 剪穿过 FCL 深面，注意保持在关节囊外并防止损伤腘肌腱；E. LET 移植物固定在股骨外上髁，屈膝 60°，胫骨和足部中立位，避免外侧间室过紧和限制旋转自由。移植物以最小张力拉紧，并用 Richards 钉固定在股骨上（Smith and Nephew Inc，Andover，MA）；F. ITB 缺损区用 1-0 Vicryl 线 8 字间断缝合。为了避免外侧髌股关节过紧，应避免在横韧带水平上向远侧闭合 ITB 缺损

第6章 外侧关节外腱固定术有用的原因
Why Does LET Work?

João V. Novaretti Moisés Cohen 著

余新宁 戴雪松 译

已经有多种外侧关节外腱固定术治疗前交叉韧带（ACL）损伤的报道[1-5]。由于膝关节旋转不稳定和ACL再断裂是ACL重建后的相关问题，因此在尝试解决这些问题时，LET与ACL重建的联合使用有所增加。在本章中，我们将讨论LET有用的生物力学和临床原理，并可能帮助外科医生在ACL重建后获得更好的结果。

一、生物力学

前外侧复合体是膝关节外侧结构的组合，与前外侧旋转稳定性相关[6, 7]。因此，大多数生物力学研究使用ALC损伤模型来研究各种LET的生物力学功能，尽管ALC损伤在ACL损伤中可能不常见。之前的一项研究应用轴移试验调查了ACL完整和ACL损伤的膝关节中ALC结构和ACL在运动学中的作用[8]。在ACL切断并屈膝30°时，髂胫束（iliotibial band，ITB）能抵抗31%的张应力，并且是完整膝关节和ACL损伤膝关节在屈膝30°～90°时内旋的主要限制，而其他ALC结构没有明显的作用。此外，ITB在ACL损伤组屈膝45°时轴移试验中提供了72%的约束。总之，ITB在抑制前外侧旋转不稳定相关的胫骨外侧平台前半脱位和胫骨内旋方面有显著作用，而其他ALC结构作用较小。因此，在怀疑前外侧旋转不稳定的情况下，确定和重建ITB损伤可能是合适的。

另一项研究调查了前外侧关节囊损伤和改良Lemaire LET在ACL损伤和ACL重建膝关节在体格检查时的生物力学作用[9]。在轴移试验中，ACL损伤和前外侧关节囊损伤的膝关节外侧间室前移和胫骨内旋最高（分别为12.3mm和16.3°）。在前外侧关节囊损伤的情况下，联合ACL重建和LET在轴移试验中减少了外侧间室前移，而单独ACL重建没有。然而，当前外侧关节囊完整时，ACL重建和LET联合导致胫骨内旋过度受限。因此，外科医生应考虑在有前外侧关节囊损伤的情况下ACL重建联合LET的潜在益处，以及单纯ACL损伤时联合重建的潜在害处。另一个研究评估了前外侧软组织横切后的Macintosh LET，选择移植物张力为20N和80N[10]。研究发现，尽管在20N张力下未观察到外侧过紧，但80N张力时膝关节明显过紧，并增加外侧胫股间室接触应力。

一项研究调查了ACL重建和使用自体股薄肌腱的LET对ACL损伤的膝关节、ACL和前外侧关节囊联合损伤对关节运动的影响[11]。在更高的屈曲角度下，对于ACL和前外侧关节囊联合损伤的膝关节，LET比之单纯ACL重建增加了旋转稳定性。然而，合并LET不会影响胫骨前移。同时，对于单独ACL损伤的膝关节，额外的LET是不必要的，因为单纯ACL重建能够恢复膝关节的运动学。值得注意的是，7例ACL重建联合 LET 标本中有 2 例发生胫骨内旋下降。

最近的一项研究调查了用半腱肌的 LET 对胫股间室接触面积和压力、膝关节运动学和受力的影响[12]。研究测试了完整、前外侧关节囊损伤和 LET 后的膝关节状态。在前外侧关节囊损伤的情况下进行 LET 后，未观察到膝关节过紧、接触压力增加或胫股外侧间室接触面积减少。ACL 张力在 LET 后降低，而 LET 移植物张力高于天然前外侧关节囊。膝关节未过紧且外侧间室压力未明显增加表明，如果用半腱肌 LET 未过度张紧，则术后不应认为会加速外侧间室退行性变化。此外，在 ALC 损伤的情况下，LET 减少 ACL 张力，可能对 ACL 提供保护作用。然而，在评估膝关节运动学时，LET 并未能恢复到完整的膝关节状态。一项研究测试了半腱肌 LET，以研究不同屈膝角度对移植物固定的影响，并发现在所有屈曲角度下膝关节均过紧[13]。另一项研究也评估了半腱肌 LET，并将其与 Lemaire LET 进行了比较[14]。两种技术均观察到膝关节明显过紧。

二、临床研究

不同 LET 结合 ACL 重建的早期结果令人沮丧，而且由于膝关节过紧引发了对加速膝骨关节炎的担忧。1990 年的一项临床研究报道了膝关节外侧慢性疼痛及与采用关节外增强的 ACL 重建相关的明显病变[15]。一项随机研究包括 2000—2002 年 72 例 ACL 损伤患者，与单独 ACL 重建相比，ACL 重建与 LET（吊索技术[16]）相结合时，其主观、客观和功能评分明显较差[17]。在另一个长期病例系列中，71% 的患者在 24 年随访时，在联合关节内和关节外 ACL 重建后，使用保留胫骨止点附着的 ITB，在 X 线上出现中度或重度退行性改变[18]。因此，随着关节内 ACL 重建技术的发展，这些技术基本都被放弃了。然而，在某些病例中，使用当前技术进行单纯关节内 ACL 重建后，膝关节持续性旋转不稳定使 LET 结合 ACL 重建的方式在近期重新出现。

最近一项针对 618 例患者的随机对照试验研究了在单束胭绳肌腱 ACL 重建中增加改良 Lemaire LET 是否可以降低年轻活跃患者随访 2 年后 ACL 重建失败的风险[19]。当检测到持续不对称轴移或移植物失效时，就认为临床失败。与 ACL 重建组相比，ACL 重建 +LET 联合组的临床失败率（25% vs. 40%）和移植物断裂率（4% vs. 11%）明显减少。值得注意的是，与 ACL 重建组相比，ACL 重建 +LET 组中的许多患者报告了硬移植物刺激，需要移除固定钉，并且在前 3 个月的疼痛评分更高。增加联合关节外手术降低移植物失效的结果与先前的非随机对照研究一致[20]。在 512 例参加旋转运动的年轻患者队列中，作者研究了自体髌腱或自体胭绳肌腱重建 ACL 后的结果，后者有或没有联合前外侧韧带重建[20]。在至少 2 年的随访中，采用胭绳肌腱联合 ALL 重建的 ACL 重建的移植物失效率比采用自体髌腱的 ACL 重建低 2.5 倍，比采用胭绳肌腱的 ACL 重建低 3.1 倍。然而，无论是否进行 ALL 重建，膝关节功能评分均无差异。

先前的一项随机对照试验对 110 例患者进行了比较，其中，ACL 重建用半腱肌，ALL 重建用股薄肌腱[21]。有趣的是，ACL 和 ALL 重建组在使用机械式膝关节松弛度测试（KT-1000）时显示出比单独 ACL 重建组明显更少的前移。然而，两组之间在膝关节功能评分和临床查体方面无差异。相比之下，另一项最近的研究观察到，与单独的 ACL 重建相比，使用髂胫束 LET 联合 ACL 重建的患者报告的结果更好，并重返多向运动[22]。在这项研究中，作者仅在至少达到一个主要标准的情况下（高度轴移和 ACL 翻修），或≥ 2 个次要标准（过度松弛、年龄 <20 岁、对侧 ACL 重建失败和优秀运动员）实施 LET。此外，两组之间再手术率或手术类型没有显著差异。

三、结论

当前文献表明，每种 LET 可能具有独特的生物力学行为，因此结果不同。生物力学研究中使用的不同测试系统、受力条件、固定位置、类型和移植物张力、固定角度都可能导致文献结果相互矛盾。因此，一种类型的 LET 的生物力学结果不应外推到其他类型。总的来说，当 ALC 与 ACL 合并损伤时，不同 LET 对增加 ACL 重建旋转稳定性都有一定作用。然而，对于单独的 ACL 损伤，应谨慎使用 LET，因为生物力学研究表明，在这种情况下，它可能会导致膝关节过紧。

正如最近关于这一主题的随机对照试验[19]所述，临床背景下 LET 的确切作用机制尚无法回答。一种假设是，如生物力学研究[12]所示，LET 可以减少 ACL 移植物上的负荷，因此可以在韧带化阶段愈合时为 ACL 移植物提供保护作用。生物力学研究中显示的 LET 增加 ACL 重建后的旋转稳定性尚未在临床研究中得到客观证实。因此，需要进一步的临床研究来评估不同 LET 治疗膝关节旋转不稳定的中长期结果，并可能提高我们对 LET 作用原理的理解。

第7章 前交叉韧带修补的相关证据
The Evidence Regarding ACL Repair

Andreas Persson Gilbert Moatshe Lars Engebretsen 著

方晶华 戴雪松 译

一、前交叉韧带修补的历史和现状

（一）历史

1895 年，一名 41 岁的矿工因"右膝不稳和无力"住进了利兹总医院。他在 9 个月前因在工作中从高处坠落而受伤，并伴有多处肋骨骨折和左腿骨折。外科医生 A. W. Mayo Robson 对他进行了开放手术，证实了前、后交叉韧带损伤的临床诊断，术中发现两根韧带都从近端附着处撕脱，予羊肠线将它们缝合到近端附着处。术后早期无并发症，术后 6 年，患者自觉"他的腿非常强壮"，但是在寒冷和潮湿的天气下过度劳累后，内侧有轻微疼痛。Mayo Robson 声称，手术修补"最终结果是可行的，也是有希望的"[1]。这是第一次描述 ACL 的缝合修补，在接下来的几年里（20 世纪初），只有几个关于手术治疗这种损伤的报道。

1913 年，德国助理外科医生 H. Goetjes 博士回顾了 30 例交叉韧带断裂或胫骨髁间嵴骨折[2]。如果 ACL 实质性断裂，有可能修整断裂的末端，他建议用缝线重新连接残端。如果不能修整，他建议切除残端。1916 年，Robert Jones 爵士说："缝合韧带的手术绝对是徒劳的。天然的瘢痕组织，可以在不拉伸的情况下成熟，是唯一可靠的修补方法。"[3] 莱比锡的 Erwin Payr 于 1927 年第一次描述了增强修补。与 Goetjes 一样，他承认残端萎缩，但描述了使用带阔筋膜张肌的增强术来消除组织缺损[4]。

1938 年，斯德哥尔摩的 Ivar Palmer 发表了论文，阐述了膝关节损伤及其治疗的各个方面[5]。他建议对所有的 ACL 断裂进行早期修补，但也承认一些交叉韧带损伤患者长期无任何症状。当时的普遍做法是要么什么都不做，要么切除断裂的韧带。

O'Donoghue 在美国推广了 ACL 缝合修补术。1950 年，他指出，"只有彻底修补所有结构，这些损伤才会显示出最大限度的恢复"[6]。他发现他的患者在受伤后早期手术效果最好，与损伤的严重程度无关，并得出结论，"手术不应仅限于保守治疗失败的病例"[7]。当时，关节镜仍未被广泛认为是一种治疗或诊断工具。直到 1976 年，Ejnar Eriksson 才建议在临床怀疑 ACL 断裂时进行急性关节镜检查，如果发现韧带断裂则缝合[8]。许多作者的进一步积极的短期结果导致 ACL 缝合在 20 世纪 70 年代和 80 年代被认为是 ACL 断裂的首选治疗方法。

接下来出现了一些令人担忧的结果，经常被引用的是 Feagin 和 Curl 在 1976 年展示的他们 64 例患者的 5 年随访结果。在他们之前的报道中，大多数患者在 2 年的随访中获得了良好到极好的结果，但 5 年后他们的结果令人沮丧。"我们怀疑目前的手术方式是否会随着时间推移继续成功，因此有理由考虑肌腱转位或适当的合成替代物"[9]。20世纪70年代，作为对ACL缝合可能存在的问题的解决方案，工业界对开发由Gore-tex材料、碳和涤纶等新型材料制成的合成韧带越来越感兴趣。然而，由于关节内异物反应和高失败率，结果往往是灾难性的[10-12]。John C. Kennedy与3M共同开发了Kennedy增强韧带系统。它由编织的聚丙烯纤维制成，旨在分担负荷，并在最初脆弱的愈合阶段保护宿主组织。他声称"用于修复ACL不稳定的合成材料的发展正处于萌芽阶段"[13]。

Andersson等在1989年发表了第一项关于ACL修补的前瞻性随机研究。在这项三臂前瞻性随机研究中，ACL修补的结果与损伤ACL未治疗的结果相似，增强修补具有更好的整体功能和更高的活动水平[14]。Engebretsen等在1990年发表了一项随机对照研究，将ACL修补与Kennedy-LAD增强修补或骨-髌腱-骨重建进行比较，在2年的随访中，修补组病情恶化，增强修补不如BTB重建[15]。Clancy、Shelbourne和Eriksson等报道的几份报告同时显示，ACL重建的效果一直显示良好或极好结果[16-19]，这导致了治疗的转变，在20世纪90年代末，ACL修补无论是否增强不再是ACL断裂的治疗选择。

（二）重新聚焦：修补再现

近些年来，人们对ACL修补的兴趣与日俱增。通过比较PubMed上搜索字符串"ACL重建"和"初次ACL修补"的点击率，我们发现当前文献呈指数增长（图7-1）。这两个搜索字符串之间的差异早在20世纪80年代就存在了，当时缝合技术尚未被放弃。Thomas Kuhn于1962年提出了所谓"范式转变"概念，即"……科学学科的基本概念和试验性实践的根本变化"[20]。有人认为，试验性实践从20世纪80年代开始发生了变化，与ACL修复相比，ACL重建的研究更多；因此，出现了范式转变。这是在当时条件下合乎逻辑的结果和发展。然而，这并不意味着已经考虑了所有因素，对于谁可以从ACL修补中受益

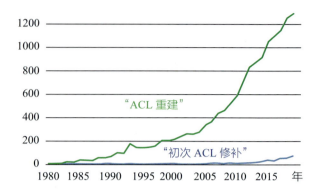

▲ 图7-1　1980—2019年，PubMed上搜索字符串"ACL重建"和"初次ACL修补"的点击量

及如何进行修补等问题仍需要回答。鉴于关节镜手术的发展和当今进行研究的改进框架，我们有理由提出以下几个问题。

1. 是否有新的手术技术或新的术后治疗方案证明ACL修补后的长期结果是可接受的？

2. 是否有证据表明，部分患者会从修补而不是重建中受益？

3. 与重建相比，ACL修补可能带来的好处是否足够大，足以在科学研究和临床实践中捍卫它的复兴？

基于目前的文献，这些问题将在以下部分进行讨论。

二、发生了什么变化？

在过去的几十年里，对典型的ACL损伤患者的治疗发生了变化。更广泛的医疗服务和诊断工具改善了患者的预后。MRI可以评估伴随损伤和ACL断裂类型，从而为不同的损伤类型提供了不同的治疗方案。

最初，ACL的缝合是通过开放手术进行的，而现代外科技术主要是关节镜辅助，其优点是减少手术创伤。此外，康复方案也发生了巨大的变化，从术后4~6周的石膏/夹板固定[21, 22]到孤立ACL损伤修复后即时负重和全范围活动[23]。术后髌股关节疼痛、关节僵硬和一般功能丧失[9, 24, 25]等可通过现代康复方案改善。运动员重返赛场的建议时间在历史文献中并不总是有描述，似乎也

没有像现代治疗那样重视。这可能是重要的，以便有足够的时间进行治疗和康复。Strand 等建议即使在长期随访中失败率高得令人无法接受，但当采用新的关节镜技术和现代康复治疗时，其结果仍需进一步研究 [26]。

合并损伤的处理将影响结果。O'Donoghue 在 1960 年写道，"……损伤或移位的半月板必须切除" [7]，这与今天的口号"拯救半月板"形成鲜明对比 [27-29]。对于一些患者，修补的半月板提供的生物力学支持可能会改善 ACL 修补的结果，就像重建 ACL 的患者一样 [30]。

技术：有什么新进展

在 ACL 愈合和组织工程学方面的最新进展导致了涉及 ACL 修补的外科技术的发展。波士顿 M. M. Murray 博士领导的一组研究人员假设，与 MCL 愈合不同，ACL 不能愈合是由于关节内纤溶酶原降解断裂部位形成的桥接血块的负面影响 [31]。经过大量的背景研究，包括动物实验，他们开发了一种开放技术，使用异种移植作为临时胶原支架，浸泡在患者的全血中，允许细胞在 ACL 断裂处生长和增殖，并结合机械缝合修补 [32]。他们的首次人体研究比较了桥接增强型 ACL 修补（bridge-enhanced anterior cruciate ligament repair，BEAR）技术和腘绳肌重建技术，结果令人振奋，但随访时间较短 [33]。最近的一项随机对照试验表明，BEAR 组的主观膝关节功能和机械松弛程度在随访 2 年时并不逊色于接受 ACL 重建术的患者 [34]。然而，值得注意的是，ACLR 组翻修率为 6%，而 BEAR 组 14% 的患者在 2 年内需要转换为 ACL 重建 / 翻修。尽管翻修率的差异没有达到统计学意义（$P=0.32$），但在年轻人群中 2 年内 14% 的翻修率需要进一步讨论。这一点很重要，尤其是考虑到大多数早期研究也报道了短期随访的良好结果，而长期随访并未保持良好的结果。

在瑞士，已经开发了一种"动态韧带内稳定"（dynamic intraligamentary stabilization，DIS）装置（Ligamys；Mathys Medical），并在动物模型

中进行了开发和测试 [35]。他们的理论是，ACL 的生物愈合能力取决于 8 周的固定，为了克服传统固定的刚度问题，修补由编织的聚乙烯丝连接到动态螺丝 - 弹簧机构上支撑，患者可以在术后进行全方位的活动。同样，用编织的聚乙烯线带（Internal Brace，ARTHREX）进行静态修复增强被认为能够支持愈合的韧带，并允许早期康复。

在 Hoogeslag 等最近的一次系统回顾中，作者得出结论，"目前关于当代 ACL 缝合修补的证据的总体水平和质量很差"，他们目前没有发现使用缝合修补技术治疗急性 ACL 损伤的适应证。然而，他们进一步讨论"桥接胶原支架是否可以改善所有 ACL 缝合修补组的远期结果" [36]。

三、我们错过了什么吗

（一）断裂部位：证据是什么

目前的 ACL 修补支持者认为 ACL 断裂的部位是一个可能影响结果的重要因素，并且这在以往 ACL 修补的实践中被遗忘了。在经常被引用的反对 ACL 修补的历史研究中 [9, 15]，所有的 ACL 断裂类型都被包括在内。Weaver 和 Genelin 等关于这一主题的其他被频繁引用的历史论文的研究表明 [37, 38]，ACL 近端断裂的治疗效果更好，而有学者认为，组织质量也是成功修补的重要因素 [39]。

（二）近端断裂：历史文献（1990 年之前）

在 Weaver 等的一份回顾报道中，他们调查了在 Aspen 滑雪村接受单纯 ACL 修补或联合 MCL 修补的患者的结果 [37]。他们发现，在 1976—1979 年，共有 304 例患者在他们的诊所接受治疗，其中 104 例（31%）接受了临床检查，平均随访时间 42 个月。在 92 例患者中，有关 ACL 损伤类型的信息可在手术记录中找到。其中股骨侧撕脱 66 例，实质部断裂 13 例，胫骨髁间嵴撕脱 10 例，远端撕脱 3 例，成功率分别为 79%、23%、100%、100%。"股骨侧撕脱"与"实质部断裂"的数字比较是本文用来突出 I 型断裂（股骨侧撕脱）修补成功的部分。相反，作者对

这项研究的结论是"……患者在初次 ACL 修补后表现不佳"和"……即使是在最合适的人群中，修补成功率也不足以高到让患者无须进行其他弥补性手术……"。

Genelin 等报道了 1982—1984 年手术的患者[38]；在 5～7 年的随访中，最初的 49 例患者中有 42 例（86%）得到随访。手术时平均年龄为 27 岁。只有 29% 的患者膝关节完全稳定；然而，81% 的患者存在左右差异，KT-1000 < 3mm，43% 的患者报告"没有任何主观症状"。在 12 例膝关节完全稳定的患者中，只有 6 例患者没有主观症状。作者讨论了患者满意度和膝关节稳定性之间的差异，以及是否可以通过不同的术后治疗来改善这种差异。尽管 29% 的患者临床上是稳定的，但他们声称比类似的研究有更好的结果，并假设这可能是因为他们选择了 ACL 近端断裂的患者。由于在这项研究中没有对照组，人们难免推测非手术治疗的患者是否会获得类似的患者满意度和膝关节稳定性。

Sherman 等对 1979—1984 年采用 Marshall 多重缝合技术的患者进行了广泛的回顾[40]。在最初的 106 例患者中，有 50 例患者可以在平均约 5 年的时间里复查。他们报道说，与 Genelin 等相比，稳定的膝关节比例（阴性 Lachman 测试和阴性轴移测试）更高（46% vs. 29%）。在膝关节稳定的患者中，Ⅰ型 ACL 断裂（股骨侧撕脱）的比例高于Ⅳ型 ACL 断裂（实质部断裂）的比例（分别为 35% 和 17%）。然而，这种比较无统计学差异。

最近，Van der List 和 DiFelice 进行了一项系统综述，分析了历史文献，旨在调查断裂部位对 ACL 修补结果的影响[41]。对于不同的结果，他们分析了个别研究中近端断裂的百分比与不同结果指标的成功率之间的相关性。尽管只有"患者满意度"有显著的中度正相关（相关系数 0.56，$P=0.01$），但作者得出结论，"断裂位置似乎对开放的初次 ACL 修补的结果起到了作用"。当考察稳定性测试（KT-1000、Lachman 试验、前抽屉试验、轴移试验）、Lysholm 评分、Tegner 评分、重返运动或失败率时，他们发现没有统计学上的显著相关性。此外，在这项系统综述中，有几点导致了很大的偏差风险，包括纳入的研究的异质性，如常用数据定义、标准化的收集结果衡量标准和这些研究的时间点，以及大多数研究都是不可比较的回顾性队列研究或病例系列。

总而言之，从历史的角度来看，有非常微弱的证据表明，与其他部位的撕裂相比，近端断裂的结果更好。

（三）近端断裂：现代文献（1991 年之后）

关于关节镜下 ACL 修补术的大部分文献都是基于过去 10 年的研究。据作者所知，只有一项研究报道了用单纯缝线修补 ACL 的"经典"方法[42]。大多数研究所报道的近端断裂和实质部断裂的治疗结果具有混杂性[43]，只有一项研究比较了不同断裂类型之间的治疗结果[44]。目前的文献主要集中在前文提到的三种修补技术（BEAR 技术、Ligamys 和内支架技术），以及使用放置于股骨 ACL 足迹区的缝合锚钉的非增强修补。

1. 内支架

Jonkergouw 等回顾报道了 27 例使用内支架增强的 ACL 缝合锚钉修补的患者，仅限于近端断裂[45]。92% 的患者至少随访 2 年，其中 2 例患者（8%）据报道 ACL 再次断裂，另有 2 例患者需要取出胫骨支架。Smith 等介绍了 2 例患者（5 岁和 6 岁）的结果，他们接受了 ACL 近端缝合修补并使用不可吸收编织带（FiberTape，Arthrex，Naples）临时增强，这种静态增强类似于内支架[46]。作者报道了 1 年和 2 年的良好结果。Dabis 等还认为，该手术是安全的，对青少年人群来说有很好的短期结果，他们对患者进行了 2 年的跟踪[47]。尽管静态增强治疗近端断裂的一些结果令人鼓舞，但由于其随访时间短和患者人数少，它们的相关性仍然有限。

2. Ligamys

关于 Ligamys 的 DIS 技术，有两项研究报道了近端断裂修补后的结果。Ateschrang 等对 47 例患者进行了 12 个月的随访[48]。在随访时，37 例患者（68%）接受了检查，并发现相当高比例的失败［KT-1000＞5mm 和（或）关节镜下重新评估的 ACL 体积＜50%］（14%）。在 Ahmad 等的一项研究中[49]，71 名患者在 2011—2013 年接受了同样的技术治疗急性 ACL 断裂。13 例患者失访，4 例患者因实质部或远端断裂而被排除。中位随访时间为 6.3 年，57 例患者得到随访（48 例面诊，13 例电话随访），总体成功率为 70%。然而，据报道，29 例患者（60%）在客观的 IKDC 测量中具有"完整的 DIS"，因此实际失败率有点令人困惑。即使是中长期随访，失败率也很高，脱落率很高。

3. BEAR 技术

目前还没有关于仅包括 ACL 近端断裂的 BEAR 植入技术的研究。

4. 缝合锚钉技术

在对使用缝线缝合或缝合锚修补 ACL 近端断裂的临床结果的系统回顾中，Houck 等得出结论，文献有限（包括 6 项研究），失败率不一致（28～79 个月的随访期为 0%～25%）[50]。两项研究的结果指标（失败率／再手术率）也略有不同，限制了比较的可能性。

Difelice 等的一项回顾性研究，共纳入 11 例患者，ACL 残端用 2 枚缝合锚钉固定，平均随访 6 年[51]，1 例患者由于早期复发而被归类为失败（9%），1 例患者在临床评估（Lachman 试验 1+，轴移试验 1A 级）时略显松弛，但主观结果良好。

Hoffmann 等在他们的回顾研究中纳入了 13 例患者，除了 ACL 足印的微骨折外，他们还使用了 1 枚缝合锚钉，平均随访时间为 6.6 年[52]。10 例患者接受了临床检查，2 例患者（20%）在屈膝 30° 进行 Rolimeter 试验，双侧相差＞3mm，还有 1 例不能进行临床检查的患者报道了每月发作一次的打软腿感。

DeFelice 和 Hoffmann 的队列中患者年龄较大（平均年龄分别为 43 岁和 37 岁），而 Bigoni 等报道了手术时平均年龄为 9 岁的 5 例患者[53]。近端断裂用生物可吸收缝线锚钉重新植入，平均随访 3.6 年，1 例患者 Lachman 试验 1+。整个组 KT-1000 的左右侧的平均差异为 3mm（2～4mm），这可能表明许多青少年的膝关节有明显的松弛。

总体而言，使用现代技术对近端断裂进行的非对照研究寥寥无几，其结果和设计不足以指导目前的临床实践。此外，大多数研究纳入的患者很少，没有对照组，而且随访时间很短。

四、修补术的潜在优势

如果结果相同，那么 ACL 修补术与 ACL 重建术相比的优势是耐人寻味的。没有供区并发症和较少的手术创伤将导致更快的恢复。此外，保留原生的 ACL 组织可能会维持本体感觉功能，这在神经肌肉控制和整个膝关节功能中很重要。从外科医生的角度来看，失败的修补可以进行初次重建，所有的自体移植物都是可用的，并且没有骨丢失。

五、未来研究

考虑到 ACL 修补术的可能优势，尽管到目前为止结果令人沮丧，但我们应该致力于寻找适合应用这些技术的特定人群。应避免修正适应证以至让更多的患者采取早期手术，这样市场销售得到增加，但可能导致那些本可以通过非手术治疗患者的过度治疗。

目前关于 ACL 修补术的大部分文献都是基于少数患者的不同断裂类型、不同的修补术和短期的随访。除非有更大规模的研究，采用可靠和严格的方法，并进行长期随访，否则很难确定 ACL 修补术在临床实践中的作用。ACL 修补术应在控制下进行，最好是在多中心的研究环境中进行，以提高目前的认识。

六、结论

• 近十年来，人们对 ACL 缝合修补的兴趣有所增加。

• 历史或当代文献没有明确支持缝合 ACL 近端断裂比缝合其他断裂类型的结果更好。

• 由于产业参与了评估 ACL 修补的研究,存在偏移风险。

• 与 ACL 重建相比,ACL 修补有理论上的优势,在长期随访中,部分患者可能会有良好的修补效果。

• 迫切需要进行独立的随机对照研究,将缝合修补技术与 ACL 重建或非手术治疗进行比较。

• 目前,ACL 缝合修补不应作为常规手段,只适用于临床研究的目的。

第 8 章　松弛度的客观评价：MRI 在前交叉韧带损伤中的应用

Laxity Objective Measurement Within MRI of ACL Lesions

Rogério Pereira　Renato Andrade　Sofia Florim　José Alberto Duarte　João Espregueira-Mendes　著

方晶华　戴雪松　译

一、松弛和不稳定

关节松弛是一个客观可测的参数。人体关节松弛可分为生理性松弛（正常松弛）和病理性松弛（异常松弛）。共同语言和定义对于实现明确和建设性的沟通和科学讨论至关重要。早在 2006 年，在前交叉韧带（ACL）研究小组的工作中，John Feagin 对不稳定和关节松弛进行了简单但非常明确的区分，这两种概念经常被用来互换。他说"不稳定是患者描述的一种症状，而松弛则是一种客观的发现"[1]。不稳定是指患者在移动、行走、奔跑、跳跃或扭转时感到关节不稳，通常，患者会描述关节"打软腿"。从生物力学角度讲，关节松弛是关节对外力或力矩的被动反应[2]。异常松弛与不稳定可能会同时存在，也可能不同时存在。关节松弛程度因人而异。据报道，关节松弛程度的差异与性别[3-5]、骨形态或形态测定[6-9]、是否存在韧带或半月板损伤[10-14]、手术结果[15-18]等有关。

二、关节松弛度的测量

测量设备的分辨率、精度和准确度对于开发具有敏感性和特异性支持的临床有用的筛查系统

至关重要。不同的专业人员、技术或设备获得的测量结果（在关节运动学和临床观点下）存在重要差异[19]，应批判地接受，因为它们可能会误导不适当的干预或缺乏干预。关节运动学和临床结果都可能影响本应支持临床干预的安全性和有效性。关节松弛度测量的精度和准确性应在符合物理标准的框架内，而不是在一般实践框架内。一旦它被认为是一个特定的参数，测试意义和背景，在确定的解剖功能状态和人类发育时期内，对同一个人来说，预期的结果必须是可重复和准确的。严谨的方法学对于研究的有效性、安全性及关节松弛测量的有用性是不可或缺的。尽管如此，我们承认大多数测试和测试原则都是有价值的。即使在使用不同的技术或仪器评估同一参数（如被观察的膝关节矢状面关节松弛程度）时面临不同的结果，如果分辨率和精度合适，并且准确度足够接近其实际值，它们也可能产生有意义的临床信息。然而，如果结果不包含与正常和异常范围相关的量级，则可能具有欺骗性。以我们购买了一个最大刻度为 37℃ 的温度计为例，它可靠性很高，但没有有效性，也就是测不了超出测量范围的真实值。

膝关节松弛评估有多个角度值得研究。我们

可以将影响膝关节多向松弛的因素归为个体各个内在因素，以及在根据需要采取措施时这些因素之间的相互作用（如 ACL 断裂时的治疗选择）。不同的人在相同的临床条件下 [23]，个体发育状态 [3, 24]、生物环境 [24, 25]、性别 [3-5] 及不同的 ACL 断裂类型 [19] 之间，膝关节松弛程度可能存在差异。未受伤和受伤的膝关节之间可能不同 [20-22]。

多向膝关节松弛的特征化和量化具有很大的临床和预防潜力。我们需要在不同的生物学、病理性或临床条件下能准确评估关节松弛程度的研究。这应该通过关节松弛度（关节松弛的客观测量）来完成，并最终结合检测和（或）设备进行筛查和改善诊断 [26]。关节松弛度测量可分为应力成像和关节测量。这两种技术的主要目的是描述和量化胫骨相对于股骨在矢状面和横断面的移位。这些技术通常使用分界值作为二分法筛查工具，以得出诊断结果，即断裂或未断裂。关节松弛度数据来于施加的外力，目的是量化位移，可以是单侧或双侧差异（side-to-side difference，SSD）。除了二分法的应用外，关节松弛度可以成为不同类型 ACL 断裂（部分或完全断裂）的重要诊断和推广工具 [19]，以及为膝关节运动学、治疗决策、手术计划、预后提供指导意义，或者用于量化术后关节松弛程度。

三、将松弛度测量仪与影像结合的临床检查

虽然体格检查对诊断至关重要，但它是主观的评估 [27]。在两步评估过程中，关节松弛度测量的敏感性和特异性似乎随着标准临床检查方式的结合而增加。将临床检查与 Telos™ 应力位 X 线相结合，可以提高准确性 [28]。由于射线暴露且无法提供软组织损伤的影像证据，因此联合使用 MRI 和关节松弛测试器械显然是未来准确测量膝关节松弛的方向 [22, 29]。

MRI 本身并不能提供像生物力学那样的数据，并且一些对关节松弛的低估会误导治疗。准确的关节松弛度测量结合 MRI 将能对残留的

ACL 纤维束或移植物进行解剖和生物力学能力评估。当结合了 MRI 和关节松弛测量仪的结果，我们就能把损伤的解剖结构证据和韧带功能的相应改变联系起来。与 MRI 兼容的特别设备，采用内在的解剖标志 [30] 作为测量骨位移和计算膝关节松弛的参考。

也有人尝试将测量设备与特殊体格检查（如轴移试验）相结合，进行客观和量化的一步评估 [27]。然而，由于专业人士在查体和确定使用哪些参数时存在差异，检查技术中的主观差异仍然存在。这些差异主要取决于评估人员的技能、培训和经验，即使在经常使用的临床检查（如轴移试验）中也存在 [31]。

追求准确性和临床实用性应该是研究人员和医疗人士的主要目标。数据的类型并不那么重要，无论来自静态或动态矢状和（或）旋转测试，无论是否配备仪器，单独或与影像评估结合，无论是在麻醉或非麻醉状态下，有效性、可靠性和准确性才是我们关注的重点。然而，从数十年的研究中了解到，设置和参数选择对于松弛客观评估和量化至关重要。

四、单纯 ACL 损伤或联合其他前外侧结构损伤后的关节松弛

不同类型 ACL 断裂的诊断对于精准医疗十分重要。在解剖学、生物力学、病理力学、再损伤率和与 ACL 损伤和治疗相关的手术技术等不同领域收集的新知识和证据应支持个体化的风险管理干预和手术计划。

ACL 损伤有不同类型，如部分或完全断裂，累及前内侧或后外侧束的部分断裂，伴有前外侧软组织结构损伤，所观察到的胫骨前移和内旋会也有所不同。这在尸体标本的生物力学测试研究中得到了充分证明。Lagae 等 [32] 最近报道了不同的膝关节松弛模式，他们切开了不同的前外侧软组织结构，这些结构可能模仿膝关节创伤后的损伤，如前外侧韧带和髂胫束（ITB）深筋膜。在任何角度下，与完整膝关节相比，切断 ACL 并

没有显著增加胫骨内旋松弛度。在有 ACL 缺陷的膝关节中，仅在屈膝 20°～30° 时，切断 ALL 能显著增加膝关节的前向松弛，在屈膝 50° 时，仅能显著增加膝关节的内旋。然而，在切断 ITB 深部（包括 Kaplan 纤维），特别是近侧束和远侧束[33]和外侧髁束带[34]，内旋松弛在屈膝 20°～100° 时明显增加，这与 Godin 等[33]有关 Kaplan 纤维束在膝关节旋转稳定性中的作用的结论是一致的。近侧和远侧（Kaplan）束在股骨远端相距 22.5mm，在拉力 - 失效测试中平均最大载荷分别为 71.3N 和 170.2N。后来，Landreau 等在[34]中发现了第三束更远端的深 ITB 纤维束，它们附着在远侧 Kaplan 束和股骨外上髁之间的股骨上，他们将其命名为"外侧髁束带"。即使缺乏生物力学分析，对内旋的定性评估也揭示了 ITB 的限制作用，这可能会增加膝关节前外侧的稳定性。

在将这些有价值的解剖学和生物力学研究结果转化为临床实践的过程中，会有一些问题和担忧。虽然生物力学证据表明 ITB 在维持前外侧稳定方面发挥了重要作用，但与 ALL 相比，ITB 深层纤维在急性 ACL 断裂中[35, 36]的损伤概率较低[37]。然而，在伴有 Segond 骨折（大约一半的病例中是 ITB 附着点的撕脱骨折）的情况下[38]，甚至在没有 Segond 骨折的情况下[39]，ITB 损伤是 ACL 损伤的间接征象。事实上，Lagae 等[32]已经证明，单纯 ACL 解剖重建可以恢复胫骨前向稳定性，但内旋松弛只有在增加关节外的外侧肌腱固定后才能恢复正常。Inderhaug 等[40]还向我们展示了单纯 ACL 重建并不能恢复正常运动学，ACL 联合 ALL 重建导致异常的关节旋转松弛，而加上关节外外侧肌腱固定术（MacIntosh 或 Lemaire）可将膝关节内旋松弛恢复到正常。其他研究也强调了 ITB 深层纤维在控制膝关节旋转稳定性方面的重要性，而 ALL 的作用最小[41-43]。这使我们意识到之前在诊断 ACL 损伤的 MRI 中潜在的可能被忽视的部分，以及在同一检查中综合评估韧带结构完整性及其功能

的实用价值。

涉及 MRI 和手术探查的研究表明，前外侧复合体损伤在急性 ACL 损伤的膝关节中发病率很高。然而，单独使用 MRI 诊断 ITB 损伤的敏感性、特异性和准确性都较低。在大约 31% 的病例中，ITB 存在异常[36]。考虑到病例数、单独 MRI 的低诊断价值、ITB 损伤与膝关节旋转松弛的相关性[32]，动态 MRI 评估方法（dynamic MRI evaluation，PKTD）可以评估关节松弛程度，从而在这些额外损伤的功能诊断中发挥作用。在伴有 Segond 骨折的情况下，结合 MRI 的膝关节旋转松弛评估特别重要，因为 ALC 的不同结构可以与撕脱骨块一起分离。ITB 经常与撕脱骨块一起分离，其发生率取决于撕脱骨块的尺寸和体积，因为这与 Gerdy 结节中心的距离有关[38, 44]。识别前外侧结构损伤很重要，如果伴有旋转松弛，适合同时行关节外外侧肌腱固定术等，以更好地控制胫骨内旋稳定性[45]，并降低移植物失败的风险[46]。

五、前交叉韧带部分断裂：MRI 诊断、关节松弛辨别及生物力学能力评估

MRI 对 ACL 完全断裂的诊断准确度很高[47]，新的全自动深度学习 MRI 技术在识别 ACL 断裂方面也显示出很高的准确度[48]。然而，当用于诊断部分断裂时，即便使用 3.0T MRI 设备[50, 51]时，MRI 也无法可靠地检测部分断裂[49]，显示出很高的假阳性[47]。事实上，在 ACL 部分断裂的情况下，MRI 与关节镜检查的相关性很低[28, 52]，并且不能评估完整 ACL 束的功能。评估关节松弛的设备能够区分和记录 ACL 部分断裂的双侧对照的平均胫骨前移的显著差异[28]。近 1/3 的因为 ACL 损伤而接受关节镜治疗的患者显示部分断裂，其中 14.1% 后外侧束完整，4.0% 前内侧束完整，12.4% 后十字韧带愈合。TELOS 设备测量 ACL 完全断裂和所有类型的部分断裂之间的胫骨移位（ACL 完全断裂者 SSD 平均值为 7.4mm，ACL 断裂者为 4.0mm）显著大于

Rolimeter 组（ACL 完全断裂者平均值为 5.3mm，ACL 部分断裂者为 2.6mm）[19]。使用 Rolimeter 低估关节松弛可能会影响治疗决策和后续治疗的预期准确性。与 Telos 设备相比，GeNouRoB 显示出相当高的 ACL 部分断裂诊断准确度，使用 2.5mm 的截断点（灵敏度为 84%，特异度为 81%）[53]。

区分完全断裂和部分断裂对于手术计划具有决定性意义，因为保留 ACL 残留物能为隧道定位提供解剖标志[54]，并为移植物提供血管和力学上的益处[55-57]。经过筛选后的 ACL 部分断裂的非手术患者也可能对保守治疗有良好的反应[58-61]，在这些情况下，评估韧带存留组织的功能是至关重要的。在疑似部分断裂的情况下，我们使用动态影像学（MRI）和仪器结合来评估是否存在任何相关的异常关节松弛[62]。

六、术后膝关节松弛

残存的矢状面[63]和旋转松弛[30,64]、异常旋转运动[65-68]在 ACLR 后持续存在，是长期预后不佳的常见原因[69-71]。残余膝关节松弛可能揭示 ACL 重建手术后的差异，这可能与手术技术[72-74]、移植物选择[75]、伴随手术[16]、移植物张力或固定角度[76,77]、愈合[78]有关。初次 ACL 重建术后 6 个月残留的膝关节松弛与年龄较小（<30 岁）、术前前向松弛（SSD>5mm）、腘绳肌腱移植和内侧半月板切除相关[79]。ACL 重建术后 1 年通过轴移试验评估的残余旋转松弛与术前膝关节过伸和麻醉下更严重的轴移试验结果有关。年龄、性别、Lachman 试验、KT-1000、单束与双束、半月板损伤部位和半月板手术不是残余旋转松弛的预测因素[80]。

尽管手术技术不断发展，但残留的关节松弛仍是一个值得关注的问题，因为它会增加 ACL 的峰值应变，而胫骨前后移位的 SSD 每增加 1.3mm，ACL 损伤的风险就增加 4 倍[81]。当运动员表现出残留的关节松弛，并伴有 ACL 断裂患者常见的神经肌肉缺陷[82]，如髋外旋肌群无力

时，在涉及旋转或落地的运动中，移植物的张力会增加，运动员也会有更高的再受伤风险。

使用准确的多平面测量技术对监测术后结果很重要。恢复膝关节稳定性是手术重建的主要目标，因此术后关节松弛程度的评估应始终是完整的随访评估的一部分。尽管目前有关于膝关节松弛对治疗结果的重要性文献[83]，但只有 6% 的研究将有关松弛的评估作为回归运动决策的标准[84]。根据我们的经验，除了采用经常报道的基于临床结果和病损的客观标准外，我们使用 MRI 仪器评估[85]来帮助决定运动员何时准备重返不受限制的运动。

七、MRI 在膝关节松弛程度评估中的应用

Porto 膝关节测试仪（Porto Knee Testing Device，PKTD）是一种 MRI 安全的膝关节松弛测试设备，由聚氨酯基混合树脂制成，用于测量膝关节矢状面和旋转松弛程度（图 8-1）。PKTD 通过两个活动平台工作，这两个平台由活塞机制启动。一个平台引起下肢的前后平移，另一个平台引起下肢的内、外旋转。这两个活动平台可以单独或组合操作，允许测量单独的矢状面和旋转松弛或两者同时结合。操作者可以控制载荷传递的大小，并针对不同程度膝关节屈曲进行调整。

我们将 PKTD 评估与 MRI 相结合，客观地评价膝关节松弛程度。在施加前后和（或）旋转应力后，我们测量内侧和外侧胫骨平台相对于静

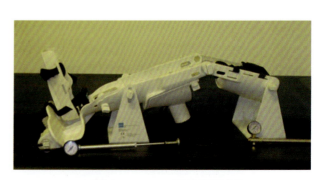

▲ 图 8-1　Porto 膝关节测试仪

息基线位置的位移（图 8-2）。胫骨移位被用作单独的测量，即移位总量，并与对侧膝关节进行比较。

PKTD 是评估 ACL 完全断裂的有效工具。矢状面膝关节松弛与 KT-1000 相关，旋转松弛与轴移试验结果相关[29]。当结合内侧和外侧胫骨平台的前移时，我们获得了最具体的测量值（94%）；当结合外侧平台的内、外旋转时，我们获得了最敏感的测量值（93%）[22]。

伴随着准确客观的关节松弛测量的软组织可视化能力[30]允许将韧带的结构完整性与其功能相关联。最终，我们可以建立与特定损伤类型[37, 86-88]、损伤到手术之间的时间[89]、不同 ACL 重建手术技术结果[68, 90]、解剖特征（如骨形态）或形态计量学[91-95]相关的多平面膝关节松弛群组。由于 PKTD 结合了"解剖"和"功能"的评估，它可以在建立这些多平面膝关节松弛集群方面发挥重要作用[96]。例如，MRI 可视化检查可能发现带有完整束的 ACL 部分断裂，在 PKTD 评估后，可以显示无法为膝关节提供稳定

性（图 8-3）[62]。我们还可以发现膝关节前外侧结构的损伤，如果合并异常的旋转松弛，可能需要增加外侧关节外腱固定术。在屈膝 30° 检查胫骨外旋松弛时，它可能会识别出在拨号盘试验中能未被发现的后外侧角损伤病例（图 8-4）[97]。使用 PKTD，我们可以确定这些可能需要不同或额外手术干预的临床亚组，从而优化我们的手术适应证并个体化治疗。在保守或手术方法的随访中，PKTD 在膝关节松弛的前瞻性监测和确定残留的关节松弛方面也发挥着重要作用（图 8-5）[98]。它将为决定允许运动员参加不受限制的体育活动或那些可能需要进一步康复或手术再干预的活动提供有用的信息[85]。

八、结论

PKTD 是一种结合 MRI 的安全的膝关节松弛测试仪器，可以评估膝关节前后和（或）旋转松弛。通过影像可视化准确评估多平面胫骨移位，可以建立可能与特定损伤类型相关的关节松弛亚组特征。如果存在单纯 ACL 损伤或合并外周结

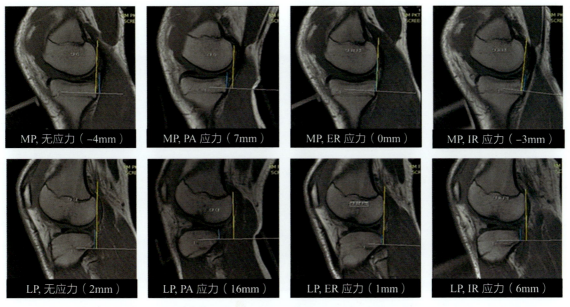

▲ 图 8-2　ACL 完全断裂的 PKTD 检查

MP. 内侧平台；LP. 外侧平台；PA. 前后移位；ER. 胫骨外旋；IR. 胫骨内旋；IR. 胫骨内旋。蓝线表示胫骨平台后方的切线，橙线表示股骨后髁的切线

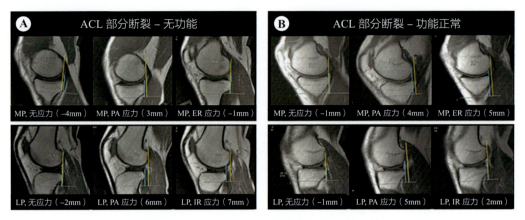

▲ 图 8-3　2 例 ACL 部分断裂患者的 PKTD 检查

A. ACL 部分断裂，一束完整但无功能；B. ACL 部分断裂，一束完整功能正常。MP. 内侧平台；LP. 外侧平台；PA. 前后移位；ER. 胫骨外旋；IR. 胫骨内旋。蓝线表示胫骨平台后方的切线，橙线表示股骨后髁的切线

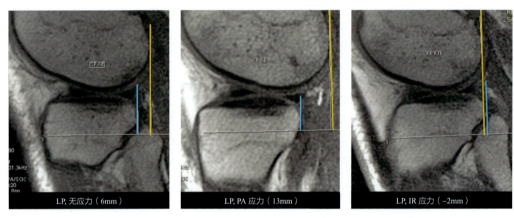

▲ 图 8-4　PKTD 检查显示拨号盘试验未检测到的外旋转增加

LP. 外侧平台；PA. 前后移位；IR. 胫骨内旋。蓝线表示与胫骨平台后方的切线，橙线表示股骨后髁的切线

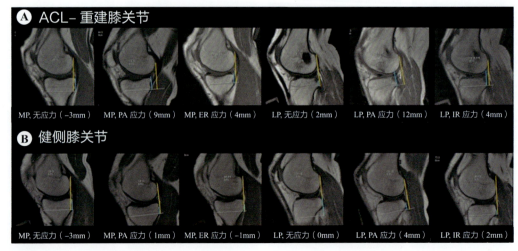

▲ 图 8-5　ACL 重建膝关节（A）与健侧膝关节（B）的 PKTD 检查比较。从 PKTD 检查可以观察到，仍有残余的关节松弛需要重新干预

MP. 内侧平台；LP. 外侧平台；PA. 前后移位；ER. 胫骨外旋；IR. 胫骨内旋。蓝线表示与胫骨平台后方的切线，橙线表示股骨后髁的切线

构损伤，如 ALC（尤其是 ALL 和 ITB 深层纤维）或半月板，关节松弛程度可能有所不同。结合解剖损伤的 MRI 检查和 PKTD 的机械性能，我们能够准确地评估和表征膝关节多平面松弛，从而支持治疗决策和个性化干预，同时获得更好的结果。重建 ACL 的主要目的是恢复膝关节的被动前后向和横向稳定性，因此应系统地进行术前和术后测量以支持骨科精准医疗。

第 9 章　前交叉韧带重建术后重返运动：基于标准的康复和重返运动测试

Return to Sport After Anterior Cruciate Ligament Reconstruction: Criteria-Based Rehabilitation and Return to Sport Testing

Kate E. Webster　Timothy E. Hewett　著

钟雨婷　戴雪松　译

前交叉韧带（ACL）损伤多数发生于运动期间。因此，大多数接受 ACL 重建手术的运动员的目标是恢复受伤前的运动水平，同时避免未来再次受伤。然而，对于许多运动员来说这些目标并不总能完全实现，运动员的重返运动率经常低于预期，并且年轻运动员经受多次 ACL 损伤的风险相当大。本章将探讨目前有关 ACL 重建术后重返运动的相关知识，并聚焦基于标准的康复和重返运动测试。

一、重返运动率和影响重返运动的因素

一篇有关 ACL 重建术后重返运动率的初步系统综述表明，在随访中虽然有 82% 的患者参与了一定形式的运动，但只有 63% 的患者能重返受伤前的运动水平[1]。然而，在基于损伤的测量中被评级为正常或接近正常的患者中，有 90% 能重返运动。随后更新的综述中获得了相似的结果，即有 65% 的患者重返受伤前的运动水平，55% 的患者能够重返竞技运动[2]。一篇仅纳入接受 ACL 翻修患者的系统综述，也报道了类似的结果[3]。并不令人意外的是，精英运动员的重返运动率最高，有 83% 的人恢复到受伤前的运动水平[4]；其次是年轻运动员，有 81% 的人恢复竞技

水平的运动[5]。尽管某些特定群体的重返运动率较高，但总体来说无法保证患者一定能够在 ACL 重建术后重返运动。

许多因素会影响患者个体在 ACL 重建术后能否重返运动，包括人口学、社会学特征，以及手术和康复因素[6]。有经验数据表明，男性的重返运动率更高，通常约高出 10%，而年轻运动员的重返运动率可以高出 30%[1, 7]。康复期间积极的心理和更高的驱动力也与更高的重返伤前运动水平的比例有关[8-11]。同时，患者的预期也是值得考虑的重要因素，相关研究表明，对于初次 ACL 损伤，超过 80% 的患者希望能够恢复到伤前的运动水平[12, 13]，由于这一数字要高于实际的重返运动率，意味着许多运动员无法实现他们的目标，因此可能需要通过外界的支持和建议来帮助他们重新调整预期。

二、重返运动和前交叉韧带再次损伤

在 ACL 重建手术后计划重返运动时，患者经常会担心有再次遭受相同损伤的风险。这是合乎逻辑的，因为重返运动会使患者面临 ACL 移植物断裂和对侧 ACL 断裂的风险。因此，科学家已付出了大量努力，尝试找到可用于识别具有

再次损伤风险个体的预测因子，如患者及手术变量。许多再次损伤相关的变量被考虑在内，却时常得出矛盾的结果[7]。然而，大多数研究均认为性别和年龄是相关因素。

性别和再次损伤之间的关系并不简单。一些研究显示性别与移植物断裂无关，一些研究显示男性，尤其是年轻男性的移植物断裂风险最大[14-16]。相反，女性出现后续的对侧 ACL 损伤的风险最大[17, 18]。尚不清楚为何会呈现这种性别差异，仍需进一步对潜在的混杂因素进行研究，如参与的运动类型和运动量。

有大量证据表明，年轻运动员发生移植物断裂和对侧 ACL 损伤的风险显著增加[19]。尽管"年轻"的定义或截断值有所不同（通常从<16岁到<25岁），但多项大型队列研究和注册数据库均证实了这种增加的风险。在年轻人群中，ACL 再次损伤的发生率非常高，队列研究报道称，20%～30% 的年轻运动员经历过 ACL 再次损伤[16, 20-22]。因此，探究为何年轻患者面临如此高的再次损伤风险十分重要，以便将其纳入康复策略或何时重返赛场的决策。

人们普遍认为，年龄本身不太可能是风险因素，但年龄提示了多种其他的影响因素[23]。年轻患者往往与"年长"患者在其他一些方面有显著的不同，例如，年轻患者更有可能在术后重返运动，并且他们重返运动的时间可能更早[24]。此外，他们所重返的运动类型往往具有较高的膝关节损伤风险[25]。最近的研究还表明，年轻运动员会在自身力量和功能有缺陷的情况下重返这些高风险运动[26, 27]。瑞典康复结果登记处的数据显示，尽管 50% 的青少年患者（15—20 岁）在 ACL 重建术后 8 个月恢复了剧烈运动，但只有29% 的人在肌肉功能上达到了令人满意的水平[26]。Toole 等[28] 的一项类似研究显示，只有 14% 的青少年患者（平均年龄为 17 岁）能在术后 8 个月重返运动时达到推荐的力量和功能阈值。因此，需要仔细考虑青少年患者的康复及重返运动的时机。

三、运动员应该何时重返运动

无论采用何种手术技术或康复计划，可能最难回答的问题即是运动员何时可以安全地重返运动。对此我们需要关注两点，首先是前文中讨论的移植物断裂或失败，此外，还应考虑术后早期和远期膝关节其他部位的损伤。

动物研究表明，ACL 移植物的成熟可分为几个不同的阶段，早期的移植物坏死期，以及随后的细胞增殖和血运重建期是再次损伤的潜在风险时期[29]。虽然有关的人体研究信息较少，但有观点认为人体内存在相同的过程，但不同阶段的持续时间比动物更长[30]。例如，移植物重塑期，也是移植物断裂风险最高的时期，在术后 4～12 个月。这也与许多运动员正在考虑和计划恢复他们受伤前运动水平的时间一致，大多数运动员参与的运动中包括轴移和扭转动作。来自腘绳肌腱移植物的研究数据还表明，重塑可能需要长达12～24 个月的时间[31]。这与一些注册数据库显示的 ACL 再次损伤发生高峰的时间点相同。

除了上述这些生物学因素外，运动员在术后普遍表现神经肌肉控制和伸膝力量的不足，需要至少 2 年才能恢复基线水平。为避免再次受伤，理想情况下应在考虑重返运动之前解决此类功能缺陷。因此，Nagelli 和 Hewett[32] 建议患者在重返运动之前至少等待 2 年，图 9-1 为在这种延迟重返运动的情况下，生物学和功能因素发生的改变示意。虽然这一概念有循证的理论，但我们要认识到，尚无证据证实这种延迟重返运动会产生影响。同样，也不清楚运动员、患者父母或教练是否愿意坚持如此长的时间，因为这可能会对一些年轻运动员的职业前景产生重大影响。ACL 损伤和重建术后的恢复也存在广泛的个体差异，因此综合基于时间和基于标准的康复方法可能更可取。

四、基于标准的康复

为重返运动做好准备的一种方法是在分阶段

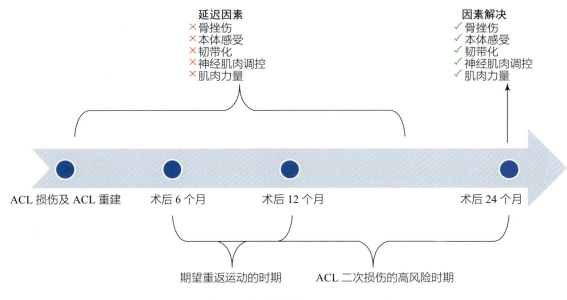

▲ 图 9-1　膝关节健康和功能恢复示意
显示直到 ACL 损伤或重建术后 2 年，膝关节健康和功能才恢复到基线水平（引自 Nagelli and Hewett[32]）

康复计划中，针对已知与 ACL 初次和再次损伤相关的可改变的神经运动（或神经肌肉）缺陷安排康复，并设定从一个阶段到下一个阶段（包括重返运动）的进阶标准。这些可改变的神经运动失衡包括躯干主导、韧带主导、股四头肌主导和肢体主导模式[33]。

其中，躯干主导指的是对躯干三维空间位置的精确感知和控制不足，韧带主导即主要利用韧带吸收运动过程中的地面反作用力，股四头肌主导指主要使用股四头肌来稳定膝关节的倾向，腿部主导或优势腿指下肢肌肉在募集模式、肌力和肌肉灵活性等方面的不平衡。幸运的是，这些躯干、韧带、股四头肌和肢体主导模式的神经运动缺陷在 ACL 断裂和重建术后很容易被观察和连续测量，并且应该在重返运动（return to sport, RTS）过程中对其进行纵向测量[33]。运动员们应该明白，尽管手术重建了韧带并可能恢复了关节的机械稳定性，但他们的膝关节在动态的运动过程中可能没有足够的功能稳定性，因此必须进行连续的系列测试以发现任何潜在的功能缺陷[34, 35]，并且建议在重返运动之前解决上述缺陷。

对上述躯干、韧带、股四头肌和四肢主导模

式的神经运动失衡进行控制良好、有效和可靠的纵向测量，对于运动员在伤后和术后早期及后期的康复训练进阶至关重要。因此，必须评估和增强在胫骨–股骨所有三个运动平面的相对运动中，对肌肉主动控制和韧带被动控制的协调能力[33]。幸运的是，这种神经运动失衡，如躯干主导，在 ACL 断裂和重建后很容易被观察和测量。一个做好准备恢复竞技比赛、动态稳定的膝关节，必须协调 ACL 移植物的被动机械功能与髋、膝关节和整个动力链，尤其是躯干或"核心"适当的神经肌肉控制，以提供肌肉对关节负荷的阻尼并减少移植物上的应力[34]。膝关节本体感受功能对运动员十分重要但经常受损，为了找到有效的方法来促进运动员膝关节本体感受功能的积极适应，需要一系列渐进的功能测试和康复计划。合适的 ACL 重返运动测试和训练可以为运动员提供具有动态功能的关节，不仅可以应对竞技体育中产生的极端力量，还可降低再次或未来进一步受伤的风险，并为年轻、高度活跃且从事高风险项目的运动员安全地达到受伤前的运动表现水平做好最佳的准备[36]。

神经肌肉控制缺陷，如股四头肌主导，在

第9章 前交叉韧带重建术后重返运动：基于标准的康复和重返运动测试

Return to Sport After Anterior Cruciate Ligament Reconstruction: Criteria-Based Rehabilitation and Return to Sport Testing

ACL 断裂后及术后康复期很容易被观察和测量到[37]。康复专业人员应连续测量这些缺陷，并将康复干预的重点放在这些方面。Paterno 等[38]通过直膝下进行平衡测试的"增强"试验，发现在 ACL 再次损伤的高风险人群中可观察和测量到股四头肌主导。与男性相比，女性运动员在膝关节损伤后重返运动时，单腿平衡的损害可能更大，她们可能比男性更慢地恢复到受伤前的状态[37]。在重返运动之前熟练掌握标准的姿势平衡对于保护运动员免于 ACL 再次损伤非常重要，没有在正常值的两个标准差内表现出姿势平衡的运动员受伤风险显著增加[39]。平衡和本体感觉训练在术后急性或早期康复阶段以后是必要的，不仅是为了恢复功能，而且还可以预防韧带再损伤[37, 38, 40, 41]。

有证据表明，ACL 重建术后可观测到包括明显优势腿在内的肢体对称性缺失，这可能是由于在具有较高 ACL 断裂和再断风险的运动员中，双下肢肌肉力量和关节运动学之间的不平衡。例如，女性在非优势腿侧产生的腘绳肌扭转力矩可能低于优势腿侧[42]。更具体地说，与男性相比，青少年女性运动员在跳箱纵跳中的左右侧的最大膝外翻角度存在显著差异[43]。左右两侧身体肌肉力量、柔韧性和协调性的不平衡是损伤风险增加的重要预测因素[44-46]。力量和柔韧性的左右平衡对于预防受伤十分重要，当存在不平衡时，运动员可能更容易受伤[44]。肌肉力量失衡的患者可能具有较高的 ACL 初次和再次损伤发生率[45]。我们[46]开发了一个具有高灵敏度和特异度的模型来预测 ACL 的损伤风险。该预测模型中一半的参数是反应下肢运动学和动力学中左右两侧差异的优势腿的指标[46]。肢体神经运动的失衡可能会增加双侧肢体的损伤风险。若患者过度依赖非 ACL 断裂或非重建侧的肢体，会给该侧膝关节带来更大的压力和扭转力矩，当该侧肌肉组织无法有效吸收体育运动带来的高负荷时，即可面临增加的损伤风险。

使用无预期的切变动作是观察、测量和针对

韧带、股四头肌、腿部和躯干主导模式的更高级的测试和训练方式。在指导意外落地和切变动作之前，专业康复人士、教练和运动员应该首先了解 Paterno 等的工作[38]。躯干主导可以通过在纵跳的下落过程中 3D 生物力学测试计算得出的净负髋内旋冲量或目视观察到的髋内旋来证实。韧带主导可通过在纵跳下落时髋、膝关节的向内塌陷来观察。此外，在纵跳下落期间还可通过 3D 生物力学测试计算屈膝 / 伸膝力矩的峰值，或功率车测试及标准化单足跳跃测试中的扭矩峰值来反映股四头肌和腘绳肌的相对激活，从而观察和测量腿部主导模式。股四头肌主导可通过直膝的平衡测试及平衡测试的"增强"试验来测量[33, 38, 47, 48]。

肢体或腿部的主导模式可能无法通过简单的单矢状面训练得到完全纠正，而不包含切入动作的训练方案无法提供类似运动特征性切入动作中出现的内翻 / 外翻程度或旋转载荷[49]。测量膝关节外展 / 内收力矩主导的外翻和内翻应力的安全水平，并安排相应的训练计划，可能会诱导产生更多肌肉主导（而非韧带主导）的神经肌肉适应[50]。这种适应可以让运动员更好地为日后的多向运动做好准备，从而提高他们的表现并降低 ACL 再次损伤的风险[42, 51, 52]。高风险运动员在使用切变技术时膝关节屈曲减少，膝关节外展 / 内收和外翻 / 内翻角度增加[53]。

韧带主导会导致膝外翻的表现，其外展载荷在进行类似于运动中使用的意外切入动作时被证明可以加倍[54]。因此，通过训练运动员使用具有低膝关节外展 / 内收角度特点的移动技术，可达到通过减少膝关节内外翻力矩，从而使 ACL 所承受的外展 / 内收载荷减少的训练终点。包含意外移动的训练可以减少膝关节载荷[55]。此外，针对性开展个性化训练，以达到在运动员接触地面之前，预激活膝关节周围和控制膝关节位置的神经肌肉组织，可能有助于相应的运动学调整，并且可能减少 ACL 的载荷[54, 56]。训练运动员在意料之外的运动中使用安全的切入技术可能会让其更好地适应该技术，从而更容易在比赛场上应用。如果实现，韧带主导的运动员可能会转变为肌肉主导，从而降低他们未来 ACL 损伤的风险[42, 52]。

五、重返运动测试

在基于标准或基于时间的康复中，另一种方法是使用一组标准对运动员重返运动准备情况进行评估，并视情况给出重返运动的许可。这通常用于康复的最后阶段，通过该评估的运动员可以重返运动。目前，此类评估测试的内容种类繁多，也有若干专家共识和临床实践指南被提出。van Melic 等[57]试图就应该使用哪些标准来决定重返运动达成共识，并建议应对运动的总量和质量进行广泛的测试，包括一系列力量测试、单足跳跃测试和运动质量的测试。通常将大于 90% 的肢体对称指数（即达到对侧肢体 90% 的力量或功能水平）作为通过标准，但也有人建议，对于计划恢复具有轴移旋转或对抗运动的患者，可以将该指数的标准增加到 100%。这似乎是一种合理的方法，然而由于年轻运动员更有可能达到满足重返运动的标准，因此或许也需要根据年龄调整这些通过标准的阈值。

关于重返运动的另一项共识认为，对于任何损伤后的重返运动决定，均应进行一系列测试，并综合评估运动员的变向能力、反应敏捷性及心理准备情况等[58]。由于尚不能确定对各种结局指标（如运动员运动表现和未来进一步受伤风险）最重要的影响因素是什么，最近的研究中，研究者们采用了 15～20 种不同的测试，试图囊括尽可能多的风险因素[59, 60]。然而，这可能会消耗大量的临床资源，并给患者和临床医生带来不必要的负担。因此，有学者建议将关注点放在少数几个相对重要的因素上（通常不要超过 5 个），因为在理想情况下，任何一个因素都至少占预测方差的 20%[61]。

同样值得讨论的是，重返运动测试到底旨在确定患者是否有能力重返赛场，还是旨在确定其能否安全地重返运动。这些表述通常被互换使用，但安全性和能力问题两者不一定相同[62]。大多数重返运动测试的目的是评估安全性，即患者是否可以在不遭受进一步 ACL 损伤的情况下回归。然而，相同或相似的测量方法也可用于评估患者的功能恢复程度，以及他们重返运动的可能性。例如，术后 6 个月时达到重返运动的标准，与更高概率在 2 年内恢复到伤前活动水平相关[63]。本章的剩下部分将聚焦重返运动测试，以评估重返运动的安全性。

（一）重返运动测试确保安全重返赛场

ACL 重建术后重返运动测试对临床医生和患者双方都有一定价值，并正在越来越普遍地被用作安全重返运动决策过程的一部分，因此需要明确或至少科学地评估其有效性。尽管目前已有较多关于 ACL 重建术后重返运动测试的讨论，但有关领域的证据相对有限，并且在某种程度上相互矛盾。然而，这些研究一致显示，实际上能通过这些重返运动测试的患者比例相当低。近期一项系统综述分析了 8 项研究（总计 876 例患者），发现在术后 5～10 个月时，重返运动测试的总体通过率为 23%[64]，这些研究中的大多数使用大于 90% 的肢体对称性作为通过指标。值得关注的是，以恢复剧烈运动的患者作为研究对象的 3 项研究（总计 234 例患者）也报道了相似的通过率。

该系统综述还讨论了通过一系列的重返运动测试，是否会降低任何膝关节损伤的后续发生率[64]。两项研究的综合结果表明，达到重返运动标准可降低 72% 的风险，然而这种风险的降低在统计学上并不显著，并且 95% CI 很大（从降低 93% 的风险到增加 21% 的风险）。其中一项高被引的研究还发现，运动员在术后即刻至术后 9 个月，每推迟 1 个月重返运动，发生膝关节损伤的风险显著降低[65]。在重返运动测试的各独立指标中，重返运动前股四头肌力量不足是膝关节再损伤最主要的预测因素。然而，由于在该研究的 106 例患者中，只有 18 例实际通过了重返运动测试标准，我们在解读这些结果时需要更为谨慎，因此目前较难得出确切的结论。

有关通过重返运动测试和后续 ACL 损伤的问题，两篇综述表明，通过一系列的测试并没有降低总体后续 ACL 损伤的风险[64, 66]。然而，一项综述发现相比未通过组，通过重返运动测试组后续移植物断裂的风险显著降低了 60%，尽管对侧 ACL 损伤的风险增加了 235%[64]。这突出了文献报道结果的矛盾。在 Meta 分析中纳入的所有研究中，只有 2 项显示出显著的结果[67, 68]，但它们样本量较大，从而占据较大的权重。因此有必要对这两项研究做出说明。

Kyritsis 等[67] 记录了精英男性运动员术后移植物断裂的病例，发现未能符合全部 7 项重返运动标准的运动员相比符合全部 7 项标准的运动员的移植物断裂风险高 4 倍。患侧的腘绳肌 / 股四头肌比值这一项指标也与移植物断裂高度相关，力量差每增加 10%，移植物断裂风险就会增加 10 倍，然而该研究没有报道对侧的数据。Sousa 等[68] 在术后 6 个月通过重返运动标准的组别中，并未发现移植物断裂的风险降低，但他们确实发现对侧损伤的风险显著增加。作者认为，由于通过重返运动测试的患者可以提前重返运动，与那些未通过测试并被建议继续等待的患者相比，通过重返运动测试的患者对侧 ACL 损伤的增加可能与活动水平增加有关。这是一个符合逻辑的假设，然而，仔细观察 Sousa 等提出的 Kaplan-Meier 生存曲线，可发现该队列中很少有早期的 ACL 再次损伤。移植物断裂最早发生在术后 36 个月以后，而通过重返运动组和未通过组在对侧 ACL 损伤上，从术后即刻直到术后 20～30 个月均无明显差异。因此，尽管那些在 6 个月时通过重返运动测试的人被获准提前重返运动，但这似乎对随后 ACL 损伤的时间没有影响。因此，早期暴露的任何潜在差异的影响实际上可能很小，这一现象值得进一步探究[69]。

不幸的是，有关重返运动测试和进一步 ACL 损伤的研究中，较少报道重返运动率及再损伤率。即使有，它们对于重返运动的定义也各不相同。例如，Grindem 等[65] 将任何患者报告的运动参与（包括训练）归为重返运动。如果通过重返运动测试的患者没有恢复到与未通过测试的患者相当水平的活动或运动，则很难就符合重返运动标准的益处得出结论。在进行重返运动测试和发生进一步 ACL 损伤之间的时间内，其他因素也很有可能发挥作用。因此，将发生的损伤与多年前进行的重返运动测试联系起来可能没有意义。文献中很少讨论重返运动测试后究竟应该进行多久的随访合适[64]。

进行重返运动测试的频率也很少受到关注。最近的一项研究得出明确的结论，间隔小于 2 个月的时间再次重复进行膝关节力量评估是没有意义的[70]。由于膝关节力量是一个经常与再损伤相关联的变量[65, 67]，因此此类信息可减少治疗师在对患者进行连续测试时可能感到的压力。然而，由于这是一项横断面研究，为验证这些初始数据，并将其扩展到其他类型的测试，未来仍需更多的努力。

有研究探索是否可以使用临床测试来识别再损伤风险高的人群[71, 72]。虽然已经有一些风险因素被确定，如膝关节松弛度增加，以及单足跳跃测试的表现，但无论进行什么测试，仍然有运动员在没有任何风险因素的情况下再次受伤，并且无法被归为高风险组。尽管有可能识别出一些运动员是否会再次受伤，但这类预测的准确性较低，许多被认为处于低风险的运动员也会经历进一步的损伤。因此，尽管重返运动测试越来越受欢迎，但仍有许多问题没有得到解答。在获得更多的研究数据之前，使用来自重返运动测试的信息向患者（尤其是在患者个体层面）提供建议时，应谨慎对待他们做出的是否或何时重返运动场的决定，以及后续可能面临的受伤风险。

（二）心理学因素

如前所述，虽然人们非常重视身体功能和力量的测试，但心理因素的重要性已经得到认可。尽管在这一领域的实证工作要少得多，但目前的研究已显示出一定前景。两项试点试验表明，对再次受伤的恐惧与 ACL 再次损伤有关。Tagesson 和 Kvist[73] 在术前和 ACL 重建术后 5 周对一组 19 例患者进行了一系列评估，其中包括对再次受伤的害怕、对膝关节的信心、患者报告功能、活动水平、静态和动态胫骨位移，以及肌肉力量。他们跟踪该组患者 5 年，发现与未受伤的人相比，那些经历 ACL 再次损伤的人在最初即更害怕再次受伤，并且双膝的静态胫骨位移更大。在另一项试点试验中，Paterno 等 [74] 评估了 40 例已明确重返运动场的患者，并对其进行了 12 个月的跟踪，以确定出现的 ACL 再次损伤。更害怕受伤的患者经历 ACL 再次损伤的可能性是较少害怕受伤者的 13 倍。这些作者认为，测量患者自我报告的对运动的恐惧，并将其纳入出院和重返运动标准可能对降低进一步 ACL 损伤的风险有重要意义。

在随后的大型研究中，McPherson 等 [75] 让 429 例运动员完成了 ACL 损伤后重返运动(anterior cruciate ligament return to sport after injury，ACL-RSI) 量表，并进行了至少 2 年的随访，以确定进一步的损伤。ACL-RSI 量表是一种衡量 ACL 重建术前和术后 12 个月患者对于重返运动的心理准备情况。鉴于大多数 ACL 损伤发生在运动时，只有队列中那些重返运动的人（总计 329 例）被纳入最终分析中。在术后 12 个月，年轻患者（≤20 岁）中受伤患者的心理准备程度显著低于未受伤患者。同一年轻人队列的一项后续研究表明，从术前到术后 12 个月，再次受伤的患者在 ACL-RSI 评分上几乎没有改善，而未受伤的患者则增加了 20 分 [76]。虽然这项工作需要进一步验证和重复，但在任意重返运动的身体评估中加入心理因素似乎是谨慎的。

六、结论

许多运动员在 ACL 重建术后无法恢复到之前的运动水平。在这些人群中，有部分将经历 ACL 再次损伤，其中重返剧烈运动的年轻患者面临很高的风险。基于标准的重返运动康复已被证明具有显著的益处，应优先于仅基于时间的康复。尽管人们普遍对重返运动测试很感兴趣，但目前没有足够的证据表明它可以为患者个体提供有关其未来 ACL 损伤风险的建议。

ACL 断裂和重建不应该是终结运动员职业生涯的损伤，然而在康复期间和重返运动之前，仍有相当多且较为严峻的障碍需要克服。适当的手术及早期物理康复可以使运动员恢复到基线功能水平，从而能够安全地重返竞技比赛。然而，如果没有得到适当的评估和治疗，竞技运动员的躯干、韧带、股四头肌和腿部主导模式的神经运动失衡可能会持续存在，并且在 2 年甚至超过 2 年的动态运动训练中都可以被观测到。因此，需要额外关注纵向时间尺度测量，尤其是力量的最大化，以及神经运动失衡的最小化，以确保在 ACL 重建术后对年轻、高度活跃、具有高风险的竞技运动员群体进行成功的康复管理并重返运动。

第 10 章　前交叉韧带翻修术
Revision ACL Reconstruction

Jonathan D. Hughes　Bryson P. Lesniak　著

钟雨婷　徐腾靖　译

一、概述

（一）背景

前交叉韧带（ACL）重建术后的失败率较低，研究报道的数据为 3%~14%[1-6]。然而当失败发生后，翻修的结果却不尽人意。最近的一项前瞻性队列研究表明，在 ACL 翻修术后 38% 的患者符合主观失败标准，而接受初次 ACL 重建的患者只有 20% 符合主观失败标准[7]。来自多中心骨科临床数据库和多中心 ACL 翻修研究小组的数据显示，在 ACL 翻修术中发现 90% 的患者存在半月板和软骨损伤，这些患者发生 Outerbridge 3 级或 4 级软骨损伤的风险为接受初次 ACL 重建的患者的 1.7 倍[8, 9]。此外，接受多次 ACL 翻修的患者活动评分更低，髌股关节和内侧间室软骨损伤的风险增加，并且非创伤性、复发性移植物断裂的发生率较高[10]。许多研究表明，与初次 ACL 重建相比，接受 ACL 翻修的患者在患者报告结局、活动水平和重返运动率上更不理想[11, 12]。

（二）导致失败的因素

在讨论 ACL 重建失败时，最重要的是了解失败的原因。尽管失败的原因往往是多方面的，但反复的创伤和手术技术错误最常见。来自 MARS 的最新数据表明，初次 ACL 重建后最常见的失败原因是一次创伤事件导致的移植物失效。然而，对于接受多次翻修的患者来说，手术技术错误则是最常见的原因[10]。来自 MARS 的另一项研究表明，错误的股骨隧道定位出现在 48% 的失败病例中，并且在 25% 的病例中是导致失败的唯一原因，由此他们认为，股骨隧道定位偏前和偏上是最常见的失败原因[13]。一项回顾性研究显示，36% 的翻修病例股骨隧道偏前[14]。股骨隧道偏前会导致移植物张力过大，从而导致移植物的屈伸减少。股骨隧道偏上虽然充分恢复了前后稳定性，但可能导致持续的旋转不稳和失败。在胫骨侧，胫骨隧道偏前可能会导致移植物撞击髁间切迹，从而出现伸膝受限。胫骨隧道偏后可能会导致移植物与后交叉韧带撞击。胫骨隧道偏内或偏外也可能导致移植物撞击髁间切迹，并可能损伤胫骨平台软骨。

移植物的选择也与 ACL 重建失败有关。大量研究表明，在年轻患者中，同种异体移植物与较高的失败率相关，有报道其失败率为 23.1%，再次手术率为 38%[5, 15, 16]。MARS 队列的一项研究显示，同种异体移植物的失效风险是自体移植物的 4.4 倍[15]。最近的一项 Meta 分析发现，同种异体移植物的断裂风险显著高于自体移植物，比值比为 5.03[17]。另外，股四头肌腱（QT）、骨 - 髌腱 - 骨（BPTB）和腘绳肌腱（hamstrings tendon, HT）三种不同自体移植物的失败率相当[18-20]，然而最近的文献表明，在年轻患者中，HT 比 BPTB 的失败率更高[21-23]。

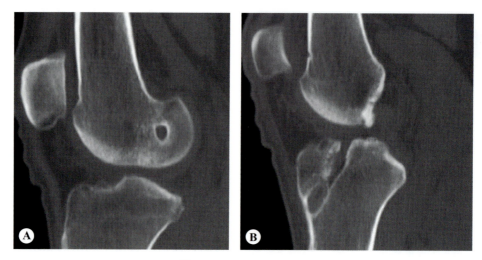

▲ 图 10-2　REVISE 1B-F 型

既往 ACL 重建术后矢状面 CT 影像显示股骨隧道偏前偏上（A），而胫骨隧道位置合适（B）。此时需要钻取新的股骨隧道，而原有胫骨隧道可以被用于 ACL 翻修

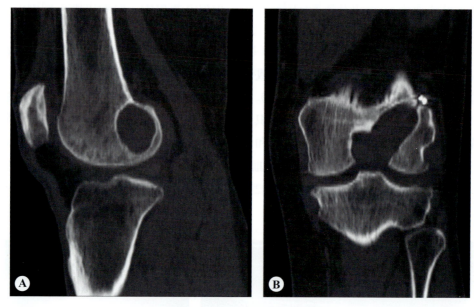

▲ 图 10-3　REVISE 2-W 型

既往 ACL 重建术后矢状面 CT 影像显示矢状面（A）和冠状面（B）上股骨骨道扩大伴骨溶解。需要进行二期翻修，并在第一次手术中使用骨移植物

植物。如果需要填补既往的骨道，同种异体移植物可带有更大的骨块。然而，鉴于最近的研究表明同种异体移植组织可能增加失败率[4, 15, 34]，作者倾向于尽可能避免在初次 ACL 重建或翻修中使用同种异体移植物。

（二）REVISE 1B 型

1B-F 型多数为原有股骨隧道明显偏前或偏

上，通常可以钻取新的股骨隧道而无须处理原有骨道（图 10-5）。MARS 队列的病例报道显示 82% 的翻修病例钻取了全新的股骨隧道[13]。如果既往的骨道明显扩大，可以将移植骨或界面螺钉置入骨道中以填补空隙，并避免两个隧道之间的塌陷。

翻修术中当既往的骨道不完全在解剖位置

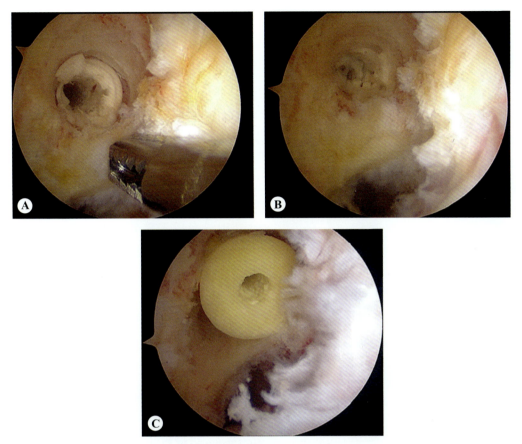

▲ 图 10-4　股骨侧固定物的移除及一期植骨

A. 可见原有的股骨隧道内螺钉与股骨隧道远端应有的位置（刨削刀头所指）；B. 可见移除螺钉并清理骨道后巨大的骨缺损；C. 可见股骨隧道内置入的骨销

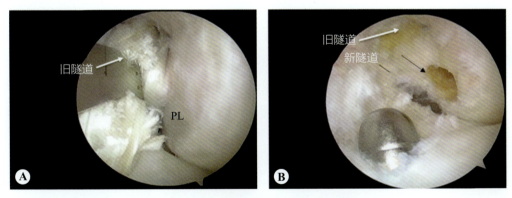

▲ 图 10-5　REVISE 1B-F 型的术中图像

A. 前外侧入路视图，展示了先前偏上和偏前的股骨隧道；B. 在解剖止点处钻取一个新股骨隧道，可在先前的胫骨隧道内看到一个位置合适的扩张器，从而可被用于前交叉韧带翻修手术

PL. 后外侧束

时，其与新的在解剖位置的骨道重叠情况非常常见。此时应采用"偏转隧道"技术（图 10-6），与既往骨道形成一定角度钻取新骨道，以尽量减少骨道重叠[35]。如果术中骨道孔径由于重叠而显著变大，有多种方案可选择。一是选用自体骨、同种异体骨片、同种异体骨移植替代物或

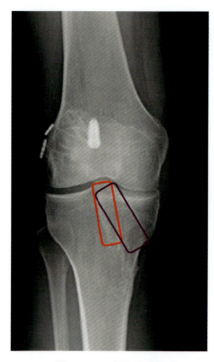

▲ 图 10-6　偏转隧道技术

右膝的冠状位 X 线显示了多次 ACL 重建的固定物。既往的胫骨隧道（红框）孔径合适，但新骨道的角度和方向为紫框所示

同种异体骨销进行植骨。该方法可实现骨移植物的稳定性，并能够通过骨移植物钻取新的隧道[36, 37]。二是在扩大的骨道中使用更大的界面螺钉，并将其拧入方向从新的隧道中偏转，以使螺钉能够充分固定骨块。

如果存在明显骨道扩大，有两种方案可完成一期 ACL 翻修，即过顶位（over-the-top，OTT）重建和一期植骨。"明显骨道扩大"的定义仍有争议。虽然有学者建议定义为＞14mm，但最近的文献表明，使用直径＞12.5mm 的骨隧道进行一期翻修的结果更差[38]。OTT 重建可能是这些病例一期翻修的选项之一，包括在 ACL 的股骨解剖止点处开槽以允许移植物与骨愈合，并使移植物从胫骨穿过股骨切迹、股骨外侧髁后部和后外侧关节囊，再使用 U 形钉、双皮质螺钉或其他悬吊固定装置固定到股骨外侧髁上。这种技术不需要钻取股骨隧道，并且能够促进移植物在股骨沟槽中与股骨外侧髁后皮质的愈合（图 10-7）。此外，根据既往胫骨隧道的大小，可以在胫骨侧使用带有较大骨块的同种异体跟腱移植物。最近的一项系统综述表明，OTT 重建 ACL 与传统 ACL 重建在初次手术和翻修术中的结果相当[39]。

（三）REVISE 2 型

二期翻修手术适用于原有骨道位置不当而无法钻取新的解剖位置的隧道，或者股骨及胫骨侧隧道明显扩大以至无法开展 OTT 重建或植骨，或者存在明显感染时。二期翻修手术包括初期的植骨，或者在感染的情况下进行多次清创后再进行植骨，以及使骨移植物在随后进行 ACL 翻修前完全愈合的整合阶段。在初期手术中，首

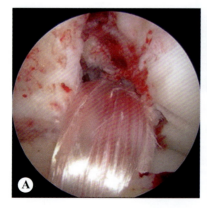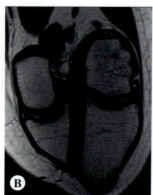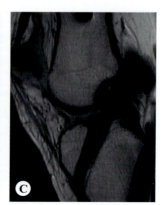

▲ 图 10-7　使用过顶位重建方法进行 ACL 翻修

A. 完成过顶位重建后的术中关节镜前外侧入路视图；B 和 C. 过顶位重建愈合后的冠状位和矢状位 CT 影像

先需从骨隧道中取出固定物，并如前所述清理骨道中所有的软组织和硬化骨，再将骨移植物压入骨道中。骨移植物的来源可以是自体胫骨或髂骨组织、同种异体移植物或人工合成移植物。在初次植骨手术后，需对患者进行3～4个月的临床随访，以确认骨移植物完全整合。在术后3个月复查X线和CT，以确保骨整合；如果骨移植物尚未完全整合，应继续对患者进行临床随访，并在1～2个月复查影像学检查，以确保完全的整合。

（四）移植物的选择

在ACL翻修时，应根据每个患者的情况个体化选择用于重建的移植物，并考虑初期手术时的移植物种类。ACL移植物的选项包括患侧或对侧的自体QT、BPTB、HT移植物及同种异体移植物。自体QT和BPTB移植物具有一定优势，因为在获取移植物的同时还可获取骨块，从而进行初期的骨固定并填充骨道中的空隙。QT的另一个优点是移植物尺寸较为灵活。大多数患者可获取的QT的直径可以从8mm到11～12mm不等。然而与HT相比，自体BPTB和QT在移植物长度方面会受到限制。因此，自体HT移植物是作者在开展OTT手术时的首选。如前所述，由于可能造成失败风险增加，年轻患者应避免使用同种异体移植物[4, 15, 34]。然而，带骨块的同种异体跟腱移植物是在明显骨道扩大情况下或OTT手术时的绝佳工具，可以切割骨块以匹配胫骨或股骨隧道的大小，从而避免植骨或使用界面螺钉。

（五）其他注意事项

所有翻修病例都应寻找ACL重建失败的原因。在许多情况下，伴随的力线异常、骨骼形态异常、无法识别的韧带或半月板病变均可能导致失败。应使用站立位全长X线片评估力线。内翻畸形可能会给重建后的膝关节带来过大的压力，尤其是在面临突然的内翻应力时[40]。可能需要进

行胫骨近端截骨来解决力线问题。矢状面上的力线异常更为细微。既往的研究表明，胫骨平台后倾角的增加可以预测膝关节高度旋转松弛，而较小的胫骨内侧深度和增加的胫骨外侧平台后倾角与ACL损伤风险的增加相关[41-43]。对于胫骨平台后倾角增加的病例，可能需要行闭合楔形胫骨截骨术。股骨远端，如股骨后髁深度增加、切迹宽度减小和切迹宽度指数减小也与ACL断裂后持续性膝关节不稳定有关[44-46]。

未能发现的后外侧或后内侧复合体损伤可能导致早期移植物失效，因此需要手术干预以获得理想结果[47, 48]。半月板撕裂，尤其是根部撕裂，可导致ACL功能缺陷的膝关节出现不稳[49-51]。一项生物力学研究显示，内侧半月板是胫骨前移的重要稳定器，而外侧半月板有助于膝关节的旋转稳定性[52]。如果在术前发现这些损伤征象，则应行分期或同步行半月板移植。最后，有一部分患者具有很高的ACL重建失败风险，包括过度松弛、重返高度对抗性或轴移运动，以及年轻患者。最近的一项多中心、随机对照研究比较了这些年轻患者在使用和不使用外侧关节外腱固定术的ACL重建结果，发现使用外侧关节外腱固定术组中ACL重建失败率和膝关节旋转松弛率降低[29]。虽然目前仍在对这种干预手段及适用的患者群体进行进一步研究，但外科医生应考虑在ACL再断的高危患者中实施外侧关节外腱固定术。

四、结论

ACL翻修术越来越普遍，但可能会给外科医生带来挑战。最近的文献表明，ACL翻修术后疗效劣于初次ACL重建，强调了我们需要谨慎且专业地开展ACL翻修术。术前检查最重要的是阐明ACL重建失败的原因，并在翻修时解决这些原因。彻底的术前检查对于获得理想的治疗结果至关重要。

第 11 章　前交叉韧带重建术的并发症
Complications of ACL Reconstruction

Iftach Hetsroni　Niv Marom　Noam Reshef　著
刘　伟　黄　承　陆志剀　译

前交叉韧带（ACL）重建是一种可重复的手术。在精英运动员中，术后重返运动的比例为80%~90%，移植物断裂率低于9%[1]。然而，ACL重建确实会发生一些并发症，发生率为1%~15%[2]，尽早发现并发症很重要。然而，早期发现可能并不容易。术后并发症有可能很严重，如关节感染或血栓栓塞事件，也可能是韧带手术特有的并发症，如移植物断裂或隧道增宽，以及轻微的术后并发症，如皮肤感觉丧失或膝前痛等，这些轻微的并发症可能不会影响运动员重返赛场。本章阐述了ACL重建后的一系列术后并发症，这些并发症应在术前知情同意时告知患者，并在术中和术后作决策时纳入考虑范围。

一、一般并发症

（一）感染

ACL重建感染的发生率为0.32%~1.8%[3-7]。常见原因是细菌感染，其次是结核[8]和真菌[9, 10]感染。最常见的病原菌是金黄色葡萄球菌，其次是凝固酶阴性葡萄球菌，分别占感染病例的31%和13%[11]。术侧膝关节的皮肤菌群可能是主要的感染源，其中最主要的可能用于获取移植物的皮肤切口。Judd等[12]报道，在11例关节内感染病例中，9例伴有关节外感染，其中8例发生在腘绳肌腱（HT）移植物切取部位。在每个病例中，关节内和关节外都培养出相同的致病菌。因此，

致病菌侵袭很可能是发生在手术操作过程中的。ACL重建术后感染的危险因素如表11-1所示。

表 11-1　ACL 重建术后感染的危险因素

内源性因素	外源性因素
自体腘绳肌腱移植	关节内长效类固醇注射
同时进行软组织手术，尤其是半月板修复术	
带螺钉和垫圈的自体腘绳肌胫骨侧固定术	手术时间延长
既往同侧膝关节手术史	

Armstrong等[13]指出，关节内长效类固醇注射，以及手术时间的延长、膝关节手术史和同时进行的软组织手术，都是感染的危险因素。半月板修复是ACL重建最常同时实施的手术（66%~71%），因此也被认为是ACL重建感染的危险因素[14, 15]。Judd等[12]发现，膝关节手术史会使ACL重建的感染风险增加1.9倍，在翻修病例中风险增加5.1倍。在ACL重建的移植物类型中，自体腘绳肌腱（HT）移植物最容易受到感染。自体HT移植物的感染率为1.4%，高于自体骨-髌腱-骨（BPTB）移植物（0.49%）和同种异体移植物（0.44%）[4]。Watterman等[14]在

9511 例患者中发现自体移植重建 ACL 的感染率为 0.32%。其他研究报道，自体 HT 是感染病例中最常见的移植物类型，占 55%，其次是同种异体移植物（35%）和 BPTB（10%）。Judd 等[12] 的研究报道中，所有感染病例均为自体 HT 移植重建。自体 HT 移植物感染率较高的原因尚不明确。一个原因可能是自体 HT 获取过程中需要额外进行广泛切开，以及血肿从肌肉直接通过隧道流向膝关节。移植物的表浅固定装置也是感染的一个原因。与不使用螺钉和垫圈进行胫骨固定的自体 HT 移植物相比，使用螺钉和垫圈固定自体 HT 会增加 ACL 重建术后的深部感染风险[12, 16]。在两项大型回顾性研究中，将使用生物可吸收螺钉与使用金属螺钉进行了比较[17, 18]，没有发现存在感染风险方面的差异。

作为选择性使用抗生素作为预防感染的措施，在移植物植入前先将其浸泡于庆大霉素溶液，似乎并不能降低 ACL 重建术后感染的风险[19]。然而，万古霉素溶液的使用可以使 ACL 重建术后感染率明显降低，因此应考虑常规使用[20, 21]。

虽然感染可能发生于术后的任何时间，但 ACL 重建后的化脓性关节炎通常发生于重建后 2 周（急性）和 2 个月（亚急性）之间[22]。关节腔穿刺和关节液培养仍然是诊断化脓性关节炎的金标准。关节腔穿刺应在明确怀疑时和抗生素给药前实施。关节液评估包括白细胞和细胞计数、葡萄糖和蛋白质水平、显微镜检查、革兰染色和细菌培养。尽管术后感染时关节液中白细胞水平可低至 25 000 个细胞，但关节液中白细胞水平超过 100 000 个细胞可诊断为化脓性关节炎[15, 23, 24]。抗生素给药前进行的细菌学培养阳性率很高[12, 15]，这不仅对确诊化脓性关节炎很重要，而且对进行精准的抗生素治疗也很重要。如果存在持续的临床和实验室感染阴性培养的迹象，应考虑真菌或结核感染，并获得相应的特异性培养结果。

在使用抗生素之前，应进行关节穿刺术，然后进行血培养。一旦确诊感染性关节炎，就应立即进行关节镜下灌洗和清创。应采取组织活检和纤维蛋白组织培养。是否去除移植物一直是一个有争议的问题。大多数研究都支持尽可能保留移植物，只有在严重损伤或在移植物中发现大量感染组织时才移除移植物[3, 6, 7, 14, 25]。在临床和关节镜下评估移植物的完整性，关节镜下应轻柔的清理围绕移植物的纤维膜，而不损伤移植物，这是有效的保留移植物的方法[12, 15]。关节镜检查期间应进行广泛的灌洗和滑膜切除术，清创内外侧沟、髌上囊和前方间室。后方间室检查也是必要的，即使是最小的感染迹象也应通过后内侧和后外侧入路进入后方间室进行滑膜切除术。关节镜灌洗次数没有限制，取决于患者的临床改善情况。连续灌洗、闭式抽吸和抗生素的使用均已被描述过[11, 25, 26]。然而，没有足够的数据来支持它们的常规使用。应在进行培养后开始静脉注射广谱抗生素，并请感染科专家会诊致病菌的情况[12, 27]。通常推荐使用第三代头孢菌素或万古霉素，疗程 3～6 周[12]。如果移植物和内固定装置均被去除，那么从感染发生到翻修手术，应该至少间隔 3 个月[28] 至 1 年[15]。在翻修手术之前，炎症指标和实验室检查结果应恢复到正常水平[28]。尽管没有明确作为标准，但我们建议在进行 ACL 修复重建手术之前，应进行血培养和膝关节穿刺培养，培养结果应当为阴性。

（二）关节纤维性粘连

关节纤维性粘连是 ACL 重建后的不良后果[29-31]，也是导致患者不满意的主要因素[32]。虽然多种因素与这一并发症相关，但一些研究人员指出，从受伤到 ACL 重建的时间间隔是一个主要的危险因素。Shelbourne 等[30] 对 169 例年轻运动员的自体 BPTB ACL 重建回顾性分析中发现，在受伤后 1 周内或 8～21 天进行手术的患者，与在受伤后 3 周以上进行韧带重建的患者相比，关节纤维性粘连的发生率明显增加（分别为 17% 和 0%）。值得注意的是，此项研究随访时间仅为 3 个月。然而更应注意的是，在受伤后 8～21 天进行 ACL 重建，术后快速康复计划可显著降低关节纤维性粘连的发生率。在力量等速测试方面，

"早期"重建组也观察到较差的结果。作者得出结论，从损伤开始至少推迟 3 周重建 ACL 将更早地恢复力量，并显著降低关节纤维性粘连的发生率。Wasilewski 等[31] 重复了这些结果，回顾性分析了 87 例自体 HT ACL 重建并伴有髂胫束（ITB）肌腱固定术的病例，根据手术时间分为三组，随访时间长达 18 个月。他们的研究表明，在受伤后 1 个月内进行的重建中，有 22% 的人发现关节纤维性粘连，而在受伤后 1～6 个月进行的重建中，这一比例为 0%，受伤后 6 个月后进行的重建中，这一比例为 12.5%。早期重建组表现出更差的股四头肌扭矩。值得注意的是，在他们的研究中使用的标准康复方案，有许多活动限制，包括术后膝关节 30° 屈曲固定持续 7～10 天，然后再进行几周的 20°～60° 支具限制下的运动。他们还指出，与受伤后 1 个月后进行 ACL 重建相比，在受伤后 1 个月内进行 ACL 重建的恢复速度明显较慢。

Cosgarea 等[29] 对 191 例自体 BPTB ACL 重建的连续病例进行了回顾性分析，与 Shelbourn 等[30] 和 Wasilewski 等[31] 结果类似，显示在受伤后 3 周内进行的重建手术与在受伤后 3 周后进行的相比，关节纤维性粘连发生率明显更高（分别为 21% 和 9%）。然而，他们研究的一个重要发现是，当术后康复方案从先用 45° 屈曲支具限制 7 天，然后被动伸直训练修改为术后立刻用伸直支具固定时，关节纤维性粘连的发生率从 20% 以上下降到不足 3%。

Mayr 等[33] 对 223 例 ACL 重建后关节纤维性粘连病例的危险因素进行了回顾性分析，其中有 75% 的病例采用自体 BPTB 进行重建。他们还证实，在受伤后 4 周内进行重建的情况下，关节纤维性粘连的发生率增加，但相对于伤后至手术的时间间隔来说，膝关节明显不适（肿胀、积液、皮温过高）和术前膝关节伸屈不足，是更重要的危险因素。换言之，即使手术在受伤 4 周后进行、但膝关节有上述明显不适，则发生关节纤维性粘连的风险依然增加。

Meighan 等进行了首个前瞻性随机临床试验，研究了早期和延迟 ACL 重建中关节纤维性粘连发生率[34]。研究对象为使用自体四股腘绳肌移植物进行 ACL 重建的运动员，并对两组进行相似的术后康复方案。早期重建组在受伤后 2 周内进行手术，延迟组在受伤后 8～12 周进行手术。尽管早期组在术后 2 周时膝关节运动功能丧失更为显著，但在术后 1 年随访时没有差异，各组之间在 IKDC、Lysholm、Tegner 评分方面也没有差异，股四头肌和腘绳肌的肌肉力量和扭矩也无差异。

Smith 等的系统回顾和 Meta 分析也对早期和延迟 ACL 重建的结果进行了调查[35]。这项 Meta 分析显示，早期重建与晚期重建在关节纤维性粘连发生率、任何功能评分和活动水平评分等方面无显著差异。

总之，ACL 重建最好在受伤后 3 周后进行，以降低膝关节纤维性粘连的潜在风险。在需要早期干预的情况下，如由于半月板桶柄样撕裂移位导致膝关节无法伸直或因为 ACL 碎片阻碍伸直，那么在术后即刻康复方案中应注意膝关节完全伸直，并尽早开始膝关节屈曲功能锻炼。

（三）血栓栓塞性事件

血栓栓塞性疾病是骨科手术中常见的并发症。据报道，在没有接受预防的情况下，全膝关节置换术后血栓的发生率超过 50%[36, 37]。症状可包括小腿肿胀、疼痛和静脉炎后综合征，在严重的病例中还会出现血栓栓塞。虽然关节镜下半月板切除术发生血栓的风险较低，据报道，在没有血栓预防的情况下血栓发生率为 0.3%[38]，但交叉韧带重建术后的深静脉血栓（deep vein thrombosis，DVT）发生风险是其他关节镜手术的 4 倍[39, 40]。最近，一项包含近 1000 例 ACL 重建病例的大型前瞻性研究[41] 报道血栓栓塞并发症的总发生率达到 0.6%。然而，门诊膝关节手术后特殊的症状性肺栓塞极为罕见，据报道每 10 000 次关节镜检查中，症状性肺栓塞的发病率为 2.8 例，因此 ACL 重建本身并不是症状性肺栓塞的危险因素[42]。对于这种特殊的并发症，重要的危险因素，包括年龄超过 40 岁、手术时间超过 90min、恶性肿瘤病史和女性[42]。DVT 的诊断应首先基于临床上的怀疑和评估，然后是其他检查的支持，如血液 D- 二聚体检查和影像学检查[43, 44]。Wells 等提出的临床预测工具[43]已在多项临床研究中得到评估和验证，可以准确地将门诊患者分类为低、中或高风险。超声成像应用于大多数 ACL 重建后 DVT 发生率的研究中[39]，并被认为是首选的影像学检查[44]。在 Erickson 等[39]的 ACL 重建后血栓栓塞事件发生率的系统性回顾中，所纳入的关于 DVT 的研究，包含在术后第 3～28 天进行 DVT 筛查，而这一阶段是手术对患者下床活动影响最大的阶段，因此也是发生 DVT 风险更高的阶段。虽然膝关节镜手术后进行血栓预防建议缺乏明确的证据[45]，但是想避免可能的出血并发症的过度治疗、同时降低 ACL 重建后威胁生命的症状性血栓栓塞疾病发生的明智做法，是应该考虑以下因素：将手术时间控制在 90min 以内，避免使用不必要的止血带，建议患者在手术前几周停止服用避孕药和停止吸烟，并为有风险的患者（如有血栓栓塞病史和有恶性肿瘤病史的患者）量身定制术后预防措施。

（四）术后复发性血肿

ACL 重建术后复发性关节血肿很少见。潜在原因包括用于血栓预防的药物、凝血功能异常（即血友病、凝血因子Ⅶ缺乏、凝血因子Ⅺ缺乏、血管性血友病）、医源性血管损伤等。手术过程中可能会损伤膝关节动脉分支等小血管。Tsubosaka 等[46]报道了 1 例膝降动脉关节支假性动脉瘤，在重建后 2 天表现为内侧搏动性肿块。在 CT 血管造影确诊后通过栓塞治疗。Lamo Espinosa 等[47]报道了 1 例外侧半月板前角切除术损伤膝下外侧动脉的病例，术后 1 天表现为膝关节肿胀和搏动性膝关节出血，通过选择性栓塞治疗。

总之，术后复发性关节血肿很少见，但应告知患者此并发症可能导致康复过程延迟。当手术后多次膝关节积液抽吸无效时，应考虑这种不寻常的并发症。

二、与自体移植物获取相关的并发症

将回顾三种最常用的自体移植物：①骨 - 髌腱 - 骨（BPTB）；②腘绳肌腱（HT）；③股四头肌腱（QT）。

（一）自体 BPTB 移植相关并发症

对于许多外科医生来说，自体 BPTB 移植物仍然被认为是为高度活跃的年轻人手术时的金标准移植物，它具有最小的移植物失败率和翻修率[48]。然而，这种移植物也存在一些潜在并发症。其中包括髌骨骨折的风险、"膝前痛"和持续性股四头肌乏力的风险。在最近的约 1000 例病例的大型前瞻性队列研究中，髌骨骨折的风险似乎极低，发生率为 0.3%[41]。先前描述了几种降低骨折风险的策略，包括切取髌骨的中央部分，并且切取厚度不超过 30%，初始截骨时不使用骨刀，如果在这个区域需要使用锤敲击，则使用最小的力度[49]。对于"膝前痛"，尽管担心与其他自体移植物相比，髌腱切取可能会导致更多的膝前痛[50]，但 Rousseau 等[41]最近研究表明，经过 2 年的随访，BPTB 的膝前疼痛发生率仅为 3% 左右，与自体 HT 移植物的相似。然而，膝关节跪姿疼痛的发生率在 BPTB 重建中更高，并且在 5 年的随访中可能达到 10%[48]。因此，在需要跪姿运动中应考虑到这一点，如摔跤手在运动中需要频繁的向前屈膝。关于持续性股四头肌乏力的问题，有人提出，在使用自体 BPTB 移植物和现有的 ACL 重建技术时，与未受伤侧相比，重建的股四头肌持续乏力高达 6%[51]。然而，这些发现的临床意义尚不清楚。

（二）自体 HT 移植相关并发症

HT 通常用作 ACL 重建的移植物来源之一。可能存在几种潜在的并发症，包括：①感觉神经损伤；②腘绳肌回缩和持续性痉挛；③持续性腘绳肌乏力；④膝关节内侧松弛；⑤膝关节感染是严重的并发症，本章前文讨论过，与其他用于 ACL 重建的移植物相比，使用自体 HT 移植物的感染率更高。

1. 感觉神经损伤

隐神经的髌下支从内侧向外侧穿过，跨过鹅足上方。在该区域切开存在感觉支损伤的风险。Franz 等[52]报道隐神经感觉支在膝关节前内侧获取 HT 时的损伤概率为 14%。Haviv 等报道，采用自体 HT 移植物病例的隐神经缝匠肌支的触觉下降 58%[53]。25% 的病例在 8 个月后完全康复。然而，患者认为感觉丧失是轻微的并发症。前内侧斜切口、单股半腱肌腱移植技术和腘窝（后内侧）移植物获取入路可以降低这种并发症的风险。

2. 腘绳肌回缩和持续性痉挛

尽管有研究描述 HT 可以再生，但这并不是始终存在的，并且再生后的肌肉结构也会发生改变。Konrath 等的队列研究[54]表明，35% 病例出现半腱肌和股薄肌腱再生。当肌腱未出现再生时，半腱肌和股薄肌的尺寸变小。与对侧大腿相比，大腿内侧总肌肉量减少。这可以直接导致膝关节屈曲强度降低。Nakamae 等[55]描述了 2 例腘绳肌腱再生失败的病例，表现为严重的大腿后部疼痛和肌肉挛缩。Janssen 等[56]描述了 ACL 重建 1 年后，所有病例的股薄肌腱完全再生，66% 病例的半腱肌腱再生。未再生肌腱的病例表现出肌肉挛缩和横截面积减少。如果没有良好的再生，肌肉趋向于变小和挛缩，这可能导致大腿后部痉挛。

3. 持续性腘绳肌乏力

Konrath 等[54]在使用自体 HT 进行 ACL 重建的患者中发现，65% 的患者屈膝力量下降。Rogowski 等[57]报道在 ACL 重建后 6 个月，与髌腱组相比，HT 组的屈膝力量更弱。Bourne 等[58]的研究表明，在澳大利亚精英女足球运动员中，单侧 ACL 重建 1~10 年后，与未受伤的膝关节相比，术侧膝关节偏心屈膝力量显著下降。然而，所有运动员都恢复到了之前的活动水平。综上所述，HT 切取可能导致腘绳肌乏力。然而，尽管在重建后乏力症状可能会持续数年，但这种乏力症状对于重返运动的临床意义尚不清楚。

4. 内侧松弛

HT 腱有助于膝关节的动态稳定性。切取 HT 作为 ACL 重建的移植物，可能会导致膝关节内侧不稳定。Toor 等[59]在尸体研究中证实，鹅足肌腱有助于控制膝关节外翻、前移和旋转的运动。因此，切除鹅足肌腱可能会影响外翻、前移和旋转运动。然而，使用单一的肌腱移植物似乎可以减少对内侧膝关节稳定性的负面影响。如果同时存在 MCL 损伤而导致的内侧不稳定，那么手术医生应处理 MCL 损伤，或者考虑使用其他移植物而不是用自体 HT 进行 ACL 重建。

（三）自体 QT 移植相关并发症

QT 自体移植物是近年来研究的热点[60-62]。QT 切取不会影响伸膝运动[60-63]，而且手术操作是安全的。然而，有三种主要并发症被记载。

1. 出血和血肿形成

Slone 等指出[62]，股四头肌外侧存在血管穿支，如果在此处损伤了血管穿支且未被发现，则可能导致明显的血肿甚至发生间室综合征。此外，股四头肌全层切取可导致关节内血液外渗，从而引起股四头肌前方血肿。QT 中部切取、部分厚度的切取，以及避免在股直肌–肌腱连接部（髌骨上的肌腱插入点近端 6~8cm）近端切取，可以将风险降至最低。

2. 大腿远端畸形

这种不常见的并发症在大多数情况下是由于在全部或部分切取移植物后股直肌回缩的结果。似乎与大面积的肌腱切取和股直肌腹肌腱连接处的损伤有关[62]。尽管存在明显的大腿远端畸形，但它似乎不影响功能。

3. 髌骨骨折

髌骨骨折是 QT 和髌骨骨栓联合切取的罕见并发症，据报道发生率为 0.03%[62,64]。与 BPTB 移植物切取一样，建议避免在初始截骨时使用骨刀，切取髌骨中央部分，避免切取超过 30% 的髌骨厚度[49,64]。尽管最近对自体 QT 移植物重新引起了兴趣，但它仍然是当今外科医生中研究最少和使用最少的 ACL 重建移植物[62]。未来的研究可能会发现其他并发症，也可能根据自体 QT 移植物特征（即完全与部分厚度、切取长度、有无骨栓）对并发症进行分类。

三、其他并发症

（一）前方松弛复发

ACL 重建后的移植物不稳定可能是多种因素导致的，包括隧道定位不准确、忽略或未解决伴随的韧带不稳定、低质量或低强度的移植物、不牢固的移植物固定技术、内固定失效、在移植物成熟之前或在满足重返运动标准之前恢复旋转活动等。Meta 分析、大型队列研究和最近的前瞻性研究[41, 48, 50]表明，自体 BPTB 移植物断裂率约为 5%，自体 HT 移植物断裂率约为 10%。与自体移植物相比，使用同种异体移植物的失败率可能更高，尤其是对于运动活跃的年轻人来说[65]。

（二）内固定失效

安全、稳定的移植物固定，对成功重建 ACL 至关重要。尽管移植物的固定被认为是移植物 – 固定装置复合体中最薄弱一环，但它对移植物起作用方面十分重要[66]。在移植物植入期间的任何技术失误，都可能导致内固定失效。这些技术失误包括使用有缺陷的内固定、内固定的位置不良和（或）错误放置、在置入内固定之后未能实现良好和安全的固定。尽管所有内固定都可能存在失效风险和并发症，但有研究提示，某些内固定装置比其他内固定装置更容易失效[66]，或者更可能导致不良后果[67, 68]。例如，悬吊 / 皮质内固定装置的位置是远离关节的，这可使得移植物能在隧道内活动[69]，影响了移植物 – 固定装置复合体的完整性，并导致膝关节失去稳定性和移植物失败[66]。动物研究表明，ACL 移植物固定在隧道内和更靠近关节处，可以促进腱骨愈合[69, 70]，并且可以使移植物在隧道活动度减小和避免隧道扩大[69]。然而，使用新一代内固定、半长骨道来代替骨隧道、准确的内固定置入和适当的移植物张力，都是将风险降至最低的可行方法。同样

重要的是，在建立半长骨道 / 骨隧道并将皮质内固定装置穿过皮质时，应确保没有破坏皮质，否则会导致内固定的移动和固定失败。另外，隧道内界面螺钉在应用时可能会导致移植物的旋转和影响方向，突入关节腔，引起隧道增宽，可吸收界面螺钉可能导致骨溶解[66]。在界面螺钉置入过程中应确定最佳位置和方向，对移植物施加恒定张力并持续可视化下置入内固定装置，在使用内固定装置时评估是否存在足够的阻力，以及在使用金属装置时进行 X 线检查，这些技巧都是将风险降至最低的方法。对于这种采用隧道内界面螺钉的固定方法，关键是要确保所有隧道壁（特别是股骨后壁）在固定或穿过移植物过程中没有受到损伤，因为这可能会导致结构不稳定和移植失败。虽然固定技术和内固定装置很多，新一代的内固定装置也仍在推出，但手术医生有责任意识到所使用的内固定装置存在风险和可能的并发症，并在计划手术时、术中和术后考虑这些风险和并发症。无论并发症何时发生，都应该立即解决处理。其他内固定并发症是与内固定材料相关的疼痛。最近的一项大型队列研究[41]显示，与材料相关的疼痛会影响多达 10% 的患者，导致需要二次手术取出内固定。在大多数情况下，自体 HT 移植的胫骨侧辅助固定，是疼痛的原因。在老年患者或患有影响骨密度疾病的患者中，选择外形小巧的内固定装置和避免胫骨侧辅助固定，都是将疼痛发生率降至最低的方法。

（三）隧道增宽

ACL 重建后隧道增宽是一种影像学表现，可能与临床症状有关，也可能无关。这可能与重建韧带的断裂和缺损有关，并可能使翻修手术变得复杂。有几种理论推测了导致这种情况的原因。移植物类型、移植物固定装置、内固定螺钉或悬吊内固定装置的类型、钻取隧道的手术技术、隧道角度，均为隧道增宽的潜在原因。Li 等[71]评估了移植物折角（graft bending angle，GBA）（股骨隧道与关节内移植物之间的夹角），将其作为

移植物延迟愈合和隧道加宽的原因。他们发现，术后 12 个月，高 GBA（60°～70°）与高的移植物信号增加和增宽的股骨隧道有关联。未发现高 GBA 与功能结果测量相关。对于 BPTB 移植物，由于胫骨侧和股骨侧隧道中的骨 – 骨界面，普遍认为骨 – 骨愈合不会导致隧道加宽。然而，Struewer 等[72]报道，BPTB 移植后，17% 的患者隧道增宽达 40%，12% 的患者隧道增宽达 50%；未观察到隧道增宽与临床测量结果的相关性。然而，这种现象主要是在采用软组织移植物中发现，采用软组织移植物病例的隧道增宽程度大于骨 – 髌骨移植物的隧道增宽程度[73]。此外，与自体肌腱移植物相比，同种异体软组织移植物的股骨侧和胫骨侧隧道增宽更为明显。同样的是，隧道增宽对临床结果也没有显著影响[73, 74]。内固定装置的类型也作为隧道增宽的一个因素进行了研究。Choi 等[75]和 Ahn 等[76]研究显示，将固定襻和可调襻固定装置进行比较，未发现隧道增宽和临床结果方面的差异。当比较钛螺钉和可吸收螺钉时，显示了相似的临床结果，但与钛螺钉相比，可吸收螺钉与隧道增宽和骨囊肿形成相关[77]。综上所述，骨隧道增宽是一种普遍现象。对临床结果的实际影响尚不清楚，其影响可以忽略不计。软组织移植物，尤其是同种异体移植物，与自体 BPTB 移植物相比，似乎更可能导致隧道增宽。当需要 ACL 翻修重建时，该数据结果的重要性似乎更复杂。

四、结论

本章回顾了 ACL 重建术后的主要和次要并发症。随着外科医生意识到这些潜在的并发症，可以优化术前、术中和术后的决策，以避免其中的部分并发症，并在遇到这些并发症时提出合适的解决方案。

第12章　截骨术：改变胫骨平台坡度解决前交叉韧带缺陷

Osteotomy: Slope Change Tibial Osteotomy to Address ACL Deficiency

Stefano Muzzi　Camilo Muniagurria　Jordan Gruskay　David Dejour　著

李中正　陆志剀　译

随着前交叉韧带（ACL）重建的发生率不断增加，翻修手术持续增长。尽管初次 ACL 手术在技术和康复方面取得了进展，但翻修甚至再翻修的比率仍然高于预期。

初次 ACL 重建通常有良好的结果，翻修率为 1.6%～2.1%[1]。随访时间超过 10 年，ACL 移植物再断裂率增加到 6%，约 10% 的 ACL 重建病例（2%～26%）发生临床失败[2]。对先前重建的 ACL 的翻修显示出更高的再断裂率，约为 13.7%[3]。此外，后续翻修的结果可能是令人沮丧的，一项研究显示，只有不到 1/3 的患者恢复到他们之前的活动水平[4]。此外，根据长期随访，21%～48% 的患者在 ACL、半月板和软骨联合损伤后发生骨关节炎，而单纯 ACL 断裂患者发生骨关节炎的概率为 0%～13%[5]。

尽管 ACL 重建翻修术的失败率相对较高，但通常不进行再次的重建手术。这是由于多种原因，包括随着年龄的增加，患者对活动要求和期望值要求的降低，以及对接受进一步手术的担忧[6]。

由于 ACL 翻修手术的结果与初次重建的结果相比仍然很差[7-10]，因此识别和解决可能导致移植物失败的因素是至关重要的。这些因素可以分为外在因素和内在因素。与手术技术和康复相关的外在因素，通常根据患者预期的运动活动来确定[11, 12]。而内在因素，包括特定的解剖特征，如胫骨后倾增加、髁间窝狭窄、过度松弛及性别。

一、生物力学

导致 ACL 损伤和重建后膝关节运动学异常的因素尚不清楚。骨形态与髋、膝关节骨性关节炎的发展密切相关，但目前对骨形状影响膝关节运动学知之甚少。

ACL 损伤的许多危险因素已经被确定，包括髁间窝狭窄、全身关节松弛，距下关节旋前、激素因素、BMI、膝关节反屈、Q 角增加。此前，有研究表明，在 ACL 缺陷的膝关节中，胫骨后倾角（PTS）每增加 1°，胫骨前移（anterior tibial translation，ATT）增加 0.6mm[13]。最近有研究表明，PTS 增加是初次 ACL 损伤[14]的独立危险因素。

正常的 PTS 为 5°～7°，这取决于测量技术，如果超过 12°，则考虑病理性异常[15]。

PTS 的增加导致胫骨静态位置的前移，这不仅增加了 ACL 的应力，还可能导致膝关节负荷异常，致使半月板和关节软骨损伤[16]。

Andrew[17] 等在尸体研究中量化了膝关节不

同屈曲角度下，胫骨矢状面坡度的变化对 ACL 重建移植物应力的影响。他们发现在轴向载荷下，无论角度如何，PTS 对移植物应力都有显著的线性增加的效应（系数 =0.92，SE=0.08，$P<0.001$）。同时，在载荷（$P<0.001$）和非载荷（$P<0.001$）条件下，与所有其他屈曲角度相比，在 0° 时观察到显著更高的移植物应力。

在最近的一项临床研究中，Dejour 等[18]证明，在 PTS>7° 的膝关节中，静态 ATT 显著增加，约每度 0.3mm。在 PTS≥12° 的膝关节中，动态 ATT 显著增加，约为每度 0.2mm。这些发现证实了 PTS 与 ATT 的关系，最早由 Dejour 描述[19, 20]，最近由 Schatka 等证实[21]。

值得强调的是，这些研究并没有发现轴移试验与胫骨后倾角之间的联系，可能是因为后者通常在内侧胫骨平台测量，而旋转稳定性可能更多地依赖于外侧胫骨平台坡度[14, 22]。

当然，半月板形态是影响膝关节稳定性和控制胫骨前移的另一个重要因素，这已经在文献中得到了证实。

半月板在限制 ATT 中的作用可以解释为"软组织坡度"的一部分，其增加了覆盖范围，减少了胫骨平台坡度[23]。

内侧半月板撕裂与动态 ATT 及轴移的关系，已在尸体研究、步态分析和模拟试验中得到证实[24, 25]，并检测到内侧半月板撕裂对 ATT 的显著影响[24, 26, 27]。

Samuelsen 等[28]发现，PTS 和内侧半月板后根撕裂（posterior medial meniscal root tear，PMMR）之间存在显著的相关性，其中观察到膝关节屈曲 30° 时，在 PMMR 情况下，增加的 PTS，可能增强了对 ACL 重建移植物应力的影响。与半月板完整状态相比，PMMR 也导致了 ACL 重建移植物应力的显著增加，而半月板修复状态与完整状态没有明显差异。这一点证实并强调了内侧半月板作为膝关节的二级稳定结构的重要性。

同时，值得注意的是，Dejour 等[18]最近发现，在 ACL 缺陷的膝关节中，外侧半月板并不是静态膝关节前后稳定性或旋转稳定性的主要组成部分。

基于所有这些生物力学方面的考虑因素，单纯的减小胫骨平台后倾角截骨，以及结合前倾或外翻截骨，可以显著减少 ACL 应力、胫骨前移和胫股关节压力[29]。

二、测量

X 线检查包括前后位（膝关节尽量屈曲 20° 单足站立），Rosenberg 位（膝关节屈曲 35°~40° 后前位），真实的侧视图（膝关节屈曲 25°~30° 单足站立），还有膝关节弯曲 30° 时的轴向视图。在透视时确保股骨髁重叠以获得膝关节的真实侧位图用以评估。

至于 PTS 的测量，对于理想的参考标准几乎没有共识。许多解剖学参考资料中有描述，但是关于不同方法测量的值的信息很少，因此，很难去比较不同研究中的测量值。作者使用了 Dejour 和 Bonnin[19]描述的方法，使用精度为 ±1° 的量角仪测量胫骨近端骨干轴垂线与内侧胫骨平台前后边缘最上点连线相交的角度（图 12-1）。根据这种方法，生理的 PTS 测量值约为 7°。然而，其他的解剖学参考文献描述和应用的是纵轴。

Jae Ho Yoo 等[30]利用了机械轴（mechanical axis，MA）（胫骨平台中点和胫骨下端穹隆中点连线）、胫骨前皮质切线（anterior tibial cortex，ATC）（膝关节线下方 5cm 和 15cm 两点在胫骨前皮质上的连线）、胫骨近端解剖轴线（proximal tibial anatomical axis，PTAA）（膝关节线远端 5cm 和 15cm 胫骨前后径中点的连线）、胫骨中间解剖轴线（central tibial anatomical axis，CTAA）（膝关节线远端 10cm 和踝关节线近端 10cm 处胫骨前后径中点的连线）、胫骨后皮质切线（posterior tibial cortex，PTC）（膝关节线远端 5cm 和 15cm 两点在胫骨后皮质上的连线）、腓骨轴线（fibular shaft axis，FSA）（腓骨骨干近端和远端外皮质直径中点的连线）（图 12-2）。他们对 60 例女性患

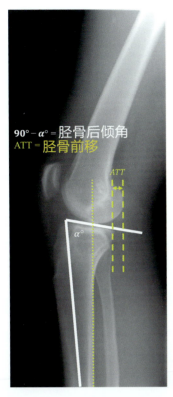

▲ 图 12-1　胫骨后倾角和胫骨前移测量

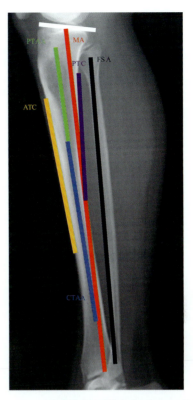

▲ 图 12-2　不同的解剖学参考对 PTS 的测量

ATC. 胫骨前皮质切线；PTAA. 胫骨近端解剖轴线；CTAA. 胫骨中间解剖轴线；MA. 机械轴；PTC. 胫骨后皮质切线；FSA. 腓骨轴线

者的 90 个膝进行了评估，发现平均 PTS 根据所选轴线不同变化为 5°，机械轴线为 10.6°，胫骨前皮质切线 13.8°，胫骨近端解剖轴线 10.8°，胫骨中间解剖轴线 12.9°，胫骨后皮质切线 7.8°，腓骨轴线 9.5°。

ATT 是平行于胫骨后皮质切线的两条线之间的距离：第一条线是与内侧胫骨平台后缘相切线，第二条线是与股骨后髁相切线。静态 ATT 通过单足负重膝关节屈曲 20° 位 X 线上测量（图 12-1）。动态胫骨平移（dynamic tibial translation，DTT）测量采用 Telos™ 应力装置（TelosGmbH，Marburg，Germany），在膝关节屈曲 20° 使用 150N 应力条件下完成，然后计算患侧与健侧膝关节的差值（图 12-3）。

髌骨高度采用Caton-Deschamps指数测量[31, 32]。

骨关节炎的影像学征象根据 Ahlback 分类进行分级[15]。

同样重要的是，要考虑是否存在半月板病变或既往半月板切除手术史，这可能会加剧对高

PTS 的影响。Lustig 等最近的研究[23] 使用 MRI 测量的"软组织胫骨后倾"展示了如何通过半月板使胫骨后倾向水平方向倾斜的。

在这方面，必须提到的是，关于胫骨平台是不对称、三维、骨性几何结构，许多已知的都是基于二维测量侧位 X 线中获得的。用这种方法很难区分内侧平台和外侧平台，因为它们在侧位片上是重叠的。

因此，Hashemi 等[33] 使用 MRI（图 12-4）测量方法进行了后倾角度测量，这使他们能够分别测量内侧和外侧间室关节面中心处胫骨平台的后倾角度。

此外，他们主张测量内侧平台凹处的深度，以更好地表现胫骨平台复杂的三维形态。深的内侧胫骨平台将在更大程度上限制股骨髁，并使胫骨相对于股骨的移位阻力增加。相反，胫骨内侧的高坡度和低凹面深度的结合可能与胫骨相对于

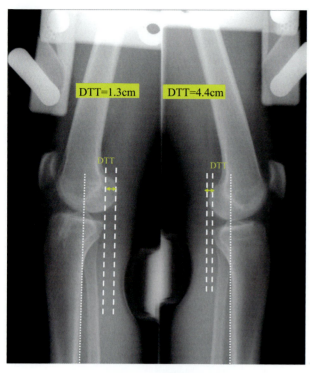

▲ 图 12-3 动态胫骨平移
DTT. 动态胫骨平移

股骨的移位阻力降低有关，这使膝关节韧带损伤的风险增加。

这些最近的发现表明，外科医生需要结合 X 线和 MRI 的影像学评估，以便对每个患者软组织胫骨坡度的三维形态和膝关节运动学有一个更完整的概念。

三、临床应用

高 PTS 对 ACL 生物力学的不良影响的重要性已被许多临床研究证实，这些研究评估了 PTS 与 ACL 初次断裂率及重建术后（再）断裂率之间的相关性。

关于初次 ACL 损伤，Sonnery Cottet 等[34] 进行了一项病例对照研究，比较了 50 例单纯 ACL 完全断裂的患者和 50 例因其他原因就诊的患者组成的对照组，对比他们之间的 PTS 和股骨髁间窝宽度指数（notch width index，NWI）是否存在差异。研究发现，与未损伤组相比，ACL 断裂组患者的 PTS 更陡，NWI 更窄。Waiwaiole 等[35]

回顾了 2003 年 1—12 月至 2009 年 12 月期间，221 例接受过膝关节 MRI 的患者，将他们分成两组，研究组包括 107 例因 ACL 损伤而接受手术的受试者，对照组 114 例患者诊断为髌股综合征。研究发现，研究组外侧平台 PTS（6°±4°，$P<0.001$），内侧平台 PTS（7°±4°，$P=0.002$）较对照组（分别为 5°±3° 和 5°±4°）显著增加。研究还发现，年龄较小及外侧平台 PTS 与 ACL 损伤之间有统计学意义上的显著关系。Zeng 等[36] 进行了一项病例对照研究，共有 146 例患者（73 例非接触性 ACL 损伤和 73 例半月板损伤），发现 ACL 损伤组的平均 PTS 显著高于对照组（$P<0.001$）。

过去，尽管生物力学研究证明了 PTS 增加或髁间窝狭窄对 ACL 移植物的负面影响，但在 ACL 重建过程中，这些解剖特征并没有得到常规处理。因此，有很多研究调查了它们与 ACL 移植失败风险之间的相关性。

Webb 等[37] 在一项为期 15 年的前瞻性纵向研究中，连续招募了 200 例接受取自体腘绳肌腱为移植物的初次性 ACL 重建患者，发现 ACL 移植物断裂患者（其中 50 例）的平均胫骨坡度明显高于未发生进一步损伤的患者（9.9° vs. 8.5°）。ACL 移植和对侧 ACL 断裂患者的平均 PTS 为 12.9°。胫骨坡度为 12° 或更高的患者，进一步 ACL 损伤的风险增加了 5 倍，发生率为 59%。Christensen 等[14] 在一项病例对照研究中比较了 35 例早期（2 年内）初次 ACL 重建失败的患者和 35 例对照患者，这些患者接受了至少 4 年的临床随访，没有移植失败的证据。他们比较了胫骨外侧后倾角（lateral tibial posterior slope，LTPS），发现早期 ACL 失败组 LTPS 明显更高（8.4° vs. 6.5°，$P=0.012$），观察到 LTPS 值分别增加 2°、4° 和 6°，移植物失败的比值比分别为 1.6、2.4 和 3.8。在女性中观察到 LTPS 增加和移植物失败之间最显著的相关性。在该人群中，后倾角每 4 度的变化增加了 5 倍移植物失败的风险，而每 6 度的变化导致了失败风险增加 10 倍以上。

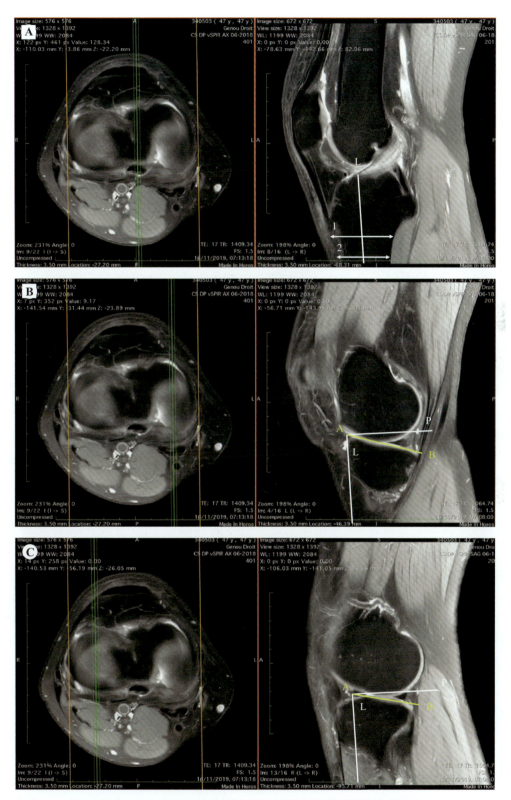

▲ 图 12-4 **MRI** 说明了用于测量胫骨内侧和外侧后倾角的方法

A. 用矢状面（用胫骨髁间嵴中心的轴向视图中的绿线表示）来确定骨干轴在矢状面上的方向。轴线 L 是连接在距离连接线 4～5cm 处绘制的线 1 和线 2 的中点的线；B. 轴线 L 被复制和粘贴在矢状面上（用轴向的绿色线表示），这可以清楚地显示胫骨的方向。识别胫骨平台上的前后缘（A 和 B），并绘制一条垂直于轴线的线（P）。A 和 B 之间连线的斜率代表内侧胫骨平台的坡度，通过 AB 连线与 P 线之间的夹角来测量；C. 采用同样的方法来测量胫骨平台外侧后倾角度

Salmon 等[38]进一步强调了 PTS 对 ACL 移植物的负面影响。该研究回顾了 179 例接受自体腘绳肌移植的初次 ACL 重建患者,发现重建时年龄 <18 岁(HR=3.3,95%CI 1.7~6.4,P=0.001)和 PTS 为 12° 或以上(HR=3.1,95%CI 1.5~5.9,P=0.001)对 ACL 移植物存活率有显著影响,而对侧 ACL 损伤仅在 PTS 为 12° 或以上时受到显著影响(HR=7.3,95%CI 3~18,P=0.001)。PTS 为 12° 或以上的青少年比 PTS 为 12° 或以下的成人移植物断裂的可能性高 11 倍,对侧 ACL 断裂的可能性高 7 倍。在 20 世纪,PTS 为 12° 或以上的青少年的 ACL 的生存率为 22%,显示了胫骨后倾对 ACL 损伤进一步的灾难性影响。

PTS 和 ACL 移植物存活之间的负相关性,也已在应用联合 ACL 重建和力线矫正截骨术治疗慢性早期骨关节炎和不稳定病例中被证明。众所周知,治疗冠状面畸形的骨性手术偶然会改变 PTS 并影响矢状面平衡。Schuster 等[39]回顾性研究 50 例联合胫骨高位截骨术(high tibial osteotomy,HTO)、ACL 重建和软骨表面修复(成形加微骨折),分析了移植物失败率与胫骨坡度的关系。该研究发现,移植物的失败率与胫骨坡度密切相关,术后胫骨后倾 <7.5° 的患者失败率为 7%,后倾在 7.5°~12.5° 的患者失败率为 24%,后倾 >12.5° 的患者失败率为 36%。

最后,一些研究表明,在罕见的先天性 ACL 缺失病例中,PTS 较高。Frikha 等[40]对同一家族的 5 例患者 8 例先天性 ACL 发育不全进行了描述性分析,研究发现所有膝关节的 PTS 均增加(平均 20.6°)。

所有这些证据都提醒人们注意,PTS 是 ACL 再断裂和膝关节不稳定的一个重要和独立的危险因素,因此,在 ACL 功能失效的情况下,解决这个问题变得至关重要。

高 PTS 可与冠状面畸形(通常是双平面内翻)相关,在这些情况下,建议将 ACL 重建与 HTO 相结合。

一般来说,在开放楔形 HTO 后,PTS 倾向于增加,而在闭合楔形 HTO 后则相反[41, 42]。Arun 等[43]回顾性分析了 30 例接受关节镜下 ACL 重建和开放楔形截骨术的患者的数据,测量了术前和术后的 PTS,发现术后 PTS 下降 5° 及以上的患者在 ACL 移植物存活和功能方面的结果最好。该研究认为,将三面皮质骨移植物放置在中线后方开口楔形处,可以减少 PTS,从而减少韧带移植物上的应力,获得更好的功能结果。

然而,并不是所有出现 PTS 增加的患者都有冠状面畸形或关节炎问题。为了正确治疗这些患者,有人建议减小 PTS 可能保护 ACL 移植物,并降低重建失败的风险。因此,一些作者已经描述了一种前闭合楔形截骨的减屈截骨术。

这是一个复杂且技术要求很高的手术,在相关文献中可以找到的相关研究有限。

在第一篇文章中,Dejour 等[13]报道了 22 例膝关节的慢性前向松弛和过度 PTS(平均 16.5°)。其中 4 例为单纯胫骨减屈截骨术,另外 18 例联合 ACL 重建,后者的临床效果更好。PTS 术后平均矫正 7°。单足站立时的 ATT 从术前的 12.5mm 降至最后一次随访时的 3mm。

Sonnery Cottet 等[6]回顾性研究中,5 例患者进行减小 PTS 的前方闭合楔形截骨术,联合 ACL 翻修后再翻修,在平均 32 个月的随访后,所有患者均显示高 PTS 是移植物失效的内在危险因素。平均 PTS 从术前的 13.6° 下降到术后的 9.2°,KT-1000 关节计测量的前部松弛度从 10.4mm 下降到 2.8mm。关于临床结果,从术前到末次随访,Lysholm 评分和 IKDC 评分均有所改善,平均 Tegner 运动能力评分与 ACL 损伤前水平相同(7.4 和 7.2)。

最后,Dejour 等[15]报道了 9 例高 PTS(所有患者 PTS>12°)患者,接受了 ACL 重建二次翻修联合胫骨截骨术,随访至少 2 年。PTS 均值从术前的 13.2°±2.6°(中间值 13°,范围为 12°~18°)降至术后的 4.4°±2.3°(中间值 4°,范围为 2°~8°)。关于临床结果,Lysholm 评分为 73.8±5.8(中间值 74,范围为 65~82),

IKDC-SKF 为 71.6±6.1（中间值 72.8，范围为 62.2～78.5），显示了令人满意的结果，并表明 PTS 矫正可保护重建的 ACL 避免疲劳断裂。

四、适应证和禁忌证

对于多发韧带损伤和手术患者，仔细分析既往失败的原因和处理危险因素，以避免再断裂是至关重要的。因此，作者建议对 ACL 重建失败和 PTS>12° 的患者，采用前闭合楔截骨术矫正 PTS。禁忌证包括膝关节过伸（>10°）、冠状面明显畸形和重度骨关节炎。对于过伸超过 10° 的患者，不能进行截骨，因为它会产生过度的膝反屈，而过伸较低程度（0°～10°）的患者则像其他患者一样接受治疗。由于很少有研究报道减小 PTS 技术的结果，对于其适应证和禁忌证仍然没有共识。

五、术前规划

如前所述，所有患者都必须接受标准的放射影像评估，必须仔细测量 PTS。按照到 1mm 的骨切除等于 1° 坡度矫正，估计坡度矫正量，以获得 3°～5° 的 PTS。

六、手术技术

在文献中，有两种手术技术描述进行胫骨减屈截骨术。最初时，Dejour 等[13] 提出了一种在髌腱止点上方截骨的方法。相反，Sonnery Cottet 等[6] 建议分离胫骨结节，在关节线远端 4～5cm 的部位截骨。第一种技术的主要优点是在保持髌骨高度的同时保持髌腱和胫骨结节的完整，但将截骨选择在胫骨前结节上方的适当水平在技术上具有挑战性。第二种技术允许更舒适地显露截骨部位，但它需要脱离髌腱和胫骨结节，这可能增加发病率和增加康复难度。

在作者提出的技术中，患者处于仰卧位，止血带位于大腿上方。止血带水平处的侧柱保持腿部在前平面的位置，远端支架将膝关节保持在屈曲 90° 位置，在需要时允许全范围活动（图 12-5）。

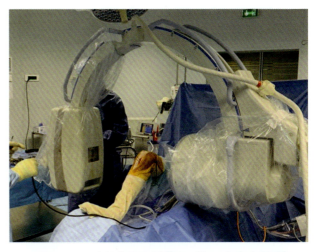

▲ 图 12-5 膝关节置于屈曲 90° 位，术中应用透视

第一步是切取自体移植物，这取决于之前的移植物切取的位置（腘绳肌腱、髌腱或股四头肌腱）。第二步，通过关节镜从前外侧和前内侧入路对膝关节进行评估，以评估软骨和半月板的情况，以及髁间窝的形状（如果需要，则进行髁间窝成形）和之前的骨隧道位置。第三步，钻取匹配移植物直径的股骨和胫骨隧道，暂不进行韧带移植物植入。第四步，如果需要，对半月板进行干预（半月板缝合或切除）。第五步，通过胫骨结节内侧的前纵切口进行胫骨减屈截骨术。内外侧分离至 Gerdy 结节上的髂胫束和内侧副韧带深层胫骨后部，以显露骨切开部位的位置，以及胫骨上的髌腱止点。胫骨结节的剥离不是必要的，因为截骨是在髌腱止点的水平上方进行的，并且进行双平面截骨术。透视下在髌腱两侧置入 2 根平行的单皮质克氏针，朝向胫骨后侧皮质，于关节线下 1cm 处。截骨术的平面总是从髌腱止点的上缘开始，并向远端继续。根据术前计划确定的矫正量，将另外 2 根平行的单皮质克氏针在远端植入。它们的方向是从远端到近端，对准近端 2 根克氏针的末端，其位置在透视下控制（图 12-6）置入的克氏针尖端距离胫骨平台 10mm，刚好位于后交叉韧带止点。这 4 根克氏针将作为闭合楔形截骨术的切骨引导（图 12-7）。第一步切骨将恰好位于冠状面的胫骨结节的后面，以便

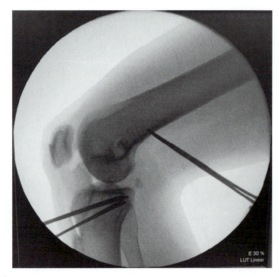

▲ 图 12-6　透视下植入 4 根克氏针，方向对准后交叉韧带止点的下方

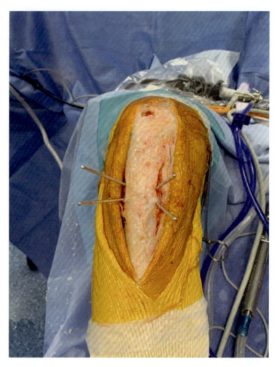

▲ 图 12-7　这 4 根克氏针将作为截骨的导向器

进行双平面截骨术。在近端克氏针下方进行截骨（以确保不要侵犯关节软骨），保持胫骨后侧皮质完整作为铰链。使用拉钩保护髌腱不受摆动锯的影响。在执行远端截骨之前，测量确认矫正的量。远端截骨朝向近端截骨的后部会聚。在透视引导下评估摆锯的正确方向。对于轻微内翻外翻畸形的患者，截骨也可以是二维的，包括前楔形结合和外侧内侧楔形。

远端切骨后，切除前侧楔状骨块（图 12-8）。由于完整的后侧皮质像一个铰链，通过手法调整下肢可以闭合截骨间隙。为了闭合间隙，可以向下推胫骨近端平台，或者简单地伸膝。伸膝将通过股骨髁向胫骨平台施加压力。在透视下测量后倾度矫正的量。在髌腱两侧用 2 根门钉进行截骨固定（图 12-9 和图 12-10）。截骨固定后（在透视下检查），最后一步是完成 ACL 移植。用手钻轻轻重钻胫骨隧道，清除胫骨隧道中的骨碎片。用挤压螺钉或悬吊固定法将移植物拉出并固定。移植物固定在膝关节 90° 屈曲下进行，是为了避免截骨造成的"膝反屈"的负面影响，对膝关节的紧张度进行了调整。最后一步，通过将缝合线穿过门钉下并将其牢固地绑在一起，实现移植物的双重固定。

七、术后康复

术后患者即刻使用伸直位支具固定，以避免"膝反屈"的发生，并在前 3 周内不允许负重。根据患者的耐受情况，非对抗康复立即开始，被动和主动运动练习和全范围运动。前期的主要目标是减少膝关节肿胀、控制股四头肌和恢复活动范围，同时始终避免过伸。3 周后开始支具伸直位固定下逐渐负重，目标是在 45 天完全负重。之后，患者在第 45～90 天接受标准的 2 期 ACL 术后康复方案，并进行游泳和骑自行车活动。第 3 阶段，为期 3 个月（手术后 3～6 个月），在此期间，计划包括逐步回归体育项目。6 个月后，进行等速运动和功能测试，如果患者的股四头肌 / 腘绳肌力量比率和肌肉力量强度恢复到与对侧相当，则可以恢复完整的运动活动。

八、结论

ACL 重建联合前闭合楔形截骨术治疗 ACL 再断裂和高 PTS 患者的初步结果显示，在恢复良

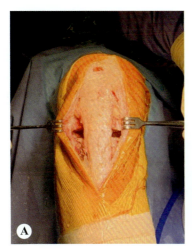 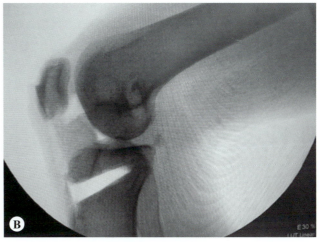

▲ 图 12-8 **A.** 切除前方楔形骨块；**B.** 在透视下检查截骨情况

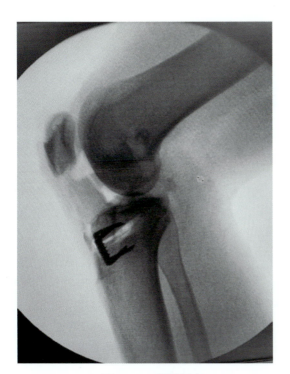

▲ 图 12-9 截骨固定

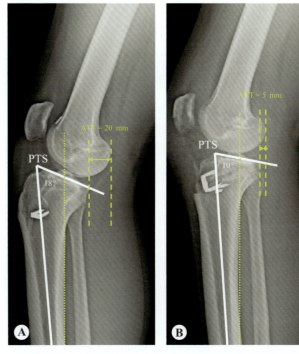

▲ 图 12-10 术前（**A**）、术后（**B**）侧位 X 线片中 PTS 与 ATT 比较

好的膝关节稳定性、令人满意的功能水平和减少手术再失败等方面有良好的结果。作者强调了这种手术方法的重要性，因为它是正确处理高 PTS 值导致 ACL 移植物应力增加的唯一方法，即使是在站立、行走等一般的活动中 [44]。

鉴于近期研究中有越来越多的证据表明，高 PTS 和 ACL 再断裂率之间存在显著的相关性，

以及通过减屈骨术获得的预期的结果，值得讨论的是，对于初次 ACL 断裂 [PTS＞15° 和（或）单足站立 ATT＞10mm] 的高危患者，是否也需要进行这种干预。

然而，关于这一主题内容的研究仍然很少，需要更大的样本和更长期的随访来证实这项技术的有效性。

第13章 生物制剂：前交叉韧带重建后创伤性骨关节炎

Biologics: Post-traumatic Osteoarthritis Following Anterior Cruciate Ligament Reconstruction

Sami Chergui　Antoine Denis　James Meterissian　Lee Benaroch　Thierry Pauyo　著
陈先军　陆志凯　译

前交叉韧带（ACL）断裂是骨科手术中最常处理的损伤之一[1]。虽然保守和手术治疗都是可以选择的，但对有旋转运动要求的患者通常建议使用 ACL 重建[2]。在美国，ACLR 手术量正在持续增加，这种手术治疗的年发生率从 2010 年的 68.6/100 000 人 / 年上升到 2014 年的 74.6/100 000 人 / 年[1, 3]。

ACL 重建术后可能出现的其中一种并发症是创伤后骨关节炎（post-traumatic osteoarthritis，PTOA）。围绕 PTOA 的具体病因存在一些争论。然而，众所周知，创伤和手术干预引起的医源性创伤是 PTOA 发展的主要原因[4]。这种创伤病因将 PTOA 与 OA 区分开来，因为 OA 往往是由慢性细胞或基质衍生的因子引起的[5]。与 OA 患者相比，PTOA 患者群体往往更年轻[5, 6]。除了病因和患者人群外，这两种疾病的病理生理和进展非常相似。

PTOA 是 ACLR 后的一个常见的不良事件，据报道，它在 ACL 重建后患者中的发生率（44%）高于未 ACL 重建者（37%）[7]。最近，Chen 等的一项 Meta 分析显示，ACLR 术后 PTOA 的患病率甚至比以前报道的还要高，51.6% 的患者在术后 10 年内发生了这种并发症[8]。PTOA 还具有重要的个人和社会意义，因为有膝关节韧带重建病史的患者往往比接受其他膝关节手术的患者早 9 年接受全膝关节置换术[9]。仅下肢 PTOA 每年就使美国医疗保健系统花费超过 30 亿美元[10]。

PTOA 的初始治疗包括改变生活方式、体重管理、支具、物理治疗或关节内注射[11]。在更严重的病例中，当保守治疗失败时，会进行手术治疗，如软骨修复、清创、截骨术或全膝关节置换术[12]。目前，提供的大多数一线治疗本质上都是药理学层面，重点是改善症状和关节功能。然而，这些药物似乎都没有通过解决根本原因（即软骨损伤）来改变 PTOA 的进展[13]。由于 PTOA 可能是一种会极大影响患者生活质量的致残原因，因此开始更加重视使用骨关节生物制剂和其他注射剂作为 ACLR 的辅助手段，以防止或可能逆转关节退化。骨关节生物制剂是一种基于人体天然物质（富血小板血浆、羊膜产物或干细胞）的治疗方法。这些药物不同于注射用药物，如透明质酸、皮质类固醇或单克隆抗体，它们不是由外部来源产生的治疗药物，也不是由身体直接产生的治疗药物[14]。

本章将讨论作为 ACLR 的辅助药物的关节内

可注射生物制剂，以防止或延缓 PTOA 的发展。

一、富血小板血浆

富血小板血浆（platelet-rich plasma，PRP）是一种血液制品，其血小板浓度比正常血液浓度高 3～15 倍[15, 16]。生产这种生物制剂的方法多种多样，它们在血小板浓度、白细胞水平、成本和生产所需的时间方面都有所不同。PRP 被证明是各种骨科手术的有效辅助手段，如全膝关节置换术（total knee arthrotomy，TKA）和半月板修复术。Ma 等进行的 Meta 分析表明，TKA 期间给予 PRP 可显著减少术中失血[13]。Muchedzi 等的一项系统综述还发现，PRP 可以降低 TKA 术后 VAS 疼痛评分和减少住院时间[16, 17]。据报道，PRP 溶液中的趋化因子和细胞因子通过调节局部炎症和增加蛋白多糖和 II 型胶原蛋白的沉积来加速愈合。PRP 中的各种成分还能通过刺激信号细胞、巨噬细胞、成纤维细胞和软骨细胞来促进组织修复。此外，PRP 促进这些细胞的增殖、分化、通讯和趋化性[18]。

PRP 产品可根据其细胞浓度分为两类：富白细胞 PRP（LR-PRP）和少白细胞 PRP（LP-PRP）。与人类基线水平相比，LR-PRP 和 LP-PRP 的白细胞浓度分别更高或更低[19]。LR-PRP 倾向于增加促炎介质的释放，如 TNF-α、INF-γ、IL-6 和 IL-1β。相反，在存在 LP-PRP 的情况下，抗炎细胞因子 IL-4 并 IL-10 增加[20-22]。

（一）制备与给药

在 PRP 产品的制备过程中，通常使用 18 号针头从肘前静脉抽取血液，以防止血小板受损。需要提取 30～60ml 全血才能获得 3～6ml PRP[23]。使用全血生产 PRP 的方法有三种：单次离心、双旋转离心和血浆去除后离心。它们可以产生血小板浓度分别比正常生理水平高 3 倍、8 倍和 15 倍的溶液。然而，通过血浆去除后离心获得的高浓度 PRP 也伴随着更高的成本。给药的方法有多种（如移植物涂层），但是关节腔注射是最常用的方法[16]。

（二）结果

PRP 在 ACLR 中有多种潜在应用。最值得注意的是，PRP 被外科医生用作 ACL 手术的辅助手段，以帮助移植物骨愈合、移植物成熟，以及预防术后疼痛和 PTOA。据统计，PRP 是安全的，报道显示出现并发症都较轻微。发现主要不良事件是关节中度疼痛、肿胀和持续数天的轻度渗出[24]。

ACLR 期间 PRP 对 ACL 移植物愈合的影响是研究最多的。Seijas 等通过 MRI 评估了 ACLR 后的移植物成熟情况。他们发现，PRP 在 12 个月内在刺激移植物更快重塑上发挥了有益作用[25]。Andriolo 等对 ACLR 的综述也强调了 PRP 如何改善移植物的机械性能，如线性刚度和拉伸载荷[26]。然而，Figueroa 等进行了一项随机对照试验，在 14 个月后的移植物成熟方面，发现 PRP 与 ACLR 联合使用没有显著优势[27]。

由于目前的研究工作主要集中在与创伤无关的骨关节炎上，因此没有关于在 ACLR 中使用 PRP 治疗 PTOA 的具体证据。Sampson 等发现，在长达 12 个月的时间里，以 4 周间隔注射 PRP 3 次可显著改善膝关节 OA 患者的 KOOS 和 VAS 评分[28]。此外，Kon 等报道，在 12 个月的随访中，每隔 21 天注射 PRP 可显著改善膝关节 OA 的 IKDC 和 VAS 评分。然而，可以看到，6 个月后受益率下降，但与基线相比仍有显著改善[29]。因此，PRP 被认为可以在短期内改善患者报告的结果和疼痛评分。可以推断，这将对 ACL 重建中的 PTOA 患者产生积极影响。然而，需要更多的研究来支持其在 PTOA 患者中的应用。

Riboh 等对 LR-PRP 和 LP-PRP 与透明质酸（hyaluronic acid，HA）在膝关节 OA 应用中的效果进行的 Meta 分析汇集了六项随机对照试验和两项前瞻性研究。该小组发现，与 HA 和安慰剂组相比，只有 LP-PRP 的 WOMAC 评分明显优于安慰剂[30]。此外，由 Filardo 等进行的随机对照试验。表明与 HA 相比，LR-PRP 并未导致 IKDC、KOOS、EQ-VAS 或 Tegner 评分有统计学意义的改善。然而，PRP 组的注射后肿胀和疼痛发生率明显更高 [31]。因此，这些研究表明 LP-PRP 在膝关节 OA 患者中比 LR-PRP 更有效，这可能与 LP-PRP 促进抗炎因子释放有关，而这与前文提到的 LR-PRP 作用相反 [20-22]。

在比较单次与多次注射的效果时，Vilchez-Cavazos 等在一项 Meta 分析发现，根据膝关节 OA 的 VAS 评分，单次或多次 PRP 注射在缓解疼痛方面没有差异。然而，多次注射提可以改善功能，具有更高的 WOMAC 和 IKDC 评分 [32]。虽然需要对给药方案进行更多研究，但这项 Meta 分析表明，注射次数可能会根据治疗对象（疼痛控制与功能）而有所不同。即使许多研究得出结论认为 PRP 是有利的，但 Altamura 等证明，在没有手术干预的情况下给予 PRP 会导致降低膝关节 OA 患者运动恢复率。在这项前瞻性研究中，患者报告的结果显示 IKDC、VAS、Tegner 评分显著改善，但只有 48.9% 的患者在 24 个月后恢复到相同的体力活动水平 [33]。因此，对于希望成功重返运动的 PTOA 患者，单独注射 PRP 可能不是理想的治疗方法。鉴于这个情况在 PTOA 患者中，将 PRP 与 ACL 重建相结合可能是一个不错的选择，可以潜在地改善结果并恢复运动率。

目前还没有将 PRP 与 ACLR 或 PTOA 联合使用的指南。美国矫形外科学会（American Academy of Orthopedic Surgeons，AAOS）没有足够有力的证据推荐其用于膝关节骨性关节炎患者 [24]。实施 PRP 治疗的一个主要障碍是 PRP 复合物制备和管理协议的异质性。不同的 PRP 产品其制备、血小板浓度和细胞含量各不相同，这使得 PRP 的标准化具有挑战性。尽管缺乏明确的证据或指南，但 PRP 由于其简单的制备技术、低成本、无创性和安全性，仍然被临床医生广泛用于对一线治疗效果不佳的 OA 患者。

二、透明质酸

在正常关节软骨中，透明质酸是滑膜液和细胞外基质（extracellular matrix，ECM）中发现的众多糖胺聚糖之一。这种化合物由软骨细胞、成纤维细胞和滑膜细胞自然分泌。HA 在缓慢运动时充当润滑剂，在快速或高冲击运动时充当减震器，从而大大有助于关节保养 [34]。此外，HA 可以通过调节巨噬细胞增殖和吞噬作用、白细胞趋化性和细胞反应性级联反应来减少全身炎症 [35]。因此，可以推测 HA 通过作用于 OA 的初始阶段，从而对疾病起到调节作用。

（一）制备与给药

HA 制剂最常来源于细菌来源，如链球菌，因为与动物来源（主要是禽类）相比，它的不良反应更少，而且是目前可用的最具成本效益的来源 [36]。因此，它不被归类为骨关节生物制剂。有多种可注射 HA 制剂供临床使用。一个重要的区别是 HA 产品可以自然衍生，而不是通过交联或人工交联来增加分子量 [37]。不同制备方法的根本区别在于分子量和治疗持续时间（注射次数）。Migliore 等发现高分子量制剂（6 000 000～7 000 000Da）能更好地增加关节内的液体滞留。因此，他们提出这可能会产生更强的抗炎效果 [38]。

（二）结果

HA 已于 1997 年获得 FDA 批准，与 PRP 类似，用于促进移植修复、控制疼痛和防止膝关节进一步退化。目前，HA 仅被归类为 OA 的症状改善剂 [34]。然而，在 HA 最早使用期间，研究中患者疼痛缓解持续了数月，这比 HA 的半衰期要长得多。因此，关节内 HA 被认为在骨关节炎和 PTOA 的治疗中具有疾病缓解和预防作用 [39]。尽管这种治疗具有潜力，但缺乏预防 ACL 损伤患者 PTOA 的研究。

探索该假设的动物实验表明，HA 注射触发了多种机制，这些机制可能有益于防治膝骨关节炎。在接受 ACLR 的兔模型中发现，HA 可以改善组织愈合，血管生成和软骨基质成分的产生 [39]。在犬模型中注射 HA 似乎也可以防止软骨细胞凋亡，并减少局部炎症细胞因子的分泌。在该动物模型中发现其他有益表现，包括淋巴细胞运动性降低，软骨降解酶的抑制，以及大体形态的显著改善[39]。类似的实验集中 OA 患者体内 HA 的机制上，发现这些注射可以改善软骨细胞密度和代谢，同时减少炎症和水肿[39]。因此，我们认为 HA 可以促进软骨的再生，并逆转 OA 和 PTOA 中的软骨破坏。然而，在 ACL 缺如大鼠模型中，HA 似乎不影响 PTOA 的进展。这表明膝关节的重建和稳定对于 HA 的治疗效果是必要的[40]。

目前，没有研究探索使用关节内注射 HA 来预防人类 ACLR 后的 PTOA。由于缺乏研究，将讨论关于 HA 对非 PTOA 特异性的 ACLR 预后的影响。在一项 RCT 中，Huang 等将 120 例患者分别在 ACLR 后 4 周、8 周和 12 周接受关节内 HA 注射，并以盐水为对照组。1 年后，与对照组相比，HA 组的运动范围、Lysholm 评分、行走速度和肌肉最大扭矩得到了显著改善。与其他两个 HA 组相比，在 ACLR 后 8 周接受 HA 的患者的 Lysholm 评分明显优于其他两组[41]。Chau 等进行了一项随机对照试验，在 32 例患者中比较 ACLR 联合 HA 注射与单独 ACLR 的结果。HA 组术后 2 天的差异最大，KOOS 评分显著提高，术后肿胀减轻。然而，两组的改善在 2 周后效果是相似的[42]。此外，Di Martino 等进行了一项 60 例患者的 RCT，并证明在 SF-36、IKDC、VAS 或 Tegner 评分方面，与盐水对照组相比，ACLR 后 1 天单次注射 HA 在临床症状改善上没有统计学意义[43]。Wang 等还在 2 年以上的 OA 患者中发现与仅使用非甾体抗炎药、镇痛药或物理治疗的对照患者相比，每 6 个月在膝关节内注射一次 HA 可在 MRI 影像上明显看到对软骨更好的保护[44]。这种 MRI 上的软骨保护可以证明其他试验中临床评分的改善是可靠的，并表明 HA 可能参与改变 OA 进展进程。

通过多项研究比较了高分子量（high molecular weight，HMW）和低分子量（low molecular weight，LMW）HA 在 OA 中的作用。Hummer 等的一项 Meta 分析表明，HMW HA 在 VAS 疼痛量表上的止痛效果在统计学和临床上均优于 LMW HA[45]。Atamaz 等还通过随机研究证明，与 LMW HA 相比，HMW HA 在 VAS 疼痛量表和 WOMAC 功能量表上的得分更高[46]。此外，Bahrami 等发现单次注射 HMW HA 在 WOMAC、Lequesne 和 VAS 量表方面的效果与连续 3 周、每周注射 1 次 LMW HA 的效果相似[47]。因此，HMW HA 似乎是膝关节骨关节炎患者的理想替代品，因为它产生的效果更好，剂量更少，使用更方便。然而，Lee 等和 Gigis 等的随机试验也表明，HA 的分子量对 VAS 或 WOMAC 评分没有显著影响[48, 49]。Shewaleet 等还发现使用 HMW 或 LMW HA 不会影响 OA 患者最终手术的可能性[50]。尽管有这些结果，但总体而言似乎仍支持对膝关节 OA 患者使用 HMW HA 治疗。因此对于 PTOA 而言，HMW HA 可能是比 LMW HA 更有意义的治疗选择。

在治疗 OA 方面，HA 也与其他治疗方式进行了比较。Bannuruet 等对膝关节 OA 的 7 个随机对照试验进行了 Meta 分析，结果表明在注射后 8 周，HA 的疼痛缓解效果显著优于皮质类固醇。然而，他们观察到皮质类固醇具有良好的短期效果，并且在注射后的前 2 周比 HA 更有效[51]。两种治疗方法的功能恢复和僵硬程度相似。此外，Wu 等在 Meta 分析中分析了 10 项随机对照试验，结果显示在 OA 患者的 WOMAC、VAS 和 IKDC 评分方面，PRP 与 HA 相比有更好的预后[52]。相反，Filardo 等进行了一项随机对照试验，并观察到使用 PRP 或 HA 治疗的 OA 患者在 IKDC、KOOS、EQ-VAS 或 Tegner 评分方面没有显著差异。然而，该研究组在 PRP 组中注射后自限性的肿胀和疼痛的发生率明显较高[31]。Lamo Espinosa 还对膝关节 OA 患者进行了随机对照试验，发现关节内干细胞注射在 12 个月后的 VAS 评分中比 HA 注射产生更好的疼痛缓解[53]。此外，Miller 等对随机对照试验进行的 Meta 分析，结果显示在 26 周内与非甾体抗炎药相比，HA 注射对 OA 患者的膝关节疼痛和功能的改善在统计学上更为显著。然而，即使这种差异在统计学上具有显著性，也不足以证明具有临床意义[54]。因此，HA 是否是 OA 或 PTOA 患者的最佳关节内治疗的证据仍然不足。

假性败血症是 HA 注射后发生的一种罕见但重要的不良反应，也称为严重急性炎症反应（SAIR）[f]。其特征是：①膝关节腔内注射和疼痛，在注射 HA 后 24~72h 急性发作；②过去不止一次注射；③滑膜囊中没有焦磷酸钙晶体和感染因子；④滑膜囊中单核细胞（主要是巨噬细胞）升高；⑤需要治疗（非甾体抗炎药、关节内类固醇注射、关节穿刺）[55]。假性败血症被认为是一种免疫反应[56]。动物研究表明，与非交联 HA 相比，交联透明质酸产品在灵长类动物和兔子体内产生的血清抗体显著增多[55, 57]。因此，前者被认为与假性败血症有更强烈的相关性。然而，Bannuru 等进行的 Meta 分析表明，各种 HA 产品之间的并发症（包括假性败血症）发生率没有显著差异，即使它们的交联、分子量或来源（细菌发酵或禽类）不同[58]。

由于有争议的证据，美国风湿病学会和美国矫形外科学会都不建议用 HA 治疗膝关节 OA[24]。然而，尽管 HA 没有得到这些组织的支持，它仍然被广泛使用，因为 HA 注射被认为对患者是安全的，不良事件很少见。临床试验中只有 2%~4% 的患者报告短期关节炎症[24]。此外，Milleret 等观察到，使用 HA 的 OA 患者中有 19.8% 报告了不良事件（局部疼痛或炎症、胃肠道症状、头痛），而使用非甾体抗炎药的 OA 患者中有 29.0% 报告了不良事件[54]。必须进行进一步研究，以充分了解 HA 对 ACLR 后骨关节炎的膝关节的生理作用，以及不同的配方、剂量和给药时间是否能改善患者的预后。

三、关节内皮质类固醇注射

自 20 世纪 50 年代初以来，关节内注射皮质类固醇经常用于多种风湿病和骨关节炎（osteoarthritis，OA）[59]。近年来，随着关节液生化分析专业知识的增加，人们认识到生化紊乱是骨关节炎疾病的最早指标，尤其是在创伤后骨关节炎[60]。这些干扰和促炎反应也可以在 ACL 损伤后的膝关节滑液早期发现，并且已知会引发导致软骨损伤的级联反应[61]。因此，皮质类固醇的给药被认为可以通过减少创伤后的炎症级联反应来防止 OA 进展为严重的软骨损伤[62]。

（一）制备和给药

不同的皮质类固醇注射可供使用。可分为颗粒性和非颗粒性皮质类固醇两种。颗粒性皮质类固醇不溶于水，因此会在关节上聚集。这导致药物保留在滑液中并在更长的时间内不断释放。例如，醋酸甲泼尼龙是最常注射的类固醇之一，其效果可持续约 7 天。而非颗粒类固醇是水溶的，这意味着它们从关节中迅速清除，持久作用较短。皮质类固醇通常与局部麻醉药同时使用。如果需要，荧光检测和超声波可以提高注射的准确性[63]。由于这些化合物不是在人体内自然发现的，因此它们不被视为骨关节生物制剂。

（二）结果

皮质类固醇关节内注射经常用于急性或慢性炎症，以减轻疼痛，同时抑制炎症介质的释放[24]。然而，由于膝关节术后感染风险显著增加，皮质类固醇的术中给药很少见[64]。尽管在 OA 患者中广泛使用，但很少有关于皮质类固醇对预防 ACL 损伤患者 PTOA 影响的研究。Lattermann 等用 RCT 研究了 ACL 断裂后几天内给予皮质类固醇的效果。发现Ⅱ型胶原蛋白 C- 端肽（CTX-Ⅱ）是 12 个生化标记物中唯一的 1 个在治疗组中浓度明显较低的。它是与Ⅱ型胶原蛋白分解相关的标志物。此外，5 周后安慰剂组和干预组患者报告的结果在 KOOS、IKDC、VAS 疼痛、PCS 上没有差异[62]。Bellamy 等汇总了 27 项试验进行了一项 Meta 分析，以评估皮质类固醇注射治疗 OA 的效果，并证明在注射后 6 周内，皮质类固醇仅与 WOMAC 评分的小到中度改善相关。在注射后 13 周，他们没有发现任何改善的证据[65]。然而，Raynauld 等根据 VAS 和 WOMAC 评分，他们在 RCT 中注意到皮质类固醇组膝关节疼痛和僵硬显著改善[66]。因此，尽管对患者报告的影响有限，但皮质类固醇注射通过影响软骨退行性变的标志物显示出前景。需要进一步探索，以确定这些生化变化是否可以在 ACLR 的情况下转化降低 PTOA 发病或严重程度。

常用的关节内注射皮质类固醇药物，包括醋酸甲泼尼龙、已曲安奈德、曲安奈德和倍他米松，没有一种皮质类固醇显示出更优越的预后[67-69]。然而，这些研究并非专门针对 ACL 修复后的 PTOA 患者。Bannuru 等还研究了皮质类固醇和 HA 产品的对比。他们发现，与 HA 相比，皮质类固醇在注射后 2 周内可以显著改善 OA 患者的短期疼痛[51]。

据报道，使用皮质类固醇注射后会出现不良反应。最常见的情况是，注射后 6～12h 可能出现反应性不良反应，并在 1～3 天消失[70]。在关节内使用皮质类固醇时，重点考虑的不良事件是软骨毒性。Dragoo 等在体外模型中观察到曲安奈德、倍他米松磷酸钠和醋酸倍他米松导致单次注射后软骨细胞活力显著降低[71]。Wernecke 等的系统评价指出，皮质类固醇的毒性是剂量和时间依赖性的，其有益效果可能开始被高剂量和较长的治疗时间产生的负面效果所掩盖[72]。为了进一步说明这一点，McAlindon 等进行了 RCT，与注射生理盐水相比，关节内曲安奈德的 2 年治疗方案可导致明显的软骨损失，而没有明显的疼痛改善[73]。因此，他们认为关节内皮质类固醇可能使骨关节炎疾病恶化，而没有任何有价值的症状改善。然而，Raynauld 等也使用曲安奈德进行了 RCT，并且在 2 年后与盐水对照组相比没有观察到明显的软骨损失[66]。因此，如果考虑低剂量和低治疗持续时间，皮质类固醇可能是合适且安全的治疗方案。

此外，还发现局部麻醉药具有软骨毒性作用，这取决于使用的局部麻醉药的剂量、持续时间和类型[74]。记住这一点至关重要，因为已观察到局部麻醉药和皮质类固醇在一起使用时会对软骨产生复合有害影响。Jayaram 等通过系统综述表明，在体外和体内模型中，与单独使用局部麻醉剂相比，在局部麻醉药中添加皮质类固醇会显著加重软骨毒性[75]。因此，应尽可能避免在膝关节同时使用皮质类固醇和局部麻醉药。

目前支持关节内注射皮质类固醇的证据很薄弱。因此，AAOS 认为证据是不足，并且尚未对此问题提出建议[24]。需要更多具有决定性结果的高水平研究来评估皮质类固醇在 PTOA 中的临床潜力。

四、药用信号细胞

PTOA 等条件下的软骨退化难以自我修复的部分原因是软骨细胞无法自我再生。因此，药用信号细胞（medicinal signaling cell，MSC）已成为研究最多的骨关节炎潜在解决方案之一。这些细胞之所以引起人们的兴趣，是因为它们可以通过细胞因子释放、细胞间相互作用和软骨细胞再增殖来诱导软骨修复和缓解症状[76]。干细胞注射被认为可以通过释放抗炎因子来抑制炎症。这种骨关节生物制剂疗法还可以发挥免疫调节作用，通过抑制 TNF-α 和 INF-γ 来阻断关节处的 T 细胞功能[76]。

（一）制备和给药

用于治疗 OA 的药用信号细胞可以是患者自体或同种异体。由于方便且成本较低，异体细胞是最常用的。自体细胞可能更安全，不良反应风险更低，但成本的增加和需要有创操作以进行细胞采集是需要考虑的重要方面[77]。MSC 可以在各种组织中获得，如骨髓、脂肪组织、脾脏、关节液和肺组织。骨髓是干细胞的最佳收集点。因为与脂肪组织和外周血等其他来源相比，可以在更少的骨髓组织内获得更高浓度的骨髓干细胞（bone-marrow-derived stem cell，BMSC）。此外，骨髓的采集也相对容易，可以在门诊手术获取[78]。MSC 可以通过多种方式给药，但最常见的是注射到目标关节或手术时与人工支架一起植入[78]。

（二）结果

将药用信号细胞用于组织再生仍处于起步阶段，并在从自身免疫疾病到肌肉骨骼疾病的各种领域中存在广泛前景。MSC 目前被用作许多膝关节手术的辅助手段，如 ACLR 和半月板切除术，因为它们被认为可以改善移植物愈合并预防并发症[76]。

在兔模型中，当在 ACLR 术后使用 BMSC 后，可以在腱 – 骨结合处发现形成与正常 ACL 非常相似，并具有更好生化特性的纤维软骨[79]。然而，在随后的人体研究中显示，与没有接受额外 BMSC 的 ACLR 患者相比，使用未培养的 BMSC 似乎不会加速 ACLR 术后的腱–骨愈合[80]。

干细胞已被许多小组研究用于 OA，但干细胞对 ACLR 术后 PTOA 的效果仍有待探索。Garay-Mendoza 等研究了 BMSC 对 OA 的疗效，研究使用对乙酰氨基酚（一种常见的 OA 治疗药物）作为对照。在 1 周、1 个月和 6 个月的随访中，BMSC 组患者的 VAS 评分显著改善。在 1个月和 6 个月时，BMSC 组患者的 WOMAC 评分显著改善。因此，BMSC 的使用与 OA 患者膝关节疼痛和生活质量的改善有关。在该研究中，BMSC 组的不良事件更少，在 30 例患者中只有 1例报告了关节肿胀和疼痛[78]。

也有人对其他来源的药用信号细胞进行了研究。脂肪组织来源丰富且易于获取。Cattaneo 等评估了在接受半月板成形或软骨成形的骨关节炎膝盖中注射微片段化脂肪组织的疗效。在术后 1 个月、3 个月、6 个月和 12 个月的随访中，观察到所有 KOOS 评分都有稳定且显著的改善，其中提高最多的是 KOOS 运动和生活质量评分。92% 的患者临床症状改善，并且 100%的患者对治疗感到满意[81]。没有记录到不良事件和相关并发症。研究结果指出，脂肪源性药用信号细胞（adipose-derived medicinal signaling cell，ADMSC）在退行性膝关节软骨病的手术治疗中是一种安全且有益的辅助手段。虽然没有在 ACLR 中使用 ADMSC 治疗 PTOA 的研究，但它

们在 OA 中的作用表明它们可能对 PTOA 具有潜在的益处，并且需要对该主题进行更多的研究。

对骨髓和脂肪来源干细胞之间临床结果差异的比较较为有限。Huang 等进行的一项体外研究表明，在非炎症环境中，与 ADMSC 相比，BMSC 可促进更多的软骨分化并产生更多的软骨[82]。然而，Pagani 等最近在体外研究中证明，在 OA 等炎症环境中，与 BMSC 相比，ADMSC 具有更强的软骨形成潜力[83]。这些结果表明，在 OA 环境中，ADMSC 可能更有效地再生软骨细胞群和再生软骨。Mautner 等比较了这两种类型的干细胞，发现 110 例 OA 患者的 EQOL、VAS 或 KOOS 评分改善没有统计学差异[84]。

药用信号细胞与 PRP 联合用于成人 OA 的研究也得到了探索。Bastos 等比较了联合与不联合 PRP 的 BMSC 的使用。结果显示，联合 PRP组的 KOOS 评分在 12 个月内显著提高。然而，在 12 个月的终点时，两组之间的 KOOS 评分改善没有统计学上的显著差异[85]。该研究表明，BMSC 本身即是治疗膝关节 OA 的有效方法，可能不需要额外添加 PRP。

Centeno 等已经观察到在接受干细胞治疗的退行性关节疾病患者中，严重不良事件的发生率为1.5%[86]。肿瘤、神经系统症状和血管事件是该组最常见的严重不良事件。总体而言，疼痛是最常见的不良反应，29% 的患者在治疗后受到影响[86]。尽管干细胞在适当给药时看起来是安全的，但AAOS 尚未发布关于使用干细胞治疗 OA 或PTOA 的指南或明确建议[87]。由于其巨大的潜力和相对较低的风险，干细胞仍然是一个值得继续探索的重要课题。

五、羊膜悬浮液同种异体移植物

胎盘、羊水和羊膜长期以来一直是再生医学研究的热点。过去，骨科领域对羊膜特别感兴趣，羊膜是胎膜的内层。它没有脉管系统、神经元或淋巴管，并表现出低免疫原性潜力[88]。该膜含有 Ⅰ、Ⅲ、Ⅴ和Ⅵ型胶原蛋白，使其成为可抵

抗机械应力的耐用表面[88]。组成羊膜的细胞也被认为通过影响各种生物活性化合物的水平而发挥抗炎和抗微生物作用。在 OA 的情况下，羊膜 IL-1 和 IL-10 是两种抑制炎症和软骨损伤进展的细胞因子[89, 90]。

（一）制备和给药

有许多种羊膜产品可供使用，并且大多采用同种异体移植物或注射剂的形式。羊膜是从选择剖宫产的志愿者中获得的，因为阴道分娩会导致细菌污染可能[88]。将膜用抗真菌药和抗生素（针对革兰阳性菌和革兰阴性菌）处理，分成更小的部分并储存。该组织可以通过制成冷冻保存的人羊膜（cryopreserved human amniotic membrane，CHAM）或干燥的人羊膜（dry human amniotic membrane，DHAM）储存。两种制备方法的主要区别在于 DHAM 可以在室温下储存，而 CHAM 需要在 −80℃ 下储存[91]。脱水人羊膜 / 绒毛膜（dehydrated human amniotic/chorionic membrane，DHACM）是另一种储存膜的类型，包含来自绒毛膜和羊膜的组织[91]。这些组织将根据所需的产品以不同的方式进行操作。各种注射制剂，称为羊膜悬浮液同种异体移植物（amniotic suspension allograft，ASA），可用于不同的生产方法。其中一种注射剂是微粉化 DHACM（μ-DHACM）。它是通过 PURION® 工艺生产的，该工艺允许捐赠的组织失活和脱水，同时保留生物活性化合物[92]。

（二）结果

羊膜产品已在眼科和皮肤科使用了 1 个多世纪[93]。在骨科领域使用羊膜产品仍然不是一种普遍的做法。然而，越来越多的文献显示其在多种情况下的潜力，如预防术后瘢痕、足底筋膜炎、肌腱修复或 OA[88, 94]。

动物模型表明，这种治疗可能对 OA 产生治疗作用并减缓软骨退化。Marino-Martinez 等观察到用羊膜注射治疗的兔膝与未经治疗的膝盖相比，6 周后软骨明显更健康。未治疗的膝关节显示出明显更多的肥大、裂隙、细胞簇和结构丢失[95]。Raines 等还在大鼠的试验中显示，与未治疗的大鼠相比，一次高剂量注射可显著改善软骨厚度和体积，并减少 4 周后的退化[94]。同样，Willett 等注意到，3 周后注射 μ-DHACM 的大鼠的蛋白多糖损失更少，软骨侵蚀明显减少[92]。因此，ASA 可能是一种有意义的产品，可以减缓软骨退化的速度并延迟 ACLR 后 PTOA 的发生。

关于使用 ASA 治疗人类膝关节 OA 的文献非常有限。关于该主题只有两项研究可用。Vines 等进行了一项开放的前瞻性可行性研究，其中 6 例患者接受了单次的关节内 ASA 注射。基线 KOOS、IKDC 和单一评估数值评估（Single Assessment Numeric Evaluation，SANE）分数分别为 43.35、41.70 和 51.25。12 个月后，这些分数分别增加到 70.23、64.40 和 85.80。然而，由于样本量小和缺乏对照组，没有进行统计分析来确定任何重要的结论[96]。Farr 等进行了一项随机对照试验，比较了 OA 患者单次注射 ASA、HA 和盐水。该小组发现 ASA 的失败率最低，为 13.20%，而 HA 为 68.80%，生理盐水为 75.00%。6 个月后，与其他两组相比，ASA 组的 VAS、KOOS 疼痛和 KOOS 活动日常生活评分也有显著改善。与 3 个月的 HA 和 6 个月的生理盐水相比，ASA 患者的 KOOS 症状评分也有显著改善[97]。因此，这项随机对照研究表明 ASA 可以成为一种有效的 OA 治疗方法，它可能产生比其他已经在使用的关节内注射剂更好的疗效。

虽然非常有限，但目前关于 ASA 的文献表明它们使用起来相对安全。前文提到的两项关于 ASA 的研究均未发现任何炎症反应或治疗后的其他不良反应。羊膜细胞也被认为不具有致瘤潜能。Miki 等的一项体内研究注意到，注射的羊膜细胞在免疫缺陷小鼠中没有致瘤性[98]。由于不表达人类白细胞抗原 II 型，羊膜产品也被认为不具有免疫原性[99]。Akle 等进一步支持了这一点，记录显示当将羊膜细胞注射到健康人类志愿者的前臂中时，不会引起免疫反应[100]。关于 OA 中羊膜产品的使用仍然存在差距，因此 AAOS 没有就其使用提出建议。然而，良好的初步研究结果提示这值得进一步研究，以制订潜在的 ASA 指南。进一步的研究也可以昭示这种治疗方法对 ACLR 后 PTOA 的潜力。

六、单克隆抗体

慢性疼痛是 OA 最使人衰弱和最重要的症状之一，但也是目前为止研究最少的 [101]。无法治疗 OA 患者的这种慢性疼痛会导致功能活动减少和生活质量显著下降 [102]。在 OA 中，关节降解会产生经典的炎性分子，如前列腺素、缓激肽、细胞因子和趋化因子 [103]。这些分子已被证明可以触发伤害感受途径 [104, 107]。来自这些分子的持续刺激可能会导致外周伤害感受敏化，从而有效降低激活所需的刺激阈值 [103]。这些神经通路的抑制已被提议作为减轻与 OA 和 PTOA 相关的疼痛的手段。

NGF 是神经营养因子家族的成员，被发现在负责伤害感受和温度感觉的交感神经和感觉神经元的发育中起关键作用 [104, 106]。NGF 被发现在 OA 患者的软骨下骨中表达，从而将 NGF 与骨关节炎疼痛联系起来 [105, 107]。据推测，新型单克隆抗体能够通过阻止 NGF 与其受体 TrkA 的结合来缓解慢性疼痛 [108]。

（一）制备和给药

最显著的人类抗 NGF 抗体例子是 Tanezumab 和 Fasinumab。理想的治疗剂量和持续时间仍在通过各种试验确定。关节内、皮下和静脉内注射仍被认为是两种抗体的潜在给药方法 [109]。

（二）结果

Tanezumab 是迄今为止研究最多的用于治疗 OA 的单克隆抗体。Schnitzer 等进行了一项随机对照试验，将 696 例 OA 患者分为三组（两组通过皮下给予不同剂量的 Tanezumab，一组给予安慰剂）。与安慰剂组相比，Tanezumab 组的 WOMAC 疼痛分量表、WOMAC 功能和整体评估明显更好。两种 Tanezumab 剂量之间没有发现显著差异。对乙酰氨基酚作为急救药物的使用在所

有三组中都是相似的 [110]。此外，Kan 等、Chen 等进行了两项 Meta 分析，总共包含 14 项 RCT，观察到与安慰剂相比，Tanezumab 对疼痛、功能和整体评估具有显著的积极影响 [111, 112]。

Fasinumab 的相关研究也较少。只有一项关于其用于 OA 的随机对照试验。Dakin 等的随机对照试验将 342 例患者分为 4 组，3 组分别接受不同剂量的 Fasinumab，另外 1 组为安慰剂组。所有 Fasinumab 组的疼痛、功能和总体评估得分均显著改善。临床改善似乎与抗体剂量没有明确的关系 [113]。

除了积极的临床结果外，OA 试验还发现单克隆抗体会导致严重的不良事件。Hochberg 等报道了 Tanezumab 剂量的增加与更高的骨坏死率之间的联系，当与 NSAID 结合使用时，这一点更加明显 [114]。然而，Chen 等表明 Tanezumab 组的严重不良事件没有显著增加，但由于感觉异常、关节痛、感觉迟钝和外周水肿而导致的中断治疗率显著增加 [111]。Kan 等还表明 Tanezumab 显著增加了周围神经病变的发生率 [112]。Fasinumab 被认为可能具有与 Tanezumab 相似的不良反应。因为严重的风险，在 2010 年 FDA 曾暂时搁置 NGF 抗体的临床使用。2012 年，当观察到这些抗体对某些动物模型的神经系统造成损害时，FDA 又对其实施了另一项临时限制。然而，现在 FDA 又重新开始使用它们，并采取了额外的措施来保护患者 [109]。

尽管已经观察到显著的临床益处，但单克隆抗体仍然是一种尚未深入探索的新型治疗方法。因此，目前 AAOS 没有建议将其用于 OA 或 PTOA [115]。此外，还没有关于使用单克隆抗体作为 ACLR 的辅助手段的工作。需要进一步的研究来充分确定与这种治疗相关的临床优势和不良反应的风险。

七、结论

在 ACLR 后使用注射方式治疗膝关节 PTOA 似乎是通过在分子水平上纠正潜在病理过程来控

制症状和改善膝关节功能的有希望的方法。骨关节生物制剂（PRP、羊膜产品、MSC）和其他关节内治疗（HA、皮质类固醇、单克隆抗体）引起了文献中的最大兴趣。然而，关于在 ACLR 后的 PTOA 中使用这些方式的研究仍然有限，并且它们在这种情况下的有效性仍未得到明确证明。此外，目前没有关于在 PTOA 中使用生物制剂的指南。大多数证据与它们在骨关节炎中的使用有关，但它们在创伤后骨关节炎中的潜在用途并不是一个很大的飞跃。尽管对其临床影响缺乏明确的指导方针或共识，但骨关节生物制剂和注射剂通常被用作骨科中多种外科手术或慢性病的辅助手段。虽然关节内治疗是外科医生在 ACLR 后治疗创伤后膝关节炎的有希望的辅助手段，但需要更多的研究来提高我们对其临床益处和应用的理解（表 13-1）。

治疗方式	骨 科	准 备	结 果	安全性
富血小板血浆	是	• 血液离心 • 血浆置换术（更昂贵） • 两种类型：LR-PRP 和 LP-PRP	• 对疼痛和功能有显著的积极影响 • 对于 OA，LP-PRP 可能比 LR-PRP 更有效 • 如果治疗目标是重返运动，可能不是最佳选择 • AAOS 没有建议	有肿胀、疼痛、积液的报道
透明质酸	否	• 细菌发酵 • 动物来源（主要是鸟类） • 两种类型：高分子量和低分子量 HA	• 对疼痛和功能有显著的积极影响 • 对于 OA，HMW HA 可能比 LMW HA 更有效 • 效率可能低于 PRP 或 MSC • AAOS 没有建议	• 假脓毒症风险低 • 最常见：局部疼痛或炎症、胃肠道症状、头痛
皮质类固醇	否	两种类型：颗粒和非颗粒	• 对疼痛和功能有显著的积极影响 • 可能得到更好的缓解 • AAOS 没有建议	• 术中使用有感染风险 • 高剂量或长时间持续存在软骨毒性风险 • 可能的反应过程
药用信号细胞	是	• 最常用的同种异体细胞 • 骨髓最常见的来源，脂肪组织也是重要来源	• 对疼痛和功能有显著的积极影响 • 骨髓和脂肪干细胞的相似功效 • AAOS 没有建议	• 最常见的疼痛 • 低风险的严重不良事件（主要是肿瘤、神经系统或血管）
羊膜悬浮液同种异体移植物	是	• 来自羊膜的细胞 • 用作组织同种异体移植物或 ASA 注射药	• 对疼痛和功能有显著的积极影响 • AAOS 没有建议	• 暂时没有记录 • 非致畸或免疫原性
单克隆抗体	否	有多种抗体可供选择	• 对疼痛和功能有显著的积极影响 • AAOS 没有建议	骨坏死、感觉异常、关节痛、感觉迟钝和外周水肿的风险

表 13-1 汇总表

损伤最常见的原因是膝关节后脱位，其发生率高达 44%[17]。在脱位和前后交叉韧带损伤后出现膝关节"复位"的患者，应高度怀疑动脉损伤，就像膝关节脱位会怀疑伴有前后交叉韧带断裂一样[18]。如果在评估过程中的任何时候出现血管损伤的临床表现，建议使用多普勒探头和血压袖带进行的踝肱指数（ankle-brachial index，ABI）作为检测工具。这项指数通过计算患肢和手臂收缩压的比率测得。通常 ABI＞0.9 表明动脉未受损[15, 19]。然而，该数值可能会由于患者外周动脉疾病的影响而不准确[20]。Mills 等的一项研究表明，ABI 可用于识别膝关节脱位后是否需要手术来干预血管损伤，其灵敏度和特异度均为 100%[15]。然而，在 ABI 不确定或异常的情况下，我们强烈建议在血管外科会诊后通过 CT 进行血管造影。非常重要的一点是，肢体血液灌注不足一旦超过 6～8h 就会增加截肢的风险[17]。

（三）神经损伤的评估

Medina 等在以前的综述中已经证实，在膝关节脱位中，神经损伤的发生率高达 25%[21]。在 MLKI 中最常涉及的是腓神经（14%～26%），而不是胫神经[22]。在膝关节脱位中腓总神经损伤率较高，这可能与其解剖位置绕过近端腓骨有关。同时，由于外侧和后外侧脱位会增加腓总神经拉伸损伤的可能性（45% 的发生率），因此膝关节脱位的方向也十分重要[6, 23-25]。在 MLKI 的情况下，通常建议对其进行全面、集中的神经系统检查并记录，同时还需检测患肢的敏感性及运动能力。然而，在急性情况下由于疼痛而很难进行准确的评估。应对小腿和足的所有神经分布进行感觉功能评估。还应评估腓总神经和胫神经所支配的肌力，以及其产生的与踝关节背屈和跖屈、足内翻和大脚趾伸展相关的运动。腓总神经损伤将导致足背和外侧（包括第一趾间隙）感觉丧失，还导致足下垂和步态改变。神经损伤程度从神经功能缺损到完全性神经破坏，而神经系统检查的结果则有助于评估恢复的机会。腓总神经功能恢

复的相关因素包括年龄小和无骨折[26]。其中，部分腓总神经损伤恢复率为 87%，而完全神经损伤的恢复率为 38%[27]。我们建议在治疗 MLKI 时，应将每一步神经病学检查都进行完整记录，尤其是当需要对膝关节脱位进行闭合复位以排除医源性神经损伤时。

（四）临床检查和特殊试验

应该检查每个患者的膝关节稳定性和韧带结构。然而，在急性情况下，由于疼痛、血肿或相关损伤，对受伤膝关节的评估可能具有一定的挑战性。尽管存在这些挑战，我们还是建议对其进行检查，全面记录膝关节不稳定和松弛，这可能表明有多处韧带断裂。一旦肿胀和疼痛缓解，可以对受伤的膝关节进行更详细的检查。全面评估膝关节应包括以下结构：ACL、PCL、MCL、LCL、PLC 和 PMC。

（五）前交叉韧带

Lachman 试验因其高灵敏度而被认为是评估膝关节前向稳定性的"金标准"[28]。在膝关节屈曲 30° 的情况下，对其向前平移的量进行分级，并与未受伤的膝关节进行比较。Lachman 试验在 PCL 损伤和 ACL 完整的患者中可能是假阳性，因为后交叉韧带损伤时会发生胫骨后缩。检查者在试验过程中应注意保持腿旋转中立位，因为过度旋转也可能导致假阳性结果。此外，这项试验在 MLKI 的情况下可能很难有效。前抽屉试验也可用于评估 ACL 损伤；然而，该试验在伴有膝关节损伤、膝关节肿胀和腘绳肌痉挛的患者中具有较低的灵敏度和特异度。这种试验的优点在于可以与内外旋转相结合，以检查 PCL 的旋转不稳定性。

（六）后交叉韧带

后交叉韧带的完整性可以通过后下垂和后抽屉试验来评估。后沉试验是一种被动试验，将髋膝关节屈曲 90°，记录胫骨近端相对于股骨远端的向后平移或下垂的程度（图 14-2）。在后抽屉试验中，我们将患者置于髋关节屈曲 45° 和膝关节屈曲 80° 体位，足贴近检查台。同时还必须注

意保持腿的中度旋转，以减少假阳性的发生。后抽屉试验通过在胫骨上施加一个向后的力，同时定量和定性地评估胫骨相对于股骨向后平移的程度。后交叉韧带断裂可表现为胫骨过度后移、末端触感松弛或两者兼有。

（七）侧副韧带

侧副韧带的检查是通过控制外翻和内翻力来完成的。应在膝关节完全伸展和屈曲 30° 时对其进行评估，并与未受伤的膝关节进行对比，以排除先前存在的生理性膝关节松弛。外翻力导致膝关节在 30° 屈曲时内侧过度张开，表明仅 MCL 受损[29]。然而，如果在完全伸展位置时外翻力导致显著的内侧开口，则表明存在 MCL、ACL、PCL 或 PMC 联合损伤。还应注意的是，ACL 对膝关节内侧开口具有次要约束作用。膝关节屈曲 30° 时内翻力导致关节外侧张开，这或许是单纯 LCL 受损的标志。在完全伸展和 30° 屈曲时的侧位开口表明不仅 LCL 受损，而且外侧关节囊和 PCL 也受损[6]。

（八）后外侧和后内侧角损伤

Slocum 试验是对前抽屉试验的改进，可对前内侧和前外侧旋转不稳定性进行评估。膝关节屈曲 90°，内外旋胫骨以分别评估 PLC 和 PMC 的完整性[7, 29, 30]。评估 PLC 完整性的另一个试验即外旋反屈试验。在该试验中，检查者握住患肢蹈趾，让患者的膝关节向完全伸展的方向移动。当受伤的膝关节与未受伤对比保持内翻对齐、过度伸展和外旋时，则被认为是阳性的[31]。然而，在试验过程中，必须小心不要使膝关节再次脱位。后外侧的不稳定性也可以通过拨号试验进行评估。该试验是患者处于俯卧位且膝关节屈曲 30° 和 90° 的情况下进行的。同时向足部施加外旋力，测量大腿 – 足角。两腿之间的差异大于 10° 则被视为有显著差异。膝关节屈曲 30° 时外旋增加，但 90° 时外旋不增加，提示 PCL 和（或）PLC 损伤[6, 7]。同时必须注意的是，拨号试验 30° 和 90° 的阳性指标也可能对 PMC 的不稳定性存在重要意义[32]。

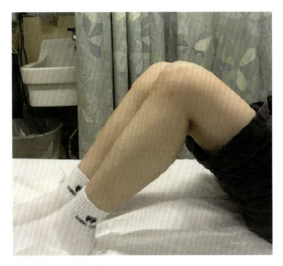

▲ 图 14-2　患者左侧胫骨后部明显下垂，表明 PCL 功能不足

经许可转载，引自 C. Fanelli (Ed) The Multiple Ligament Injured Knee, Springer, 2019

二、膝关节多发韧带损伤的慢性表现

MLKI 一般无法在急性情况下准确识别，特别是在多发伤患者及在急诊科就已经复位的膝关节脱位患者中。虽然慢性 MLKI 评估的方法不同于急性损伤，但每次评估也都应包括详细的病史、临床检查，并辅以适当的影像学研究，以确定损伤的结构。在某些情况下，可能是由于最初的误诊、就近处理或在看专家前就曾进行过保守治疗，MLKI 患者在受伤后几周或几个月才被送至专业的外科医生就诊。慢性 MLKI 的评估应包括所有必要的诊断步骤和急性损伤的检查，包括如前所述的 ACL、PCL、MCL 和 LCL 损伤的特殊检查。而对急性血管损伤可以不必担忧。我们建议可以对周围神经进行彻底评估，记录其状态，并与最初的报道进行比较，以确定神经功能是否随着时间的推移有任何变化或恢复。慢性 MLKI 的评估还应包括对膝关节伴随损伤的识别，包括软骨和半月板病变。此外，我们建议在静态和动态条件下评估下肢对线情况，因为如果误诊，内翻不稳定或内翻成角可导致移植物的拉伸或失败。在这些情况下，可能需要在韧带重建

之前或同时进行截骨矫正。在慢性MLKI情况下，我们也常规进行如前所述的外旋反屈试验，以评估后交叉韧带损伤可能（图 14-3）。此外，拨号试验和 Slocum 试验也适用于上述慢性疾病患者。

三、MLKI 影像

（一）X 线

影像诊断应该从标准的双膝前后位、侧位、30° 前后位、髌骨轴位和髁间切迹位开始。获取这些影像以排除膝关节脱位或半脱位，评估骨性力线及交叉韧带、侧副韧带复合体和伸肌附着点的撕脱性骨折（如 Segond 骨折、股骨头、胫骨棘的撕脱性骨折）。在伴有膝关节脱位的 MLKI 中，X 线片对于评估脱位的方向至关重要。胫骨平台骨折和较少见的股骨髁骨折也与 MLKI 相关。在有明显的膝关节脱位中，由于轻度创伤，因此骨折的可能性较低，可以在没有预先成像的情况下立即进行复位。然而，在重度创伤引起的膝关节脱位中，我们建议在复位前做放射检查，因为骨折的概率较高。应进行两腿的三足对线视图，以获得关于对线不良的信息。单纯的韧带损伤通常不影响两腿的对线，然而随着时间的推移，交叉韧带和后外侧角联合损伤会导致内翻畸形。

（二）应力位 X 线片

据报道，仅通过体格检查对膝关节松弛度进行评估是主观、不准确且不可重复的[33, 34]。此外，医生的经验、患者的疼痛和伴随的膝关节损伤可能会使体格检查的结果产生偏差[35, 36]。因此，为了客观测量膝关节松弛度，我们推荐使用应力位 X 线片。应力位片被定义为在直接施加力的情况下，在 X 线上捕获的最终关节位移的影像测量。在亚急性和慢性情况中，这些 X 线片可以用于客观测量关节松弛度。然而，在进行应力照相时应考虑许多因素，以实现可靠和可重复的测量。重点应放在患者体位的一致性，解剖参考点的正确识别，如何可重复地施加力，以及可显示明显松弛的测量方法[37]。分别施加到双膝的外翻应力和与 AP X 线片的比较可用于评估 MCL 松

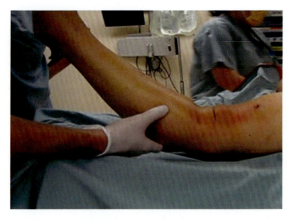

▲ 图 14-3　在麻醉状态下进行的外旋反屈试验总体呈阳性，慢性损伤中有显著的过度伸展

经许可转载，引自 C. Fanelli (Ed) The Multiple Ligament Injured Knee, Springer, 2019

弛度（图 14-4）。测量有无外翻应力时内侧关节间隙的差异，并与未受伤的膝关节进行比较。为了评估 LCL，应施加内翻应力，并且还将外侧间隙的差异与对侧膝进行比较。在施加外翻或内翻应力，内侧或外侧关节间隙超过 3mm 就被视为病理性。在关节间隙超过 5mm 的情况下，就应考虑重建损伤结构[36, 38]。应力位 X 线片也可用于评估 PCL 断裂。PCL 应力位 X 线片是患者跪压在平台边缘的情况下进行的，以便患者的体重对受伤的 PCL 产生应力。与未受伤的膝关节相比，胫骨过度后移证明了 PCL 的不完整性。胫骨后移大于 5mm 被认为是异常的，≥10mm 则通常需要治疗。通过双侧髌骨轴位 X 线片也可比较胫骨平台相对于股骨前端的位置，可用于对胫骨后坠进行量化[39]（图 14-5）。

（三）CT

在 MLKI 中，血管损伤是血管成像的急性指征。以前，在膝关节脱位时进行血管造影以诊断血管损伤。然而，近年来，血管造影术已逐渐被 CT 血管造影术所取代。因为 CT 血管造影术伤害性更小、速度更快且更容易获得。当临床上怀疑血管损伤或 ABI 不确定或异常时，应进行 CT 血管造影。虽然 CT 在诊断韧带损伤方面不如 MRI 准确；但它们有助于提供更详细的骨撕脱成像，

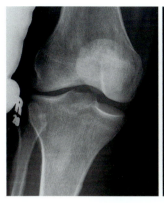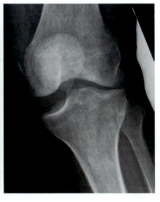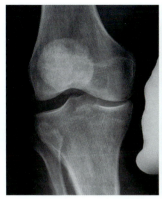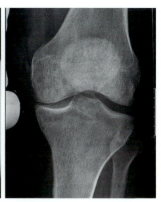

▲ 图 14-4 外翻应力位 X 线片显示左膝内侧有开口，右膝侧开口内翻应力位 X 线片

经许可转载，引自 C. Fanelli (Ed) The Multiple Ligament Injured Knee, Springer, 2019

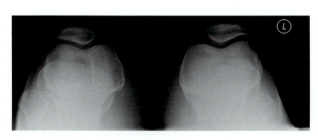

▲ 图 14-5 双侧髌骨轴位片，右膝胫骨下坠

经许可转载，引自 C. Fanelli (Ed) The Multiple Ligament Injured Knee, Springer, 2019

如 PCL 胫骨撕脱或其他骨折的情况。

（四）MRI

MRI 被认为是诊断 MLKI 和制订治疗计划的金标准。此外，MRI 还可以帮助评估软骨缺损、半月板撕裂、关节囊撕裂、骨髓水肿、肌肉损伤和隐匿性骨折。Bui 等的一项研究表明，75% 的患者在膝关节脱位后出现骨挫伤迹象，而 25% 的患者出现半月板撕裂迹象[40]。此外，MRI 有助于手术策略的制订，如修复与重建，以及确定重建所需的移植物[41]。以前的研究表明，MRI 可以诊断 85%～100% 膝关节脱位患者的韧带和半月板损伤，这远远超过体检的结果[42]。因此，我们建议对无法复位或开放性膝关节脱位或急性血管损伤需要紧急手术治疗的患者行 MRI。膝关节的冠状面 MRI 通常用于评估内侧和外侧副韧带的完整性，而矢状面对 ACL 和 PCL 的评估最有帮助（图 14-6）。

四、MLKI 治疗的争议

（一）早期与晚期韧带重建比较

在过去，MLKI 采用支架或夹板进行长期固定治疗[43]。Demmond 和 Almekinders 在 2001 年的 Meta 分析和 Peskun 等在 2011 年的综述显示，与非手术治疗相比，MLKI 在手术治疗后功能有所改善[43, 44]。基于这些发现，建议手术治疗以恢复无痛和稳定膝关节功能为主。手术时机受损伤性质、多系统损伤、患肢血管状态、开放性损伤、复位后稳定性、皮肤状况和术者偏好等因素影响[45, 46]。所有伴随血管损伤、开放性膝关节脱位、骨筋膜室综合征和无法复位的膝关节脱位的 MLKI 都应采取紧急治疗。对于急性动脉损伤的患者，有必要进行紧急血管介入治疗以避免远端肢体缺血，不稳定的膝关节应该用一个跨关节外固定器固定[47]。开放性膝关节脱位也需要紧急手术治疗，包括清创、冲洗和软组织处理，以减少感染和引起相关并发症的风险。不能复位的膝关节脱位应紧急送至手术室进行切开复位，以防止关节软骨局部过度负荷和对神经血管结构的进一步牵拉和损伤。

然而，在所有其他 MLKI 病例中，手术治疗的时机仍然是一个饱含争议的话题。到目前为止，对于急性和慢性 MLKI 的定义还没有明确的共识。此前，将 3 周定为急性治疗 MLKI 并改善预后的关键时期[23, 48, 49]，而其他学者则使用 6 周

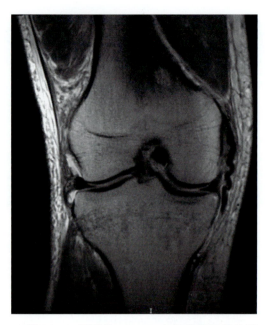

▲ 图 14-6　冠状位 MRI T₁ 加权像显示胫骨侧 MCL 撕脱

经许可转载，引自 C. Fanelli (Ed) The Multiple Ligament Injured Knee, Springer, 2019

来区分急性和慢性 [50]。

　　许多学者主张在损伤后的前 3 周内进行早期手术治疗 [23, 51]。他们认为，早期手术干预可以带来更好的恢复疗效，并降低半月板和软骨进一步损伤的风险 [52, 53]。此外，还有学者指出，在组织坏死和瘢痕形成之前，将膝关节恢复到正常解剖位置的重要性 [48, 49]。对于韧带或关节囊受损需要修复的病例，最好是在组织回缩之前和解剖结构仍可容易识别时进行修复。Harner 等报道了 19 例（急性）治疗小于 3 周的膝关节脱位患者和 12 例（慢性）损伤后治疗大于 3 周的患者 [23]。平均随访 44 个月后，急性治疗组患者膝关节预后调查中，体育活动评分显著升高，同时 Lysholm 评分和膝关节预后调查日常生活活动评分有升高的趋势。然而，两组患者最后随访时的膝关节活动度相似，并且在急性治疗组中有更多的患者因关节纤维化需要在麻醉下进行操作。Tzurbakis 等在一项对 44 例膝关节脱位患者的研究中也证实了这一点 [54]。在国际膝关节文件委员会（International Knee Documentation Committee,

IKDC）的主观和症状评分中，急性组患者得分较高。在 IKDC 和 Lysholm 评分中没有发现差异，并且急性组和慢性组之间最后的膝关节活动度也相似。在一项对 22 例膝关节脱位的回顾性研究中，Liow 等也报道指出，急性治疗组 Lysholm 评分和 Tegner 活动评分较高，但膝关节活动度并无差异 [51]。最后，在至少 24 个月间，急性和慢性处理的膝关节脱位在 Lysholm 评分、Tegner 活动水平评分和 HSS 评分方面，Fanelli 等并没有发现有任何显著差异 [55]。

　　Mook 等的综述表明，与延期治疗相比，早期手术治疗膝关节脱位可能导致更多并发症 [56]。Hohmann 等在 2017 年进行了一项系统性回顾和 Meta 分析，比较了早期和晚期对膝关节多发韧带损伤的手术治疗 [57]。此综述共纳入了 8 项研究，共 260 例患者，临床结果的综合评估显示，与晚期重建相比，早期手术干预的临床结果更好；然而，只有早期干预组的膝关节活动度有改善的趋势。到目前为止，尚无高质量的 1 级研究证据可以指导 MLKI 手术时机的选择。因此有必要进行有前瞻性和高质量的研究，以明确膝关节脱位后早期韧带重建与晚期韧带重建的益处。

（二）韧带修复与重建

　　越来越多的证据表明，与保守治疗相比，手术治疗 MLKI 可获得更好的恢复疗效。然而，对于是否进行韧带修复或重建，仍存在一定的争议。一般来说，建议只在急性情况下修复膝关节周围的韧带。3 周似乎是确定急性和慢性损伤的临界值 [58, 59]。损伤 3 周后，由于瘢痕、肉芽和韧带残端的回缩，应首选重建损伤结构 [23, 51]。

　　在过去的几年里，有多项研究比较了 MLKI 修复和重建的结果。大多数外科医生更喜欢重建交叉韧带，而修复 PMC 和 PLC 的效果似乎喜忧参半，不知是否优于重建。

　　如果在麻醉情况下检查发现 MLKI 的内侧副韧带损伤不稳定，则应进行修复或重建。这在 Kovachevich 等的综述中得到了证实，他们的研究显示这两种技术有相似的结果 [60]。Halinen 等还发现早期 ACL 重建与对 MCL 损伤进行保守治疗或手术治疗的患者的治疗结果相当[61]。ACL 和 MCL 联合重建可以降低植入失败和松动的风险。然而，它也可能导致膝关节活动度的显著降低和关节纤维化。

后内侧角包括后斜韧带、腘斜韧带、半膜肌和内侧半月板后角。截至目前，关于 MLKI 中修复或重构 PMC 的报道仍存在一定争议。虽有不同的技术来描述重建或修复 PMC，但并没有明确的证据表明哪种技术更好。在损伤后 3 周内，内侧结构被认为足够坚固，可以进行修复[62]。然而，Stannard 等的一项研究表明，PMC 的修复会产生更大的失败率[63]。在 King 等的一项回顾性研究中，报道了 PMC 的重建结果相对于修复有显著的改善效果[64]。

膝关节的后外侧角经常在 MLKI 的情况下受损。在 Stannard 等的一项研究中，将 56 例患有 PLC 断裂的患者通过修复或重建然后进行管理[65]。在他们的研究中，修复失败率为 37%，而重建的失败率为 9%。Geeslin 等在最近的系统性回顾中也证实了这一点，表明了急性 PLC 修复的失败率为 38%，而重建失败率为 9%[66]。文献中描述了各种用于 PLC 重建的解剖和非解剖技术，但缺乏推荐最佳重建技术的高水平证据。在伴有外侧韧带骨性撕脱的急性 MLKI 中，通过韧带修复可以得到满意的疗效[67]。

我们使用解剖单束重建和同侧骨 – 髌腱 – 骨移植物分期重建来治疗 MLKI 中 ACL 断裂。Mariani 等将 ACL 和（或）PCL 损伤直接修复与膝关节脱位后重建进行了比较[49]。在他们的研究中，经过 6.9 年的平均随访，他们发现与修复的患者相比，重建的患者有更好的稳定性和更大的活动度。此外，Owens 等在其回顾性研究中对膝关节脱位和 ACL/PCL 损伤的患者进行了一期修复治疗[68]。本研究中的所有患者都能够在活动改变很少或没有改变的情况下恢复其先前的工作；然而，25 例患者中有 5 例由于膝关节纤维化而需要治疗。

PCL 损伤可采用经胫骨或胫骨 Inlay 单束或双束技术治疗。近年来的生物力学研究表明，PCL 双束重建较单束重建能更好地恢复膝关节的运动学[69, 70]。然而，这在临床结果方面并没有显著差异[71, 72]。对于急性后交叉韧带骨性撕脱伤患者，我们建议采取直接修复，因为研究表明这项技术具有良好的临床效果[68, 73]。在一项综述中，Levy 等发现在 MLKI 情况下，PCL 重建相比修复有更好的效果。然而，像 MLKI 中的大多数争议一样，对于这些复杂患者需要更佳的证据来证明[59]。

（三）MLKI 的康复

虽然膝关节脱位很少见，但其临床意义已被充分证明。由于膝关节脱位是受高能损伤引起，通常会有伴随而来的肢体和危及生命的伤害。对于 MLKI，手术治疗被认为优于保守治疗，因为手术治疗的患者更有可能重返工作和运动[43, 74]。MLKI 手术治疗方案的巨大可变性导致了对康复方案时机和内容研究的缺乏。正因为如此，人们对膝关节脱位后的康复知之甚少，这仍是一个激烈辩论的话题。MLKI 术后的康复应聚焦于早期膝关节制动和逐渐恢复活动。过早和过度的康复有导致膝关节修复或重建失败的风险。因此，经治医师必须通过多次检查来平衡这两个相互对立的因素。MLKI 的恢复通常需要 9～12 个月的强化康复，然后患者才能完全恢复活动。这种长时间的康复期允许移植物正常愈合和融合，以防止置入失败。MLKI 每一个康复计划都应强调功能结果，包括运动、功能和力量的恢复，以及移植物的保护。在 PCL 重建的病例中，我们建议在整个重建期（9～12 个月）使用动态 PCL 支具，以保护重建的韧带。

在康复的初始阶段，医生应将重点放在支持性措施上，如疼痛、炎症和积液控制。

根据 STaR Trial 的调查，MLKI 手术后的康复可分为三个阶段：①组织保护；②运动控制的恢复；③膝关节功能的优化[75]。在组织保护阶段，康复期患者应专注于膝关节功能的恢复，以及使用适当的辅助装置进行步态训练，而不过度活动修复／重建的膝关节。在手术后的第一个4～6周，膝关节活动应限制在60°和中立位进行膝关节伸展。术后12周，患者的膝关节活动度应达到90°。对于PCL和ACL重建的患者，最初的固定练习应该被动进行，俯卧或仰卧，能避免膝关节后侧下弯拉伸重建的韧带。对于术后6～7周膝关节屈曲和中立位伸展达到90°的患者，建议进行无阻力的静态自行车运动[50, 76]。MLKI手术后的负重建议变化很大。最初应限制负重，并在膝关节固定装置中进行，以防止膝关节过度运动。膝关节支架和拐杖应使用至少6周，但如果可以忍受，患者可以通过拐杖承受很少的重量。即使在组织保护阶段，患者也应该从恢复股四头肌活动及臀肌、踝泵和四向直腿抬高的练习开始。建议逐渐向膝关节施加力，不要过度用力，因此有阻力的锻炼应遵循明确的时间表。

在运动控制阶段的恢复过程中，修复或重建的组织受力可以以渐进的方式进行。这一阶段的目标是几乎恢复对称的肌肉力量、膝关节完全活动度和正常步态，并恢复日常生活活动。建议当患者可以进行无疼痛的双侧下蹲和从7英寸（1英寸≈2.54cm）的高度下台阶时，应增加外部阻力[77]。术后10周，当患者达到必要的膝关节活动和控制范围时，可以开始进行有氧训练的静态自行车运动。一旦患者股四头肌有足够的力量可以独立行走时，就推荐使用椭圆机。所有的训练负荷应该缓慢进行，每周增加10%～20%。

康复治疗的最后阶段的目标是让膝关节的功能臻于完善，使患者能够重返伤前的膝关节功能。在这个阶段，软组织不再是一个主要的考量，治疗师在推进关节功能训练时不用再顾忌软组织的保护。这个阶段的训练包括了自行车训练和哑铃或者杠铃的力量训练。不过，术后16周内不宜跑步，而且跳跃与急停急转训练也不应在20周内进行。

总之，我们认为MLKI后的康复在很大程度上取决于患者及其并发症情况、损伤情况及重建质量。因此，我们提倡考虑炎症、膝关节活动度和肌肉力量的康复方案。精心的康复可以最大限度地提高MLKI的临床疗效。

第 15 章　何时重建后交叉韧带

When Do You Need to Reconstruct the Posterior Cruciate Ligament?

Vishal Pai　Andy Williams　著

罗　军　陆志剀　译

后交叉韧带（PCL）损伤相对常见，特别是在体育活动中。最常见的原因是胫骨近端前部受到撞击，尤其是在膝关节屈曲状态下外力作用在膝关节前部。另一种原因是强制性过伸，这可能与更严重的损伤有关，包括其他结构损伤。对于单纯的过伸，后外侧角是最有可能超负荷的结构，但如果合并外翻应力，后内侧结构也是容易受伤的。

据估计，单纯性后交叉韧带损伤的年发病率为每 10 万人 2 例[1]。运动损伤和交通事故是单纯性后交叉韧带损伤最常见的原因，如典型的"挡泥板"损伤[2]。虽然单纯的后交叉韧带损伤很常见，但作为联合韧带损伤的一部分，如膝关节脱位，严重的后交叉韧带断裂并不常见。在本章开始时应该说明的是，绝大多数后交叉韧带损伤相对较轻，在非手术中可以得到理想的治疗。

一、临床和运动学结果

（一）临床结果

患者通常会有膝盖前部遭受重击或过度伸展的病史，并有腘窝区不适的感觉。如果屈曲超过 60°～90°，有时伸展会加剧疼痛。通常情况下，患者能够完成受伤时正在进行的活动（如运动），然后在 24～48h 症状恶化，更严重的损伤，特别是合并其他韧带断裂时，表现得更明显。

经典的体征是膝关节屈曲 80° 时胫骨后坠征和后抽屉试验[3]。通常，在慢性损伤病例中，股四头肌伸膝试验呈阳性[4]，当膝关节从屈曲的位置收缩股四头肌伸膝关节，可以看到胫骨向前移动。进行此试验的最佳方法是让检查者的膝关节放在患者大腿远端的下方以支撑患者的大腿远端，使得胫骨在重力作用下向后下垂，然后主动伸膝。

后交叉韧带损伤的临床分级不仅有助于损伤严重程度的判断，而且对恰当处理的确定尤为重要。与内侧副韧带损伤类似，MRI 的分级系统在确定治疗方面的临床应用很少[5]，因为它与临床分级几乎没有相关性。MRI 可以显示受伤的结构是什么，但不会显示受伤的严重程度[6]。慢性后交叉韧带损伤也是如此，可能会出现韧带的连续性看起来几乎正常的情况，尽管在慢性病例中甚至有Ⅲ级的临床松弛[7,8]。

MRI 显示正常的后交叉韧带在所有序列中都是清晰的连续低信号带。正常的后交叉韧带在矢状面上测量直径不超过 6mm，而后交叉韧带的损伤可导致测量直径不正常的增宽[6]。尽管断裂，后交叉韧带在图像上仍然可以看起来像一个单一的连续结构[9]。

后交叉韧带损伤有许多临床分级系统，但最实用的是比较两个膝盖之间的胫骨内侧"阶梯"。在膝关节屈曲 80°～90°，胫骨旋转适中的情况下，对正常膝关节的胫骨前内侧与股骨内侧髁之间的间隙进行评估，这个间隙通常是 1～1.5cm。对受伤的膝盖进行同样的检查。有时，患者不经意间的股四头肌活动会将胫骨前移到看似正常的位置，因此患者必须完全放松。在严重的后交叉韧带松弛（Ⅱ级和Ⅲ级）的情况下，立即可以看到胫骨向后下垂。当把张开的手掌放在胫骨和髌骨的前面时，胫骨通常位于髌骨之前。在后交叉韧带明显松弛的情况下，手掌同时接触胫骨和髌骨。通过触诊评估胫骨内侧台阶，在胫骨近端施加一个温和的后抽屉力，并持续至达到最大后位移为止。在资深作者倾向的分级评估中，对称的胫骨内侧台阶等同于正常或后交叉韧带扭伤（即没有过度松弛）。在Ⅰ级损伤中，存在台阶，但与对侧相比减小。Ⅱ级损伤表示胫骨后坠，台阶消失，即胫骨前内侧与股骨内侧髁远端平齐。对于Ⅲ级损伤，胫骨在股骨远端内侧后方移位。与其他技术中使用的以毫米为单位的松弛差异的临床评估不同，上述方法具有易于触摸的骨性标志，具有可重复性。

Ⅰ级损伤经非手术治疗后愈合良好。Ⅱ级损伤可能需要也可能不需要手术。Ⅲ级损伤表明可能至少还有另一个韧带损伤（通常是内侧或外侧），这些损伤通常需要手术，特别是在急性情况下。

X线评估可能会有所帮助。在慢性损伤的情况下，当观察者比较叠加在股骨远端的胫骨结节的位置时（通常就在滑车沟下方），Skyline X线评估髌股关节通常会显示出后部下垂。特别是当在同一张胶片上对两个膝盖进行X线检查时，可以看到两侧的差异[10, 11]。以类似的方式，可以使用应力X线进行更客观地评估。用Telos装置对膝关节屈曲 30° 和 90° 时的胫骨上段施加后方定向力，并对健膝和伤膝进行比较。急性损伤时由于不适，上述操作是不易忍受的，因此更与慢性松弛相关。一种更简单的方法[12, 13]是评估侧向X线，比较患者跪着的情况下异常和正常的膝盖，这样胫骨结节位于支撑物的边缘，允许身体和股骨的重量在胫骨上向前滑动。

虽然使用像 Telos 这样的应力装置很有吸引力，而且可以进行毫米级的测量，但测量的质量高度依赖于观察者和胫骨的旋转对齐。然而，对于对称排列的 X 线片，测量可能是有用的。有人认为两侧差异超过 12mm 表明除了后交叉韧带外，还应有其他结构损伤，如后外侧或后内侧结构[2, 12, 14]。

（二）动力学结果

矛盾的是，许多后交叉韧带膝关节有明显的松弛，但仍然没有症状，允许长时间的充分活动，而前交叉韧带缺陷的膝盖几乎没有松弛，但严重不稳定。其原因与损伤的动力学结果和关节几何学有关。众所周知，前交叉韧带缺陷会导致外侧平台运动学异常[15]。长期以来，人们认为后交叉韧带缺陷的膝关节在股骨引起类似的胫骨内侧和外侧后方移位。这导致了一种观点，即后交叉韧带缺陷会导致髌-股关节超负荷和随后的骨关节炎。

但实际上，动力学异常仅存在于内侧平台。一项对站在开放式 MRI 扫描仪中的活体受试者的研究允许评估单纯的后交叉韧带断裂[16]在胫股内侧间隙的动力学结果。内侧和外侧间室关节表面的不同形状，特别是胫骨，解释了上面的悖论。在前交叉韧带缺陷的膝关节中，存在前外侧不稳定，这使得股骨外侧髁滑向胫骨后外侧的后倾的关节面。这种不稳定的情况会导致关节半脱位和临床不稳定。在矢状面上的胫骨外侧平台，中央部分平坦，前后则均为下倾斜坡；而胫骨内侧平台的后半部分相当平坦，但有一个前上坡。在后交叉韧带缺陷的膝关节中，股骨内侧将移向胫骨内侧前半部分的上坡，这代表着一种自我稳定的情况，因此患者没有不稳定的症状。然而，代价是随着点接触和软骨过载而增加应力集中。以前人们认为胫骨后部下沉意味着对髌股关节的压力增加；虽然这可能符合实际[17]，但后交叉韧带缺陷的常见关节炎结果是影响股骨前/远端的内侧间隙骨关节炎，作为一个单纯的软骨病变进展到关节前内侧软骨损伤（图 15–1[18]）。

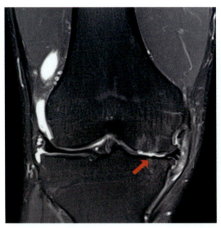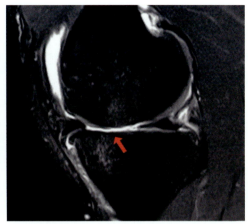

▲ 图 15-1 PCL 缺陷的膝关节前内侧骨关节炎（红箭）形态

二、治疗

韧带损伤的治疗目标是在慢性不稳定的情况下提供稳定性和功能，或者在急性损伤明确造成关节不稳定的情况下提供稳定和功能。此外，还有降低动力学异常引起的骨性关节炎风险的考虑。

只有少部分后交叉韧带损伤需要手术。必须强调这一点，特别是随着针对后交叉韧带的支具的出现，非手术治疗已经有了很大的改善。这样的支架对胫骨施加向前的力，以减少与后交叉韧带损伤相关的胫骨后移[19]。后交叉韧带支撑可以是静态的，也可以是动态的。随着屈曲角度的增加，动态支架施加更大的力，这模拟了生理载荷[20]。

这位资深作者发现，与几年前相比，他现在做的后交叉韧带手术要少得多。与完全关节内和滑膜内的前交叉韧带不同，关节内和滑膜内的前交叉韧带几乎没有愈合能力（有一些），滑膜外的后交叉韧带可以愈合，因为在韧带纤维受损的情况下，会持续出现局部血肿。现代的后交叉韧带支架与以前的支架或根本没有支架相比，将减少后坠，并允许后交叉韧带愈合，最终的松弛程度更小。

（一）急性单纯性后交叉韧带断裂

单纯的 I 级损伤可以通过非手术治疗进行物理治疗。对于这一类型损伤，不需要支具，早期可以开始负重和活动范围的练习。

对于非常年轻且活动要求高的患者，单纯的后交叉韧带 II 级损伤是手术重建的相对指征。然而，专业和半专业运动员的 II 级松弛可以通过采用正确的非手术治疗并获得良好的结果[21, 22]。这包括长达 12 周的动态支撑，以及优先加强股四头肌的康复计划。建议在受伤后的前 3 个月避免进行开链肌腱练习，以及避免向心和离心性胭肌腱收缩。主要的挑战是说服运动员忍受 12 周的支具支撑，许多人选择了妥协。资深作者目前的做法是非手术治疗单纯的后交叉韧带 II 级断裂，但对于那些在 3 个月后仍有症状的患者，他将进行后交叉韧带重建。

单纯的后交叉韧带 III 级松弛是少见的。在大多数情况下，需要早期重建 / 修复后交叉韧带。随着高质量合成线带的出现，用这种线带进行修补，并结合支具保护可能是一种有吸引力的有效选择[23, 24]。在韧带手术中，如果可能或可以成功修复，修复总是比重建更可取的，因为只有修复才有机会最大限度地发挥韧带的本体感觉功能。重建术可以通过恢复关节完整性来改善关节本体感觉，使大脑的运动区能够更好地识别膝盖，但显然还是逊色于一次成功的修复。尚未回答的问题是，修复的结果是否真的会比成功的重建更好。

1. 外科技术

后交叉韧带修复

如果股骨内侧髁有后交叉韧带和半月板股骨韧带撕脱，修复是一个非常好的选择。线带可以简单地穿过后交叉韧带和半月板股骨韧带，然后附着到股骨足迹上的解剖位置。保护性线带也可以穿过胫骨到达后交叉韧带的胫骨附着点，然后通过关节间隙将线带附着在后交叉韧带的前外侧束股骨足迹的中心。这种做法将抵消胫骨后部下沉的应力，有助于后交叉韧带的愈合。

后交叉韧带重建

然而，大多数需要手术的后交叉韧带损伤将更适合于后交叉韧带重建而不是修复。决定进行单束还是双束重建是有争议的。资深作者在大多数情况下倾向于单束技术，因为后交叉韧带的后内侧束（posteromedial bundle，PMB）通常功能依然完整，值得保留。因为半月板股骨韧带位于PMB的前面和后面，如果完整，可以在受伤期间保护PMB。外科医生经常完全清除髁间窝的内侧壁以进行后交叉韧带重建，这通常意味着有用的后内侧束组织也丧失，半月板股骨韧带可能完全失用。虽然技术要求更高，但在PMB和前部的半月板股骨韧带上方和下方进行单束重建，因为保留了有用的组织，所以是合理的，而且也在标本上证实是明确有用的。

虽然一些研究表明，双束重建的性能更接近于模拟具有天然后交叉韧带的膝关节的动力学，但在试验设计中，这些重建都没有留下完整的PMB，而且尚不清楚膝关节半月板股骨韧带的完整性 [25, 26]。此外，与单束重建相比，双束重建似乎没有明显的临床优势 [27-31]。与两个股骨隧道相比，单个股骨隧道对股骨内侧髁的削弱作用更小 [32]。因此，虽然尊重资深作者发表的后交叉韧带双束重建的良好结果 [33]，但双束技术的唯一适应证是在慢性病例或翻修病例中，PMB和半月板股骨韧带不再附着于股骨内侧髁，即裸露的内侧壁。

资深专家认可同种异体移植，但更倾向于自体移植，因为同种异体前交叉韧带重建的结果不如后交叉韧带重建 [34, 35]。他倾向于使用双侧股薄肌和同侧自体半腱肌腱移植重建后交叉韧带，以形成六股移植物。同种异体移植被外科医生广泛使用，其优点是可以不用在进行手术的情况下进行移植物准备，从而节省时间，同时可以获取大块的移植物。合成移植物的作用不是很确定 [36-38]。

如果进行手术重建，大多数患者在愈合阶段后都会有不同程度的持续性后向松弛。在这种情况下，移植物失败率为2.3%～30% [39]。根据资深作者的经验，通过常规使用后交叉韧带支具，结果有了显著改善。资深作者的术后康复方案包括术后12周全程佩戴动力型后交叉韧带支架。该支具在术后2周内的活动范围限制在0°～60°。术后2～6周支具活动度增加至0°～90°。从6周到12周的各种运动都是循序渐进的。术后前6周允许使用拐杖负重。在12周内不进行腘绳肌腱练习。从手术后9个月开始，可以考虑恢复运动。

2. 手术结果

关于后交叉韧带修复的资料很少，但有合理的重建数据 [40-42]。Hermann[41] 指出，采用单侧前外侧束后交叉韧带重建后，IKDC、Lysholm 评分和功能 VAS 评分均有改善，平均随访时间为9.1年。值得注意的是，他们发现重建的后交叉韧带比未受伤的一侧有更多的松弛。在这项研究中使用了不同的移植物选择，这可能会影响最终随访时残留的移植物松弛。

Jackson 回顾了使用自体腘绳肌腱移植重建单个前外侧束后交叉韧带后的长期结果，并进行了10年的随访。他们表明，后交叉韧带重建可以使 IKDC 和 Lysholm 评分得到改善。相当大比例的患者提高了他们进行中等强度活动的能力。术后10年，大多数患者出现 I 级松弛或无残余松弛。采用膝关节仪器测试显示，与健侧相比，膝关节前后平移平均增加 1.1mm。

上述两项研究均未在术后使用动力型后交叉

韧带支具。Li 等比较使用标准铰链支具和胫骨支撑支具（tibial support brace，TSB）12 周后肌腱移植物重建后交叉韧带的效果[43]。他们指出，在术后使用 TSB 的组中，平均松弛程度明显较低。资深作者常规在术后移植物愈合期间使用后交叉韧带支架 12 周，以防止残留的松弛。

LaPrade 小组的一项研究[25]表明，后交叉韧带双束重建的动力学更精确地代表了自然的膝关节，特别是在屈曲范围超过 90° 的情况下。与单束后交叉韧带重建相比，双束重建的胫骨后移量显著减少。Gwinner[44]已经证明，胫骨后倾角的减小与术后胫骨后移的增加有关，因此增加了移植物的松弛。当进行后交叉韧带双束重建时，术后移植物松弛似乎不受胫骨后倾角的影响[45]。最近的一项队列研究发现，后交叉韧带双束重建术后的患者具有和单纯前交叉韧带重建术后的患者类似的主观和功能结果[33]。

（二）急性后交叉韧带撕脱骨折

如果有严重的骨质撕脱，将其固定回胫骨通常会产生正常的后交叉韧带张力和功能。我们不应错过这样的机会。虽然对于绝对未移位的病变有非手术治疗的空间，外科医生经常选择支具保护这些患者，这些患者最终会出现永久性和过度的后交叉韧带松弛（图 15-2）。人们对后路手术的恐惧是可以理解的，但只要有良好的解剖、显露和手术技术[46]，它就很简单，未能抓住这个早期固定的机会是令人遗憾的。开放手术是传统的后路手术，但现代关节镜技术也是可能的选择[47]。

（三）合并韧带损伤的急性后交叉韧带损伤

大多数后交叉韧带手术是在合并其他韧带损伤的情况下进行的。膝关节脱位和韧带联合损伤的手术治疗正在发展。在这一领域，各种各样的损伤模式和手术选择，以及这些选择的演变，意味着很难获得证据基础。基于经验的决策几乎肯定会占上风。急性手术仍经常是必要的，但资深作者较少进行手术，因为他已经意识到这种手术的结果往往会发生僵硬。如果需要手术，分期手术通常对患者有益，或者先进行一段时间的支具支撑[48]。急性后交叉韧带损伤的治疗方法如图 15-3 所示。

1. 无血管损伤的韧带联合损伤

在多韧带损伤的组成部分中，后外侧角断裂需要早期手术，因为结果优于单纯晚期重建。在急性情况下，解剖修复结合重建以保护修复更为有效[49]。

大多数 MCL 损伤（甚至Ⅲ级）最初可以用支具治疗[50, 51]。如果过度松弛持续存在，那么在大约 3 个月后延迟手术以收紧过度松弛的结构

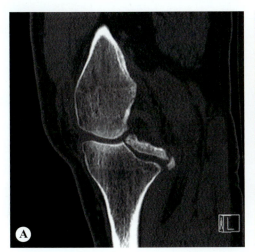
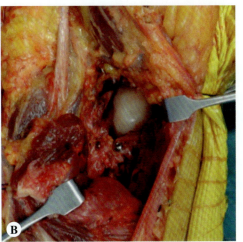

▲ 图 15-2　A. CT 显示 PCL 撕脱性骨折不愈合；B. 后路膝关节入路和 PCL 撕脱骨折螺钉固定术中照片

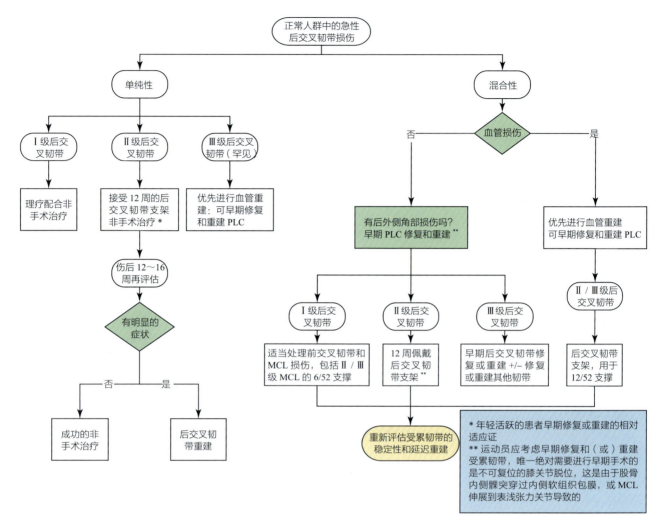

▲ 图 15-3　PCL 损伤的治疗流程

并重建 MCL 可能是有效的，在一般人群中，这种治疗方法比得上早期解剖修复和重建的效果，它出现明显僵硬的风险要低得多。然而，对于高水平运动员，早期手术确实可以产生更好的结果[52, 53]。

由于累及后交叉韧带，大多数Ⅲ级病变都需要手术治疗。然而，即使损伤了其他结构，如后外侧结构也需要手术，针对后交叉韧带的支具也可以使Ⅱ级后交叉韧带损伤良好愈合。大多数后交叉韧带损伤都会愈合，不需要再一次手术。即使在合并前交叉韧带断裂的情况下也是如此，因为延迟的单独前交叉韧带重建是急性多韧带重建的较好选择。

2. 韧带损伤合并血管损伤

多韧带膝关节损伤后血管损伤的发生率为 6.2%~14%[54-57]。关于膝关节脱位急性处理的详细讨论超出了本章的范围。然而，这不是说明血管损伤的处理优先于膝关节损伤的其他部分。这可能需要血管搭桥手术来克服部分或完全的腘动脉闭塞。膝关节损伤的急诊处理可包括放置外固定器或膝关节支架。如果使用外固定器，最好确保膝关节处于过伸状态，与血管外科医生沟通是很重要的，因为他们经常更喜欢保持膝关节弯曲，这肯定会导致固定的屈曲畸形。资深作者倾向于使用后交叉韧带支具，以便在发生Ⅱ级或Ⅲ级后交叉韧带损伤时允许活动，并在受伤 12 周后重新评估膝关节的稳定性。必要时将进行延迟的韧带重建。有相关血管损伤的患者的功能结果明显低于无血管损伤的患者[57]。如果已经进行了血管重建，随后需要重建后交叉韧带，建议采取以下预防措施：①与血管外科医生密切联系；②术前血管造影评估重建血管的位置；③理想的无止血带手术。止血带系上，但没有充气；如果需要止血带，在手术过程中会充气，但会尽快放气。

（四）慢性后交叉韧带损伤

患者仍然存在与后交叉韧带缺陷相关的慢性症状。不稳定最常见的情况是多韧带损伤，但容易被忽视，并被认为是单纯的后交叉韧带损伤引起。有单纯后交叉韧带损害的患者在下坡时感觉"膝盖有问题"，但通常是比较微妙的。然而，对于联合韧带损伤，不稳定通常更严重，大多数病例会有相关的后外侧角功能不全。然而，后内侧功能不全也并不少见。

另一种情况是，患者表现出的不是不稳定，而是如前所述与胫骨前上坡撞击有关的股骨内侧髁软骨损伤的症状，或者后来出现内侧骨关节炎。如果单纯对关节软骨损伤作处理，而不解决损伤的后交叉韧带导致的松弛问题，将会导致治疗失败。如果存在过大内翻或胫骨后倾反转或缩小，则需要进行胫骨截骨术。

如果患者表现为与后交叉韧带功能不全相关的内侧骨关节炎，那么假设患者的下肢不长于另一侧，并且没有外翻对线，可以考虑胫骨内侧开口楔形高位截骨术[58]。当对标准的内侧骨关节炎采用这种技术时，值得注意的是，很难保持术前相同的胫骨后倾角[59, 60]，因为很容易无意中增加倾斜度。在后交叉韧带相关的内侧骨关节炎的情况下，这是有利的，因为增加胫骨后倾斜度往往会使胫骨向前移动，并允许股骨在负重条件下更向后移而与相对健康的胫骨关节面相接触。然而，它确实会导致伸直能力的丧失，因此，外科医生必须小心不要产生固定的屈曲畸形。由于是

内侧开角的楔形截骨，最好是安排分期后交叉韧带重建。有时候不需要下一次的后交叉韧带重建也可以使治疗结果足够好。甚至在同时伴有后外侧功能不全的情况下，内侧开角楔形截骨技术将下肢力线转移到外侧间室，从而抑制 LCL 松弛。此外，通过增加胫骨倾斜度，股骨倾向于向后移动。固定良好的后内侧半月板在内侧阻挡，但在外侧，股骨滑下倾斜较小的胫骨后外侧，几乎没有来自可移动的外侧半月板的阻力，因此更多的股骨后移导致股骨的相对外旋 / 胫骨的内旋，这抵消了在后外侧旋转不稳定中看到的胫骨外旋[61, 62]。

在慢性后交叉韧带功能不全中很少被考虑的一个问题是由后方关节囊慢性挛缩引起的固定性胫骨后移。使用负重 MRI 证实，单纯的后交叉韧带功能不全会导致内侧间室运动学改变。受试者在扫描过程中对其胫骨上部施加前向拉应力，所有患者的异常胫骨后半脱位均不能完全矫正[16]。所有受试者均无症状，仅有单纯的后交叉韧带 I 或 II 级损伤，尽管后交叉韧带有相对较小的功能不全，却有固定的后方半脱位。这表明，这种现象比人们所认为的更常见。这可能是单纯性后交叉韧带重建不如前交叉韧带重建成功的原因之一。值得庆幸的是，在明显的固定性后方半脱位病例中，改变坡度的截骨术将慢慢纠正畸形。对于慢性脱位的膝关节，资深作者意识到使用外固定器可以缓慢地重新调整关节。

三、结论

膝关节外科医生实践中重建后交叉韧带的病例数量应该相对较少，特别是考虑到改进的支具在非手术治疗中的使用。然而，几乎所有的 III 级损伤和一些 II 级损伤都将从重建中受益。后交叉韧带修复是一种不断改进的技术，但其作用尚不明确。当需要后交叉韧带手术时，由有能力的人来实施的结果是令人满意的，但结果比前交叉韧带重建术更难预测。

第 16 章　后交叉韧带损伤的治疗技术

Technique Corner: Posterior Cruciate Ligament Injuries

Jonathan D. Hughes　Christopher M. Gibbs　Neel K. Patel　Jan-Dierk Clausen　Volker Musahl　著

沈烈军　陆志剀　译

后交叉韧带（PCL）是膝关节中最大、最强的关节内韧带[32, 53]。PCL 由两束组成，包括前外侧束和后内侧束，两束有协同作用，可以在膝关节全范围活动下抵抗胫骨后移[34]。PCL 损伤占所有急性膝关节损伤的 3%，通常发生在急性创伤患者的膝关节中[15]。PCL 损伤通常发生在直接损伤后，因为胫骨前端遭受了来自向后的冲击力，典型的受伤机制是车祸时被挡泥板所撞到。然而，PCL 损伤很少单独发生，90% 以上的后交叉韧带断裂与膝关节其他韧带断裂一起发生[75]。虽然这些损伤最常见于创伤患者，但是在足球和滑雪等运动中，当脚部处于跖屈位置时，胫骨遭受自后向的负荷时，也经常会出现这种情况[15]。如果处理不当，PCL 损伤可能会导致膝关节的不稳定，并增加罹患骨关节炎的风险[43]。最近的一项回顾研究显示，与没有 PCL 损伤的患者相比，单纯性 PCL 断裂患者发生症状性关节炎的风险显著更高[62]。尽管存在这种潜在的膝关节不稳，但是单纯性 PCL 断裂的治疗方法仍然存在争议。在本章中，我们将讨论 PCL 的解剖学和生物力学，PCL 损伤的评估和治疗，以及 PCL 损伤后的转归。

一、后交叉韧带的解剖学 / 生物力学研究

PCL 起于股骨内侧髁的前侧，止于胫骨平台后方的关节线远端约 1cm 处。PCL 由两束组成，前外侧束和后内侧束。总长度为 32～38mm，中间的平均直径为 11～13mm[44]。前外侧束是两束中较大的一束，其股骨足印距离内侧弓约 11.0mm，距离股骨远端关节软骨约 7.9mm[2]。股骨后内侧束的足印距离关节内侧弓 11.1mm，距离股骨髁后缘关节软骨交界点 10.8mm[2]。前外侧束和后内侧束的胫骨附着点分别位于胫骨后部的斜坡转角前方 10.7mm 和 4.7mm[2]。在重建韧带时，了解后交叉韧带与腘窝（主要是腘动脉）之间的相对距离很重要。PCL 小凹近端至腘动脉的矢状面距离为（9.7±5）mm（3～15mm），随膝关节屈曲的增加而增大[12, 48]。在重建韧带时，建立这些束的标志物并了解它们与周围结构的关系是关键，本章后文将讨论这一点。

许多研究已经分析了 PCL 两束的功能和 PCL 损伤的后果。据报道，PCL 的抗张强度为 739～1627N，其中前外侧束对整体抗张强度的贡献明显大于后内侧束[44]。前外侧束的主要功能是阻止胫骨在膝关节为屈曲 70°～105° 向后移动。后内侧束也阻止胫骨向后移动，但它主要为 0°～15° 起作用[34]。PCL 还可以作为旋转的辅助稳定器，特别是在膝关节屈曲角度 >90° 的情况下。在一项生物力学研究中，两束都切断会造成 >10mm 的胫骨后移位（平均 11.7mm），这表明 3 级 PCL 损伤，PCL 完全断裂。PCL 完全断裂会导致股骨内侧髁相对于胫骨的前半脱位，如果处

理不当，可能会导致骨关节炎进程的加速[43]。在判断体格检查结果及确定单纯性 PCL 损伤的最佳治疗方法时，这些信息是很重要的。

二、临床表现

对于 PCL 损伤的患者，详细的临床病史最常见的描述是膝关节高度屈曲，伴或不伴有胫骨前方损伤，最常见的原因是运动损伤或交通事故[15, 17]。PCL 损伤的患者通常表现出模糊的症状，如不稳定、膝关节僵硬、肿胀或疼痛，并且通常无法确定损伤的确切机制[5, 46, 63]。事实上，许多患者在受伤后 30 天以上才出现 PCL 功能不全的问题[63]。慢性 PCL 损伤患者可能会出现膝关节疼痛增加和功能受损的模糊主诉[8]。

体检应从细致的神经血管检查开始，因为膝关节脱位可能导致 PCL 损伤[4, 15, 35, 36]。一项系统的回顾发现，在膝关节脱位的背景下，血管损伤率为 18%，神经损伤率为 25%[50]。初次检查时需注意血管损伤，如足背苍白、冰凉或脉搏异常，应通过测量踝动脉 – 肱动脉血压比值进一步评估，如果 <0.9，则随后应该进行血管造影或反复超声检查。应密切观察步态和负重肢体对齐情况，并对比检查伤侧和对侧膝盖。可以观察到膝关节轻度肿胀积液、腘窝处的瘀伤、膝前擦伤和膝内翻对线不良[17, 51, 74]。应进行触诊以评估压痛或积液的区域，并应评估活动范围，尽管在急性情况下，膝关节的不适可能会限制活动范围[5, 74]。最后，对交叉韧带和侧副韧带进行应力测试以确定是否伴有其他损伤非常重要，因为 PCL 损伤很少单独发生[4, 74]。其他需要评估的损伤包括韧带或半月板损伤，以及关节周围骨折[4, 15, 36]。

有许多特殊的测试被描述来评估 PCL 缺陷。后抽屉试验结合触诊胫骨 – 股骨台阶是最敏感的临床试验，灵敏度为 90%，特异度为 99%[61]。它通过对胫骨前部施加向后的力并评估胫骨后部平移量来进行（图 16-1）[74]。在进行这项测试时，检查员必须确保胫骨处于中立位置，因为胫骨后部半脱位可能会导致 PCL 损伤的假阴性结果，或胫骨相对前移过大的 ACL 损伤的假阳性结果。这种后部半脱位的存在被称为后部下坠试验，可以通过观察胫骨结节轮廓的消失或胫骨后部下坠来识别[74]。PCL 损伤的分类依赖于这项测试的后移程度。1 级损伤表现为膝向后平移 <5mm，或当胫骨平台前缘位于股骨髁前；2 级损伤表现为向后平移 5~10mm，或当胫骨平台前缘与股骨髁平齐；3 级损伤表现为 >10mm 后平移，或当胫骨平台前缘位于股骨髁后[5, 24, 46]。IKDC 的另一种描述更具体，分类将后方平移 0~2mm、3~5mm、6~10mm 和 >10mm 分别描述为正常、接近正常、异常或严重异常[26]。2 级后抽屉试验应该提醒临床医生可能存在 PCL 损伤，而 3 级则表示 PCL 和后外侧角联合损伤[64]。

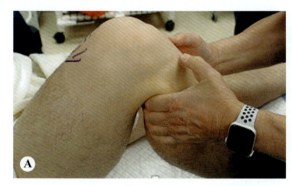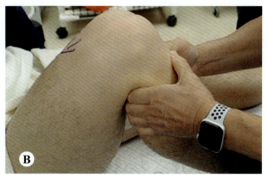

▲ 图 16-1　后抽屉试验
它通过对胫骨前部施加向后的力并评估胫骨后部平移量来进行，在进行此测试时，检验员必须确保如（A）所示，胫骨处于中立位置。在（B）中，对胫骨施加后方定向力会产生明显的胫骨后移位

股四头肌激活测试[13]是在患者仰卧状态下进行的，患者将受伤的膝盖搁在桌边挂下，屈曲到 90°，这会导致股四头肌开始收缩[5]。在没有 PCL 功能缺失的膝关节中，伸肌装置的力稍微指向后方，但在 PCL 缺失的情况下，胫骨相对于股骨向后平移，导致股四头肌收缩而产生向前的力。因此，当 PCL 功能不全的患者在绷紧股四头肌时，胫骨会从后坠位置移向前方而复位。值得注意的是，对于有髌骨及胫骨前损伤或手术史的患者，如髌骨切除术或胫骨结节截骨术，该测试并不准确，因为这些手术改变了力的走向，导致结果不准确。试验证明，该方法可检出 97% 的 PCL 功能缺失患者，而无一例假阳性[13]。

反向轴移和动态后移试验也在检查方法之列[3]。患者仰卧位，同时膝关节屈曲至 90°，检查人员在施加外翻应力的同时外旋下肢，并伸展膝关节。阳性表现为在屈曲角度 20°~40° 时胫骨向前复位。动态后移试验包括缓慢伸直膝关节，并在膝关节接近完全伸展时观察到胫骨向前的复位[5, 74]。

拨号试验有助于评估 PCL 及其伴发的 PLC 损伤。检查时患者俯卧，膝关节屈曲至 90°，检查人员向外旋转小腿。膝关节屈曲到 30° 的情况下进行测试。检查者的手（测试左膝时用左手，测试右膝时用右手）放在大腿背侧。另一只手放在足和脚踝上，施加外旋力量。外旋角度增加 10° 则认为是阳性；膝关节屈曲 30° 时检查阳性提示单纯性 PLC 损伤，而 30° 和 90° 检查均阳性提示 PLC 和 PCL 联合损伤[5]。也可以根据 IKCD 进行分级：0 级 <5°，1 级 6°~10°，2 级 11°~19°，3 级 >20°。然而，对尸体标本的胫骨外旋试验分析[64]显示，完整的膝关节在膝关节屈曲 30° 和 90° 时平均外旋 10°。切开后交叉韧带后，膝关节屈曲 30° 和 90° 时的外旋分别增加到 15° 和 16°。进一步切断 PLC 后，膝关节外旋角度在屈曲 30° 和 90° 时分别增加到 22° 和 28°。

通过对 40 例 PCL 损伤、前交叉韧带损伤或正常膝关节的患者进行体检，评估了临床评估对

PCL 损伤诊断的总体准确性[61]。临床检查诊断 PCL 损伤的准确度为 96%，灵敏度为 90%，特异度为 99%。临床检查对 PCL 1 级断裂的灵敏度为 70%，对高度（2~3 级）断裂的灵敏度为 97%。值得注意的是，KT-1000 关节计检测的准确度为 89%，但灵敏度仅为 33%，对轻度损伤的特异度为 94%，而对高度损伤的灵敏度为 86%，特异度为 100%。

三、影像

在评估 PCL 损伤时，成像应从膝关节的标准 AP、侧位、45° 负重和轴位切面开始[5]。这可以检测肢体的整体排列，以及识别撕脱伤或骨折。全长下肢图像有助于更好地评估腿部对线情况[51]。在慢性 PCL 损伤的情况下，随着损伤时间的增加，可能会发现关节退变的放射学证据[8]。仔细检查 X 线可能会发现胫骨内侧平台反向 Segond 骨折，这种骨折在合并 PCL、内侧半月板和 MCL 损伤的患者中已被描述；这种骨折被认为是外翻应力和外旋膝关节的结果[14, 23]。也可以看到其他关节周围骨折[36, 51]。

在 PCL 功能不全的评估中，已经描述了多重应力摄影技术。在评估外侧副韧带、PLC 和 PCL 损伤时，AP 内翻应力片可能是有用的。一项尸体研究显示，与完整状态相比，侧方间隙增加了约 2.7mm、4.0mm 和 7.8mm，临床医生应分别怀疑单纯的腓侧副韧带损伤、3 级 PLC 损伤，以及 ACL、PCL 和 PLC 的联合损伤[40]。测量后方松弛的应力技术包括使用应力装置、腘绳肌收缩、跪姿及重力下压等给予胫骨一个后向的应力，以获得膝关节侧位 X 线和轴位影像[30]。对于侧位 X 线上的后移测量，须测量胫骨后平台后缘与股骨髁之间的距离。在 Telos 方法中，患者处于侧卧位，膝关节屈曲至 90°，使用 Telos GA Ⅱ 应力装置对胫骨前部施加 150N 的后向载荷，并拍摄膝关节侧位 X 线[30]。腘绳肌收缩的方法是在进行侧位 X 线检查的同时，膝关节以 90° 角度主动腘绳肌收缩[30]。膝关节应力位 X 线，包括膝关

节屈曲至 90°，将身体重量施加在受伤的膝盖上，胫骨结节支撑在软垫夹具上，这种方法已被证明是可靠和可重复的[28, 30]。重力检查，包括在患者仰卧、髋关节和膝关节屈曲至 90° 时拍摄侧位 X 线，允许重力对胫骨施加后向力[30]。在 Puddu 轴位检查中[30, 57]，患者仰卧，双膝屈曲至 70°，双脚适度跖屈，胫骨保持旋转中立位。患者拿着胶片盒，X 线的方向从远端向近端，并平行于髌骨长轴。在股骨髁做一条切线，测量到胫骨前部距离，并与对侧进行比较。使用应力装置和跪姿测试被证明是检测后平移最敏感的；然而，它们也被发现是最痛苦和最耗时的[30]。

MRI 被认为是检测 PCL 损伤的金标准，对急性损伤的灵敏度和特异度接近 100%[16, 21, 22]。正常的 PCL 在 T_1 和 T_2 加权像上表现为低信号结构[22]。PCL 纤维中断或高信号表明 PCL 损伤[60]。在单纯性损伤中，最常见的是中间实质部分断裂[60]。尽管 MRI 对急性损伤的诊断是准确的，但必须注意不要过度依赖 MRI 来诊断慢性撕裂，因为此时虽然韧带看上去连续性存在，但实际上为慢性 PCL 功能不全[73]。然而，如前所述，对于轻度损伤，比较难以诊断 PCL 损伤，在这种情况下，辅助检查（如 MRI）可能特别有用[61]。与前交叉韧带损伤一样，在 PCL 损伤后，骨挫伤经常可以在 MRI 上看到，只是位置更加多变，经常发生在 MCL 或 PLC 损伤的对侧[45]。

CT 和 B 超也可用于 PCL 损伤的诊断或治疗。尽管 MRI 被证明在检测膝关节韧带损伤方面优于 CT[52]，但 CT 可用于评估骨损伤，包括撕脱伤。最近的一项系统回顾和 Meta 分析发现，超声在 PCL 断裂诊断中的灵敏度和特异度分别为 99% 和 99%。然而，这项技术存在相当大的异质性，因为这项技术很大程度上受到患者体位和检查人员技能的影响[42]。

四、治疗

单纯性 PCL 损伤的治疗仍然存在争议。治疗医生必须首先确定损伤是急性损伤还是慢性损伤，并需要进行分级以客观确定其严重程度。如前所述，如果检查时膝关节有＞12mm 的胫骨后移，必须考虑合并损伤，这将常规地进行手术治疗[28, 63]。大多数作者主张对急性、单纯的 PCL 部分损伤进行非手术治疗，因为长期随访发现愈后良好[29, 55, 66, 69]。其他研究表明，长期随访时，非手术治疗会导致髌股关节和内侧间室的退行性改变，结果各不相同[8, 19, 72]。因此，许多外科医生建议对急性 PCL 完全断裂或慢性有症状的 PCL 损伤进行手术治疗。

（一）非手术治疗

由于急性损伤后 PCL 固有的愈合潜力，非手术治疗 PCL 损伤是可行的[29, 67, 68, 73]。然而，这些患者中的许多人在完全愈合后表现出胫骨的后移增加。成功的愈合需要尽量减少膝关节屈曲时后交叉韧带的平移和拉长[29, 31]。动力型 PCL 支具对胫骨近端后方施加前向力，防止胫骨向后方移位，并允许 PCL 残端保持接近状态，以促进愈合。由于 PCL 的张力随膝关节的屈曲而变化，这种支具会随着膝关节屈曲的增加而施加越来越大的前向力，从而模仿 PCL 的解剖应力[29, 41]。最近的一项前瞻性研究发现，在急性损伤后应用动力型 PCL 支具的所有患者在 24 个月的随访中，平均胫骨后移显著减少。然而，所有患者在最后随访时确实有一些少许的膝关节松弛[29]。另一项研究表明，在圆柱形石膏中固定 6 周后，再经过动力型支具治疗，也能达到类似的效果[31]。虽然这两项研究都详细描述了少许膝关节松弛，但最近的一项前瞻性研究得出结论，少许膝关节松弛与功能结果无关[67]。动力型 PCL 支具是治疗急性、PCL 部分断裂的一种治疗方法。然而，进一步的长期研究是有必要的，以调查这种 PCL 支具对少许膝关节松弛和功能结果的有效性。

非手术治疗策略

尽管不同外科医生的特定治疗方式不同，但每种方式的关键要素都是相似的。这些关键要素，包括防止胫骨向后半脱位，加强股四头肌力量，以及可以承受的负重。作者的首选方案如下，在患者被诊断为急性 PCL 损伤后，显现考虑采用功能性 PCL 支具。患者可以立即开始负重。然而，对于 PCL 完全断裂，外科医生可能会将支具锁定在完全伸直状态。PCL 部分断裂允许在未锁定的支具中承重，同时避免过度伸直。在所有情况下，支具都可以解锁，以进行活动角度练习和加强股四头肌练习。鼓励进行开链股四头肌锻炼，同时避免膝关节过伸。在康复过程中，不允许进行开链腘绳肌腱练习。重返运动对运动员来说是个体化的，但部分断裂最早可能在 2 周开始，完全断裂最早可能在 6～8 周开始。如果非手术治疗失败，则需要手术干预。

（二）手术治疗

PCL 重建（PCL reconstruction，PCLR）有几种技术，包括采用自体或同种异体肌腱移植的单束和双束重建，经胫骨隧道和胫骨 Inlay 技术。

1. 等长重建与解剖重建

历史上，PCLR 有两种技术，包括等长重建和解剖重建。等长重建包括寻找 PCL 的等长股骨附着点，这将允许移植物的长度变化最小，从而将移植物上的应力变化降至最低 [20, 56]。然而，这种方法被发现在接近膝关节伸直时会约束膝关节，导致膝关节完全伸直时移植物张力过高，膝关节弯曲时过度松弛 [59]。解剖重建是将移植物放置在股骨侧 PCL-AL 束的中心，以及胫骨足印的解剖中心。多项研究表明，与等长重建相比，解剖重建可改善临床结果，减少胫骨向后移位 [18, 49]。

2. 经胫骨隧道与胫骨 Inlay 技术的比较

有两种经胫骨移植固定的重建技术：经胫骨隧道技术和胫骨 Inlay 技术。经胫骨隧道技术包括在胫骨上的解剖 PCL 足印中创建一条骨隧道。这项技术会在胫骨隧道的后方造成移植物的锐角，又叫"杀手转弯"，这可能导致移植物的磨损，甚至摩擦性断裂 [7, 47]。1995 年，首次提出的胫骨 Inlay 技术 [6]，通过在胫骨后方放置一个骨块而不需要骨隧道来避免"杀手转弯"。最初，这一手术通过半腱肌和腓肠肌内侧头之间的后内侧入路进行。最近，一种全关节镜下手术方法被

报道取得了良好的效果 [37]。最近的研究表明，这两种技术都改善了膝关节的稳定性，取得了好的临床结果 [27, 37, 54]。

3. 双束重建

采用双束 PCLR 前外侧和后内侧（posteromedial，PM）束，能恢复正常的解剖和膝关节的生物力学 [1]。一些生物力学研究表明，双束 PCLR 比单束 PCLR 更接近于恢复正常膝关节的生物力学 [25, 77]。对于双束 PCLR，既可以采用经胫骨隧道技术，也可以采用胫骨 Inlay 技术。经胫骨隧道技术包括在 AL 和 PM 束的解剖足印内创建两个股骨隧道，以及在胫骨侧创建一个隧道 [71]。任何移植物选择都可以用于该入路，将骨块放置在胫骨隧道内。对于胫骨 Inlay 技术，可以采用同种异体跟腱带骨块移植或自体股四头肌腱带骨块移植。将移植物的软组织部分从中间分离，形成两束，用于双束重建。在 PCL 胫骨足印上创建一个槽，并将骨块放置在该槽中。将两束放置在 AL 束和 PM 束解剖足印中。AL 束在膝关节屈曲 90°，胫骨前抽屉状态固定，PM 束在膝关节完全伸直状态时固定。如前所述，根据手术医生的个人习惯，这项技术可以在开放或关节镜下进行 [6, 37]。

4. 移植物选择

PCLR 的移植物选择包括自体股四头肌腱带有或不带有骨块移植、自体骨 - 髌腱 - 骨（BPTB）移植、同种异体 BPTB 移植、自体腘绳肌腱移植、同种异体跟腱带骨块移植。一项生物力学研究表明，四股腘绳肌腱移植的失败率明显高于 BPTB 或跟腱移植物，BPTB 移植物的抗拉伸性显著高于腘绳肌腱 [10]。最近一项比较自体移植和同种异体移植的临床研究发现，自体移植在临床结果上没有差异，反而增加了供体部位的并发症 [76]。

5. 并发症

尽管所有的外科手术都有不同的并发症，但也有一些与 PCLR 相关的特殊并发症。PCLR 术后最常见的并发症是少许的后方松弛 [79]。一种可怕但罕见的并发症是腘动脉损伤。腘动脉与后方关节

囊紧密相连，如果外科医生破坏远端的胫骨皮质，在胫骨隧道扩髓时可能会不经意间损伤。此外，在胫骨隧道扩髓期间，内侧或外侧半月板的根部可能会因为隧道的错误放置而受损，强调了充分显示PCL胫骨足印和使用术中透视的重要性[33]。

6. 手术疗效

最近的一篇系统性回顾描述了使用经胫骨隧道技术进行PCLR术后的结果。作者证明，75%的患者主观IKDC评分正常或接近正常。这项系统性回顾还报道了术后膝关节后方松弛的范围为2.0～5.9mm，较术前的8.4～12.3mm有所改善。有作者报道，胫骨Inlay技术可以改善膝关节后方松弛一个等级，但该手术并不能恢复正常的膝关节稳定性。此外，退行性膝骨性关节炎在最后的随访中经常出现[38]。

许多作者报道，胫骨Inlay技术重建PCL，显著改善了Lysholm和Tegner评分，以及胫骨后移。然而，作者报道了与自然的膝关节相比，还留有少许松弛[65, 70]。

系统回顾比较了开放式胫骨Inlay技术和关节镜下经胫骨隧道技术。在生物力学分析中，作者发现这两种技术在前后稳定性和移植物力量方面没有差异。临床上，作者报道两种技术在短期随访中的Tegner和Lysholm膝关节评分和前后稳定性没有显著差异[54]。另一项最近的回顾性研究显示，关节镜下经胫骨隧道和胫骨Inlay技术在胫骨后移位、Lysholm和Tegner评分方面没有显著差异。作者报道了经胫骨隧道和胫骨Inlay技术的胫骨后移位分别为（5.6±2）mm和（4.7±1.6）mm，显著大于自然膝关节[37]。

许多作者提倡双束PCLR，因为单束重建会残留少许膝关节松弛[37, 71, 77]。然而，最近的文献显示结果喜忧参半。各种研究表明，双束重建改善了术后的主观评分，减少了术前的胫骨后移。然而，胫骨后移范围为0.9～3.9mm，与自然膝关节相比仍有增加[71, 78]。最近的一项系统回顾和Meta分析发现，与单束组相比，双束组显著改善了胫骨后移和IDKC评分，但在Lysholm和Tegner评分方面没有差异[9]。对单束和双束技术的回顾显示，与单束组相比，双束组的平均胫骨后移得到了改善，但膝关节活动度和Lysholm评分没有差异[37]。最近对7篇文章的另一篇系统综述报道称，单束和双束重建在临床和功能结果方面没有差异[58]。

7. 作者的首选技术

作者的首选技术是采用经胫骨隧道的关节镜下单束解剖重建。对于这项技术，在单独的PCLR中，作者会对年轻患者使用自体股四头肌肌腱带骨块移植，而对老年患者和多发性膝关节损伤患者使用同种异体跟腱伴骨块移植。在股骨侧，在AL束的解剖足印内扩出一条直径10mm的隧道（图16-2）。尽可能地保留剩余的PCL残端及PM束。通过改良的Gilquist入路和后内侧入路，在70°关节镜下完全可以看到胫骨足印。在透视引导下使用胫骨导向器将导向针放置在PCL胫骨足印的中心（图16-3）。先前的一项尸体研究表明，如果瞄准AL束，而不是足印的中心，会增加内侧半月板后根损伤的风险，并增加关节接触压力，与全半月板切除相当[39]。由于神经血管束仅位于胫骨足印的后方，因此在扩一条直径10mm的隧道时，当到达远端皮质时要非常小心。在通过移植物之前，使用一把骨锉来平整胫骨隧道开口的前部，以防止移植物的磨损性断裂。移植物通过前内侧入口进入关节。腱性部分将放置在胫骨隧道内，而骨块将放置在股骨侧（图16-4）。股骨侧固定采用线环悬吊固定。在膝关节屈曲90°时拉紧同时胫骨做前抽屉的情况下，挤压螺钉在隧道前部固定胫骨侧移植物。

8. 术后康复

术后立即将患肢放置在两例动态前抽屉支具中，支具在伸直位锁定。术后2周内不能负重。在2周时，患者可以开始按（表16-1）所示的康复计划进行锻炼。患者首先要关注的是股四头肌的锻炼和力量强化，以及步态和膝关节活动范围的正常化。目标是6～9个月能重返体育运动。

在0～2周时，患者伸膝位支具固定，不能

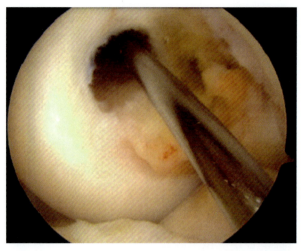

▲ 图 16-2　PCLR 术中，在左膝单束重建中创建股骨隧道，从上方的前外侧入口观察。股骨隧道已通过辅助前外侧入口扩孔。股骨隧道位于股骨内侧髁前外侧束的解剖足印区内

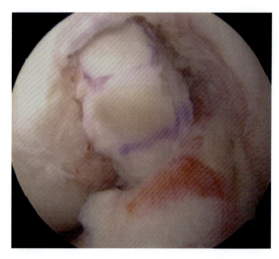

▲ 图 16-4　PCLR 术中，从前外侧入路观察完整的重建后的左膝 PCL。带骨块的自体股四头肌腱移植物位于 ACL 的后方，PCL 移植物和原生 ACL 均具有良好的张力

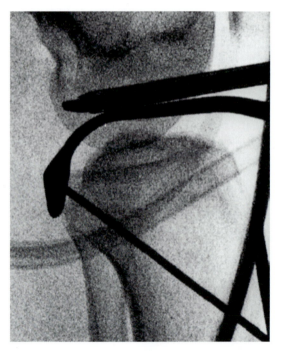

▲ 图 16-3　PCLR 术中，左膝矢状位透视检查显示了在 PCLR 中放置了用于胫骨隧道的导针。胫骨导向器通过髁间窝放置在 PCL 的胫骨解剖足印区上，然后在透视下将导向针穿过胫骨钻到远侧皮质

9 个月通常才能恢复运动。

五、结论

PCL 损伤比较少见，约占所有急性创伤损伤的 3%。PCL 损伤的诊断是基于仔细的临床检查和放射学分析。仔细结合临床和放射学检查以排除慢性 PCL 损伤非常重要。治疗方案包括对单纯性的 PCL 部分损伤及 1 级、2 级 PCL 损伤的非手术治疗，以及对高能量单纯性 PCL 损伤、慢性 PCL 损伤或多发韧带膝关节损伤的手术重建。手术入路既可以是开放的，也可以是关节镜下的，可以进行单束或双束重建。PCLR 技术有很多种，包括经胫骨隧道或胫骨 Inlay 技术。作者更倾向在关节镜下用自体带骨块的股四头肌腱移植物经胫骨隧道重建 PCL。

PCLR 的常见并发症，包括持续的膝后方松弛、神经血管损伤和胫骨隧道扩髓时半月板根部损伤。术后治疗方案应针对每个患者进行个体化治疗。这包括限制膝关节活动，最初是在膝关节在伸直位锁定的情况下允许部分负重，随后佩戴支具自由活动及负重。康复的要点应该是加强股四头肌功能锻炼，目标是让患者在 9~12 个月重返运动。

完全负重。术后 2 周，患者开始正式的康复计划和物理治疗。患者主要关注股四头肌的锻炼和加强，以及步态和膝关节活动范围的正常化。术后

表 16-1 PCLR 术后康复方案	
2 周	• 膝关节活动度逐渐从 0° 到 90° • 膝关节固定在伸直位的部分负重训练 • 一直需佩戴支具 • 加强直腿抬高训练
6 周	• 未佩戴支具的部分负重训练 • 90° 的范围内闭链的股四头肌强化训练（靠墙静蹲） • 近端垫保护下从 90° 到 40° 的股四头肌等张训练 • 20min 最小阻力的闭链踩自行车 • 跑步机上行走 • 腘绳肌仅限于等长功能锻炼

12 周	• 股四头肌等张练习
	  – 全角度的闭链活动
	  – 开链的活动范围从 90° 到 40°
	• 带远端垫的股四头肌等长收缩
	• 在跑步机上行走（前进）和缓慢后退
	• 继续使用固定自行车
	• 从 18 周开始直线奔跑

24 周	• 无角度限制的渐进性抗阻训练：专门训练股四头肌 • 敏捷性功能训练 • 渐进式跑步训练：急停和旋转 • 更高级别的功能锻炼

第 17 章　后外侧角重建的技术
Technique Corner: Posterolateral Corner Reconstruction

Evan W. James　Kenneth M. Lin　Bruce A. Levy　Robert G. Marx　著

周伯乐　陆志剀　译

与膝关节韧带其他损伤相比，后外侧角损伤是罕见的，并且对手术医生来说可能是一个重大挑战[1]。临床诊断最好结合病史、体检和影像学检查。后外侧角损伤通常是由高能量造成的，一般是内翻暴力伴膝关节过伸，或者是膝关节屈曲时胫骨过度外旋[2-4]。可采用屈膝 0° 和 30° 内翻应力试验、屈膝 30° 和 90° 胫骨外旋试验、后外侧抽屉试验、后外侧旋转试验[5]和反向轴移试验等特殊的体格检查手法来评估后外侧角损伤[6]。评估前交叉韧带、后交叉韧带和内侧副韧带损伤的体格检查也是必要的，因为许多后外侧角损伤是多韧带损伤的一部分。建议使用 X 线片检查，包括膝关节前后位、侧位、隧道位和 Merchant位[7]，以及 MRI，来确定关节内和关节外病变的程度。此外，应力位 X 线也有助于区分单纯的外侧副韧带断裂和完全性（Ⅲ度）后外侧角损伤[8]。

后外侧角由静态和动态稳定结构组成，它们共同维持膝关节内翻和旋转稳定性。三种主要的静态稳定结构包括外侧副韧带、腘腓韧带（popliteofbular ligament，PFL）和腘肌腱（popliteus tendon，PT）。LCL 对内翻不稳定性起主要限制作用，对内、外旋转扭矩起辅助稳定作用[9, 10]。同样，腘肌腱主要为外旋提供稳定性，但也起到对抗内翻应力、内旋和前移的辅助稳定作用[11, 12]。PFL 对外旋扭矩起到对抗作用，最大载荷出现在屈膝 60° 时[13]。其他重要的膝关节外侧结构，包括股二头肌长头、腓肠肌外侧头、髂胫束、近端胫腓韧带、外侧关节囊、前外侧韧带、腓总神经和外侧半月板[14, 15]。在进行后外侧角重建时，了解这一复杂的解剖结构是必要的。

一、手术适应证

后外侧角重建的适应证包括急性 LCL、PFL和（或）PT 的实质部撕裂，通常与交叉韧带损伤有关。尽管这种损伤很不常见，但是单纯的后外侧角损伤导致功能不稳定且需要手术治疗。作者建议尽可能使用一期手术，因为研究结果表明，对于多韧带损伤或膝关节脱位，一期后外侧角重建和分期后外侧角重建在膝关节功能上没有差异[16-18]。后外侧角重建的时机也是一个重要的影响变量。对于合并开放性损伤、血管损伤和不可复性脱位的患者，应紧急手术治疗。其他患者可以选择急性修复或重建（或两者的组合），通常在受伤后 3 周内进行手术[19-21]，也可以选择在受伤后 4 周或更晚进行延期重建。早期手术的支持者认为，早期手术可以修复撕脱伤等类型的损伤，并且更加安全和容易显露腓总神经，获得相对更好的临床结果，并且降低了等待手术期间继发关节内损伤的风险[19, 22, 23]。此外，如前所述，由于腓总神经的瘢痕形成，损伤后超过 14 天的手术中解剖分离要困难得多，因此，如果考虑早期手术，手术医生应尽一切努力在该时间范围内处理损伤。延期手术的支持者则用证据表明，延期可以缓解软组织肿胀，改善膝关节的活动范围，降低伤口并发症的风险[24, 25]。综上所述，这些因素显示后外侧角损伤的治疗决策是复杂的，手术计划必须考虑一系列变量，包括修复或重建，一期或多期，紧急手术或延期手术。

二、手术技术

（一）手术入路

作者首选的后外侧角重建技术是利用同种异体跟腱重建外侧副韧带、腘肌腱和腘腓韧带，同时进行后外侧关节囊转位[17, 21, 26, 27]。必须在解剖位钻取骨槽并置入移植物。麻醉后，患者在手术台上取仰卧位。在麻醉下进行检查，以评估膝关节不稳定的模式，并将其与术前查体结果和影像学检查结果进行比较。应力位 X 线检查也有助于明确诊断[28]。随后，下肢按照标准的方式进行准备和铺单。

手术切口从髂胫束中间向远端延伸超过 Gerdy 结节并位于腓骨前方。切口必须足够靠前，以在屈膝情况下充分显露股骨远端。提起一侧向后垂的皮瓣，并定位股二头肌。腓总神经位于股二头肌的后方，进行腓总神经松解术，使神经在整个手术过程中能得到保护。用血管阻断带或 Penrose 引流管标记腓总神经，以便于在手术过程中可以安全的活动和保护腓总神经。沿皮肤切口切开髂胫束。使用 Cobb 骨膜剥离器在腓骨头近端外侧进行骨膜下剥离。随后，在腓骨后缘和股二头肌之间钝性分离扩大间隙。这为移植物通过创造了便利的空间。

（二）移植物制备

这项手术技术的首选移植物是未经照射的新鲜冷冻的同种异体跟腱。

移植物可以在手术过程中由助手在后台准备，也可以在手术时或之前由外科医生准备。将同种异体跟骨修剪成 9mm×20mm 的骨块，对肌腱部分进行修剪，用 5 号缝线将移植物的下半部分缝合成 7mm 直径的条管状，以便通过腓骨头隧道。在移植物上放置缝线，以在腓骨侧和股骨侧隧道建立后，能把移植物拉过隧道。

（三）相关病理学

可在关节镜下处理伴随的半月板和（或）交叉韧带损伤。这可以在开放的外侧手术之前完成，或者紧急情况下，可以先进行开放的外侧手术，然后允许关节镜手术时的液体通过外侧关节囊的破口流出，从而避免液体渗入腿部并伴发骨筋膜室综合征。如果存在半月板撕裂，可以采用半月板修补术或部分半月板切除术进行治疗。如果存在交叉韧带损伤，则进行 ACL 和（或）PCL 重建，并将移植物固定在股骨隧道内。对于 PCL 重建，移植物可同时固定在胫骨内。对于 ACL 重建，胫骨侧固定应该在外侧角移植物固定后操作，因为如果先进行 ACL 重建的胫骨侧固定，可能会造成固定的屈曲外旋畸形[29]。软骨损伤也可根据需要在此时处理。

（四）构建隧道和固定移植物

克氏针从腓骨头前外侧（LCL 的止点至 PFL 附着的腓骨茎突处），向后内侧穿过。必须注意克氏针不要过多地穿透，因为这可能会导致腘动脉或腓总神经的医源性损伤。用 7mm 扩孔钻通过克氏针进行扩孔。用咬骨钳和电刀去除任何遮挡隧道孔的残留软组织。用缝线将移植物从后向前穿过腓骨并在股二头肌下方穿过。

接下来，注意力转向股骨。在腘肌沟的前 1/5 处放置 1 根克氏针，并在透视下确定位置。用 9mm 扩孔钻通过克氏针进行扩孔，以形成深 20mm 的闭合隧道。将同种异体跟腱移植物的骨块塞入隧道，并用 7mm×20mm 的金属挤压螺钉固定。对移植物施加温和的牵引，以确保获得满意的固定。移植物沿着腘肌腱的走行，向下穿过股二头肌深面，朝向腓骨头后侧面，然后从后向前穿过腓骨头的隧道（图 17-1）。

随后，让我们将注意力再回到股骨上。LCL 的股骨侧起点位于股骨外上髁的近端和后方，距离腘肌腱附着点约 18mm（这体现了 LCL 的股骨起点和腘肌腱起点之间的自然解剖距离）[30]。1

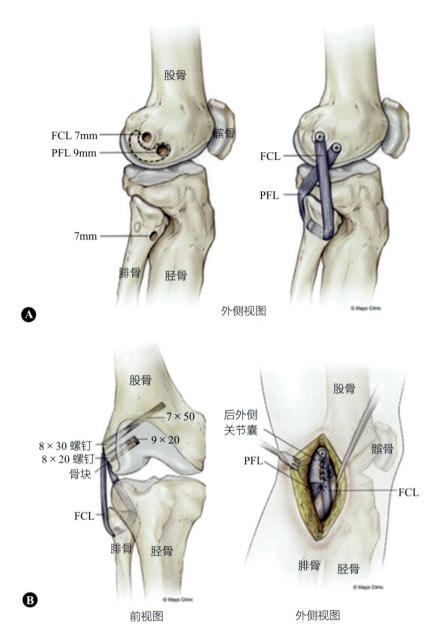

▲ 图 17-1　作者首选的后外侧角重建方法的图示
A. 腓骨侧和股骨侧隧道重建和移植物位置的外侧视图；B. 隧道和移植物位置和
后外侧关节囊转位的视图（经许可转载，引自 Schechinger et al.[21]）

枚 Beath 钉在 LCL 股骨起点处钻入。将移植物裹在 Beath 钉上，通过反复伸屈膝关节以评估移植物的等长程度。一旦获得了满意的等长，用 7mm 扩孔钻将针扩孔到 50mm 深，或扩孔至远端皮质。把移植物上的缝线穿过 Beath 针的针眼，从外侧拉到内侧，以便将移植物送入隧道。确定交叉韧带已固定后，在屈膝 30°、轻度内旋的情况下，拉紧 LCL 移植物，并使用 8mm×25mm 生物可吸收挤压螺钉或金属软组织螺钉进行固定。这就完成了手术过程中的韧带重建部分。

最后，进行后外侧关节囊转位以进一步增强重建强度。不可吸收的 2-0 缝线穿过关节囊，并将关节囊重叠后再打结固定。在后外侧角损伤中，后外侧关节囊经常撕裂或变薄弱。这一手术操作，为结构修复提供了额外的强度，并恢复了后外侧关节囊的正常张力。在紧急情况下，关节囊可以用锚钉直接修复到股骨侧或胫骨侧撕脱处。

接下来，大量生理盐水冲洗，并逐层缝合伤口。用不可吸收的 1-0 缝线缝合髂胫束。再次检查腓总神经，以确保在手术过程中得到了充分的保护。皮下层用可吸收缝线缝合。皮肤可采用连续缝合。使用无菌敷料包扎。在患者从麻醉中醒来之前，使用支具保持膝关节轻度外翻和屈曲，以确保重建得到保护。我们的方案是为患者提供药物化学预防深静脉血栓，直到患者恢复到完全负重。

三、康复方案

术后，在手术侧下肢使用外翻支具或者有轻微外翻的铰链式膝关节支具，并持续佩戴 6 周。在接下来的 8～12 个月，改用定制的外翻支具[21]。康复遵循分阶段康复的方法，各个康复阶段的顺序侧重于活动度、肌肉耐力、肌肉力量[20, 31, 32]。在最初的 6 周，膝关节活动度逐渐增加到完全伸屈范围。激活股四头肌和髌骨的活动，以完全伸直膝关节。在第 2～6 周，逐渐增加负重直到可以完全负重，在此之后开始轻柔的强化锻炼。力量训练首先是要建立肌肉耐力，其次是增加肌肉力量。一旦达到力量对称，重点进行肌肉增强锻炼等功能性锻炼，以及开始特定运动的专有动作。当取得令人满意的进展时，能否恢复参与正常活动和运动，应当取决于功能测试结果、心理准备情况、医生的准许。

四、手术治疗结果

后外侧角重建技术在短期至中期随访中，均显示出良好的效果。Sanders 等[17] 报道了 61 例接受 PLC 重建的多韧带损伤患者，平均随访 3.8 年（2～9 年），平均 IKDC 评分（74.1±22.3）分，平均 Lysholm 评分（80.3±21.8）分，平均关节活动度 0°～126°，95% 的患者在完全伸膝时无明显松弛。同样，Schechinger 等报道了 16 例患者（7

例两根韧带损伤，如 PLC 损伤与 ACL 或 PCL 断裂，9 例多根韧带损伤）的治疗结果，至少随访 24 个月（范围为 24～75 个月）[21]；在 IKDC[33] 主观评分或 Lysholm 评分[34] 中，两根韧带组和多根韧带组之间没有发现显著差异；4 例患者表现为持续性 1°+ 内翻松弛，但未发现明显的功能障碍；在并发症方面，1 例患者出现关节松动需要治疗，但没有患者需要翻修手术；综上所述，这些数据显示该项技术在恢复两根和多根韧带损伤患者的膝关节后外侧稳定性方面具有有效性。然而，需要进一步的随访以评估长期结果。

五、并发症

后外侧角重建术后的并发症包括表浅感染和深层感染、伤口裂开和深静脉血栓形成。对于骨骼未成熟的患者，在隧道扩髓过程中可能会损伤股骨远端和腓骨近端的骨骺，可能需要选择钻取非解剖性隧道[35]。腓总神经损伤是罕见的，但也有大约 2% 的发生率[36, 37]。此外，由于术后可能出现血肿并压迫腓总神经，在闭合前应松开止血带并止血[38]。关节纤维性粘连或移植物位置不良，可能导致关节活动范围欠佳。最后，移植物失效、内固定失效、漏诊的伴随损伤，可造成持续性内翻或后外侧旋转不稳定。

六、结论

后外侧角损伤对外科医生来说是一个重大的挑战。这种损伤可能很难诊断，需要综合患者病史、查体和影像学资料。此外，后外侧角损伤通常是高能量造成的，并与 ACL、PCL、MCL 和（或）神经血管损伤相关，而这些伴随损伤可能会为治疗带来更大的挑战。在本章中，作者介绍了作者首选的后外侧角重建技术，该技术利用同种异体跟腱重建 LCL、PT 和 PFL，并进行后外侧关节囊转位，以提供额外的稳定性。这项技术的提出是基于在解剖位置开槽并植入移植物。2～9 年的随访结果显示了良好的临床和功能结果评分，需要手术翻修的风险很低。

Robert S. Dean　Brady T. Williams　Jill K. Monson　Robert F. LaPrade　Jorge Chahla　著
朱迎春　陆志剀　译

一、解剖和功能

PMC 从髌腱的内侧延伸到腓肠肌肌腱内侧缘。它由五个主要结构组成，包括 MCL 浅层（superfcial MCL，sMCL）、MCL 深层（deep MCL，dMCL）、后斜韧带、腘斜韧带（oblique popliteal ligament，OPL）和内侧半月板后角（posterior horn of the medial meniscus，PHMM）[1]。此外，半膜肌及其扩展部为 PMC 提供了动态稳定性。与膝关节外侧不同，股骨内侧髁和内侧胫骨平台间的骨性解剖以凹凸方式相关节，具备固有稳定性[1]。

内侧副韧带浅层是膝关节内侧最大的结构，主要作用为对抗外翻力量和限制内侧关节间隙，在抵抗胫骨外旋方面起次要作用，同时在前交叉韧带功能不全时轻度限制前移。其股骨附着点的中心位于内上髁近端 3.2mm，后方 4.8mm。胫骨附着点有两处。胫骨近端附着点位于半膜肌前臂上方，关节线远端约 11.2mm。胫骨远端附着点距关节线远端 61.2mm，sMCL 伴行于膝下内侧动、静脉和胫神经分支止于此处[1]。胫骨远端附着点主要位于鹅足滑囊区，是构成滑囊后部的重要组分。sMCL 长 9～10cm（图 18-1 和图 18-2）[1]。

内侧副韧带深层或中 1/3 内侧关节囊韧带本质上是内侧关节囊的增厚，内侧关节囊的内侧面与内侧半月板连接，外侧则部分附着于 sMCL 深面[1]。dMCL 可分为两部分，包括连接到 sMCL 股骨附着点远端和深层的半月板股骨部分，以及连接到胫骨内侧平台关节软骨边缘远端的更为短厚的半月板胫骨部分（图 18-3）[1]。

后斜韧带具有三个筋膜附着点，可分为浅束、中束和关节囊束[3, 4]。总之，它们从半膜肌腱的远端起始，纵向穿过关节线。POL 起始于股骨内收肌结节远端 7.7mm、后方 6.4mm，腓肠肌结节远端 1.4mm、前方 2.9mm 处[1, 2]。其浅束与中束在近端融合，向远走行于 sMCL 后方，最终止于半膜肌胫骨远端扩展部及诸胫骨止点[1, 5]。POL 的中束最大且最重要，它起自半膜肌腱的远端，与内侧半月板相连，加强后内侧囊。在前方，中束与 sMCL 后侧融合；在后方，POL 关节囊束起于远端半膜肌腱，位于中束的半月板股骨囊附着点后方和侧方。关节囊束与后内侧关节囊和 OPL 内侧融合[1]（图 18-1 和图 18-2）[1]。

半膜肌腱穿过关节线时分成直束和前束。直束是主要止点，向远端插入肌腱结节近端和胫骨内侧嵴前部的小沟内。前束与 POL 的关节囊束融合，随后与后内侧关节囊结合，据报道附着于 PHMM 后下缘[1, 4, 6]。前束继续深行经 POL 浅束胫骨附着点至 sMCL 胫骨近端附着点（图 18-1 和图 18-2）。

腘斜韧带是一种阔筋膜带，斜行穿过膝关节

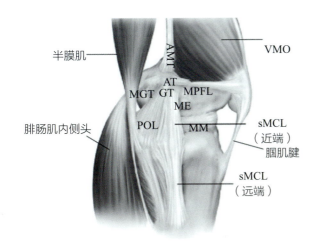

▲ 图 18-1　左膝主要内侧结构的解剖示意

AMT. 大收肌肌腱；AT. 内收肌结节；GT. 腓肠肌结节；MPFL. 内侧髌股韧带；ME. 内上髁；MGT. 腓肠肌内侧头；sMCL. 内侧副韧带浅层；POL. 后斜韧带；VMO. 股内斜肌；MM. 内侧半月板

后方，平均报道长度为 48mm[1]。它起自 POL 的关节囊束和半膜肌腱扩展部外侧，并向外延伸至其两个附着点。近外侧附着在骨性或软骨性籽骨上，包括后外侧关节囊的半月板股骨间部分和跖肌。远外侧附着点位于后交叉韧带的外侧和外侧半月板后根的远侧。

　　内侧半月板后角是内侧半月板最重要的承重部分，与后内侧关节囊、POL 和半膜肌远端扩展部密切相关[1, 7]。据报道，PHMM 的后半月板囊附着处的平均长度为 20.2mm。整个 PHMM 的平均周长为 21.3mm，并且大部分与后关节囊相结合[8, 9]。

　　大收肌腱（adductor magnus tendon，AMT）附着在内收肌结节后方 3.0mm、近侧 2.7mm 的小骨凹内。大收肌腱受损较少，可作为膝关节内侧重建的可靠解剖学参考。大收肌腱在后方有一个较厚的筋膜附着点，起自远端，连接于腓肠肌内侧头和后内侧关节囊的近侧（图 18-4）[1]。

二、损伤机制和临床表现

　　膝关节内侧损伤的患者通常经历过膝关节的强迫外翻应力。严重的损伤可以表现为侧向不稳定，行走时外翻，以及活动明显受限[10]。

　　此时我们应触诊关节线，确保分别触诊半月

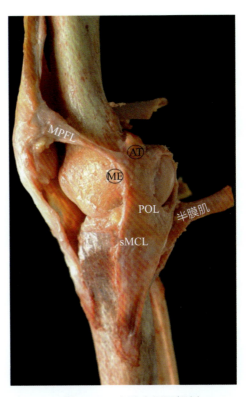

▲ 图 18-2　右膝内侧面解剖

AT. 内收肌结节；ME. 内上髁；MPFL. 内侧髌股韧带；POL. 后斜韧带；sMCL. 内侧副韧带浅层

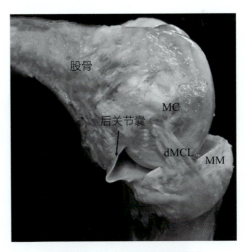

▲ 图 18-3　左膝内侧面解剖

dMCL. 内侧副韧带深层；MC. 股骨内侧髁；MM. 内侧半月板

板股骨部和半月板胫骨部。全面的检查应包括步态观察，并评估伴随的韧带或半月板损伤。此外，外翻应力试验应分别在膝关节屈曲 20° 位和完全伸直位下进行。在进行外翻应力试验时可以

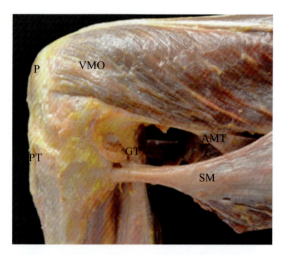

▲ 图 18-4 屈膝 90° 位右膝内侧面解剖，显示膝内侧的肌肉和肌腱结构

AMT. 大收肌肌腱；GT. 腓肠肌内侧头；P. 髌骨；PT. 髌韧带；SM. 半膜肌；VMO. 股内斜肌

触摸内侧关节线，以估测内侧间隙的大小。在屈膝 20° 外翻应力试验时，间隙增大预示着单独 sMCL 损伤。完全伸直位时内侧间隙增加提示更严重的内侧结构损伤，可能累及交叉韧带[11]。另一种特殊检查是前内侧抽屉试验。与对侧肢体相比，患侧旋转增加表明 sMCL 远端、POL 及 dMCL 半月板胫骨部受损。也应在膝关节屈曲

30° 和 90° 时进行胫骨外旋试验[10, 12, 13]。

三、诊断和影像

在怀疑膝关节内侧损伤时需要拍外翻应力片，这是一种客观并具有可重复性的方法[14]。我们通常在屈膝 20° 位 X 线片，膝关节下方垫有泡沫垫，同时临床医生施加 10N 的外翻压力。以对侧未受伤的肢体为参照，评估 X 线中内侧间隙的双侧差异。Laprade 等[14] 报道称，在屈膝 20° 位，单纯性Ⅲ度 sMCL 断裂时内侧间隙 SSD 平均 3.2mm，而 PMC 完全断裂时内侧间隙 SSD 平均为 9.8mm[14]。客观的指标，如外翻应力位 X 线，在临床检查可能不明确的陈旧性损伤中特别有价值（图 18-5）[10, 15]。

在标准的正位和侧位 X 线证实 sMCL 自然附着点附近撕脱时，应该增加对内侧结构损伤的怀疑[16-18]。对于陈旧性损伤，外翻对线不良会增加内侧不稳定的风险，此时评估冠状面力线的全长负重 X 线可能是有价值的。如果在陈旧性损伤患者中发现外翻对线不良，可以考虑在手术干预之前或同时通过截骨进行矫正[19]。

MRI 对诊断急性 sMCL Ⅲ度损伤高度敏感，

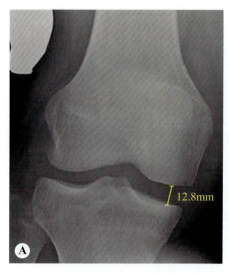
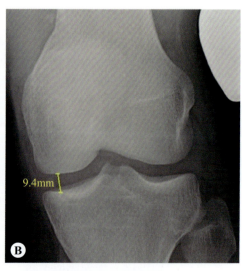

▲ 图 18-5 屈膝 20° 膝关节外翻应力片显示膝关节内侧松弛

A. 在外翻应力试验中，受伤的右膝的内侧间隙为 12.8mm；B. 健侧（左膝）内侧间隙为 9.4mm。这 3.4mm 左右的差异与 sMCL Ⅲ度断裂一致

据报道，灵敏度为86%[20, 21]。除了评估sMCL在骨附着点处的信号衰减或增强外，临床医生还应注意外侧间室骨挫伤，45%的单独sMCL断裂可能出现外侧间室骨挫伤[22]。

（一）保守治疗

Ⅰ度或Ⅱ度sMCL损伤最初可采用保守治疗。早期ROM训练促进胶原增生和组织，有助于增加组织强度[15, 23]，并有助于避免固定的有害影响，包括韧带附着部位基质浸出和组织生物力学性能下降[24-27]。

保守治疗的早期目标是为康复创造一个保护性的环境，减轻关节炎症，逐渐恢复ROM、有意识的股四头肌激活和正常的功能运动模式[28, 29]。肌腱肌肉的激活和加强应该逐步进行，因为内侧肌腱附着点靠近损伤区域，可能会导致疼痛和刺激。还应注意姿势的稳定性和平衡性，以改善四肢和躯干的运动控制，降低再次受伤的风险。运动专项训练的进度可以通过个人肌肉力量测试和运动成绩测量（Y平衡、跳跃测试）部署实施，这些测验证明患者初期肢体对称指数（limb symmetry index，LSI）>80%，最终可达到LSI>90%。客观测试应该指导有关重返体育的决策[30-34]。关于生物强化的文献既没有定论，又富有争议[35, 36]。

总之，单纯sMCL断裂的保守治疗可以提供良好或优秀的患者主观报告结果，正如HSS评分[37-41]所示。然而，更严重的损伤，特别是关节线远端的损伤，往往需要手术治疗。

（二）手术治疗

sMCL断裂保守治疗失败、外翻时间隙完全张开或陈旧性内侧结构松弛，可能导致无力、持续不稳定、前交叉韧带功能障碍和损伤、疲软、骨关节炎的加速进展[42]。此时通常需要手术干预。现已有多种手术技术，包括直接缝合修复sMCL和POL[43]、一期修复增强[44]、sMCL胫骨止点前移[45]、鹅足移位[46]、sMCL近端前移[47]、非解剖重建技术[48]和解剖重建技术[2]。本章将集中讨论作者的首选技术，同时也涉及非解剖重建和韧带修复。

四、作者首选的手术方式

对于单次手术，作者的首选技术要么是PMC解剖双束重建，要么是解剖增强修复。两种手术生物力学方面没有显著差异，都显著改善了膝关节的稳定性[15, 49]。

（一）解剖重建：双束

Coobs等[2]利用两个独立的移植物和四个骨隧道，包括两个股骨隧道和两个胫骨隧道，对PMC进行解剖重建，包括近端和远端节段在内的sMCL和POL，并进行生物力学验证。同种异体软组织（腘绳肌或胫骨前肌）或自体股薄肌和半腱肌是该技术的首选移植物。平均而言，sMCL移植物的长度为16cm，POL移植物的长度为12cm。最初的技术采用一个单一的前内侧切口；然而，改良术中可能会使用三个较小的切口。首先，确定sMCL的胫骨远端附着点。它位于鹅足滑囊的深处，距关节线约6.12cm[1, 50]。如果采用自体移植重建，一旦确定了胫骨远端的足印区就可以取腱。将2.4mm的带孔眼导针从内向外穿过胫骨，扩出一个直径7mm、深25mm的隧道。识别POL的中束。它位于胫骨后内侧，前束后缘半膜肌腱附着点的稍前方。定位好足印区后，将导针斜向Gerdy结节放置，然后建立7mm、深25mm的隧道。

接下来进行股骨侧操作。为了准确地识别股骨解剖标志，需要识别AMT的远端附着点。利用AMT识别内收肌结节[51]。内上髁位于内收肌结节远端12.6mm，前方8.3mm。sMCL附着点位于内上髁后4.8mm，近端3.2mm。确定股骨的关键解剖标志可能需要透视来辅助确定[52]。一旦确定sMCL的股骨起点，就可以在大腿远端前外侧放置一个导针。然而，为了避免隧道会聚，在识别出POL的股骨足印区之前，不应扩钻隧道。POL附着点位于腓肠肌结节远端7.7mm，前缘2.9mm。当后内侧囊从股骨上剥离时，可以更容易的识别附着点。然而，如果囊保持完整，可以在 sMCL 残端的正后方垂直切开一个小切口进入关节，以确定其股骨附着点。一旦确定了 POL 附着点，就可以放置带孔导针，用 7mm 钻将两个股骨隧道扩至 25mm 的深度。任何膝关节内侧病变都应该得到解决，这包括使用带线锚钉修复半膜肌和（或）使用带线锚钉修复 dMCL。此时，可以使用 7×20 可吸收螺钉将移植物穿过并拉紧。POL 以膝关节完全伸展、中立旋转位固定，sMCL 以屈膝 20° 中立旋转位固定，同时施以温和的内翻力（图 18-6）[54]。

（二）解剖增强：自体半腱肌腱移植的外科修复

sMCL 的增强修复需首先解剖膝关节内侧浅层，并在其胫骨附着点辨认半腱肌腱，以获取移植物。在 sMCL 远端附着处（关节线远端约 6cm）将肌腱锚定到胫骨[1]，使用带线锚钉和额外的缝线将移植物重新缝合到 sMCL 远端下方的残端上。将移植物穿过近端，深入完整的缝匠肌筋膜，到达前面描述的 sMCL 的股骨附着点。该附着点位于内侧上髁的近端和后方。在解剖足印区处用 7mm 钻头建立深 35mm 的股骨隧道。测量移植物的游离端，并用锁边缝合 3cm 的移植物。在屈曲 20°、旋转中立位、轻度内翻位，对膝关节施加 60N 的牵引力，用一个 7mm×25mm 的可吸收螺钉固定移植物[55]。最后，使用带线锚钉解剖修复半膜肌前臂正上方的 sMCL 胫骨近端部分（图 18-7）[44, 45, 56]。

（三）分期外科治疗

当在负重位全长 X 线片上发现陈旧性 PMC 和 sMCL 断裂时，外科医生可能会考虑分两个阶段进行治疗，首先是截骨矫正力线，然后进行内侧重建[57]。截骨术在陈旧性内侧膝关节损伤合并

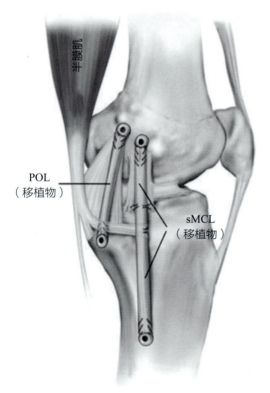

▲ 图 18-6　左膝，利用两个移植物和四个单独的骨隧道进行解剖后内侧角重建

POL. 后斜韧带；sMCL. 内侧副韧带浅层（经许可转载，引自 Coobs et al.[53]）

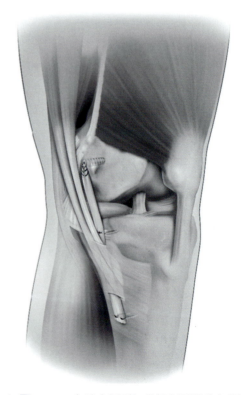

▲ 图 18-7　左膝内侧副韧带解剖增强修复图

半腱肌被改道并固定在股骨内侧髁上的 sMCL 足印区（经许可转载，引自 Wijdicks et al.[49]）

外翻畸形时特别有价值。一项研究表明，在股骨远端外侧开放性楔形截骨术矫正外翻畸形后，外翻应力片上的内侧间隙减小了 36%[58]。

五、其他外科手术方式

（一）内侧副韧带修复

据报道，与增强修复或重建技术相比，单纯修复的结局更差[59, 60]。手术在靠近 sMCL 股骨起点处的内上髁上切一小口。仔细显露后识别近端的残端和撕脱的 sMCL。从远端开始，采用 Bunnell 式缝合方式将 sMCL 向近端撕脱处缝合。一旦缝合完成，用打孔丝锥在解剖足印处为锚钉打一螺纹孔。修复用的缝合线穿过一个装有 Fiber-Tape 的带线锚钉，它将起到内部支架的作用。为了避免卡住关节，膝关节在固定过程中需屈曲到 30°[61]。该技术可同样用于修复包括 POL 在内的其他受损结构。

（二）非解剖重建

非解剖重建在文献中已有描述[48]。此技术的几种变体已被报道，其中一种技术将胫骨附着点选在更近端，以允许使用较短的移植物[62]。另一种技术涉及改变半腱肌的路径，而不增加胫骨上的 sMCL 附着点[63-65]。考虑到与这些手术相关的自然解剖的细微变化，这些手术很可能改变了自然关节的生物力学，或最终导致移植失败。

六、康复

术后康复强调早期 ROM，已被证明可以减少僵硬[31]。具体的康复方案取决于进行的外科手术；然而，单纯的 PMC 重建康复需要在术后 6 周内使用拐杖避免负重，并使用稳定的膝关节支具。在此期间，患者应该接受集中的物理治疗，重点是减轻疼痛和肿胀，逐步从被动转向主动辅助的 ROM 训练，以及股四头肌激活练习[66-69]。相反，手术重建单纯 sMCL 损伤允许在术后 6 周内部分负重。与非手术治疗相比，由于手术相关的软组织损伤，术后康复在早期受到更多的限制。这确保了骨隧道和缝合移植物固定部位的充

分愈合。治疗进阶和恢复活动 / 运动的目标与非手术治疗相似，但进展略有延迟。假设达到了进阶的功能节点，包括通过运动成绩 TRAC 测试，单纯性 PMC 损伤的患者预计将在 PMC 重建后 6～9 个月重返运动。MCL 康复的逐步里程碑如图 18-8 所示。

七、结果

在过去，单纯修复是首选的手术方法；然而，在膝关节多韧带损伤的情况下，PMC 损伤手术修复后报道的临床结果失败率为 20%，相比之下，重建技术的失败率为 4%[60]。

Kim 等[70] 描述了在 24 例患者中使用保留胫骨残端的自体半腱肌移植物进行非解剖重建 PMC 的临床结果。他们报道说，91.7%（22/24）的患者术后外翻应力位片上的内侧室间隙从 7.8mm 减少到小于 2mm。此外，他们报道 92% 的患者 IKDC 评分正常或接近正常，术后 Lysholm 评分平均为 91.9[70]。Ibrahim 等[71] 报道，在非解剖 sMCL 重建术后平均 43 个月的随访中，33%（5/15）的患者表现出 I 度以上残余的外翻松弛[71]。在 61 名内侧不稳定程度为 III 度或 IV 度的患者中，Lind 等[72] 在 2 年的随访中报道了 98% 的患者内侧稳定性正常或接近正常，非解剖重建满意率达到 91%[72]。Liu 等[73] 报道，在非解剖双束重建后，应力位 X 线上的 SSD 相对增加了 1.1mm，但患者的主观评分良好。Dong 等[74] 报道，在非解剖双束重建后，9.4% 的患者出现前内侧旋转不稳，应力 X 线上内侧间隙开口的 SSD 平均残留 2.9mm。

Laprade 和 Wijdicks 报道了 28 例 PMC（POL 和 sMCL）一期解剖重建同时重建交叉韧带的患者[2]。患者报道主观 IKDC 评分有所改善，所有患者在 2 年的随访中都表现出两侧内侧不稳定的改善。在外翻应力片上，内侧间隙从术前的 6.3mm 减小到 1.3mm[10]。

解剖重建技术最常见的并发症，包括后期深部移植物移除、持续性疼痛、切口浅层感染、关

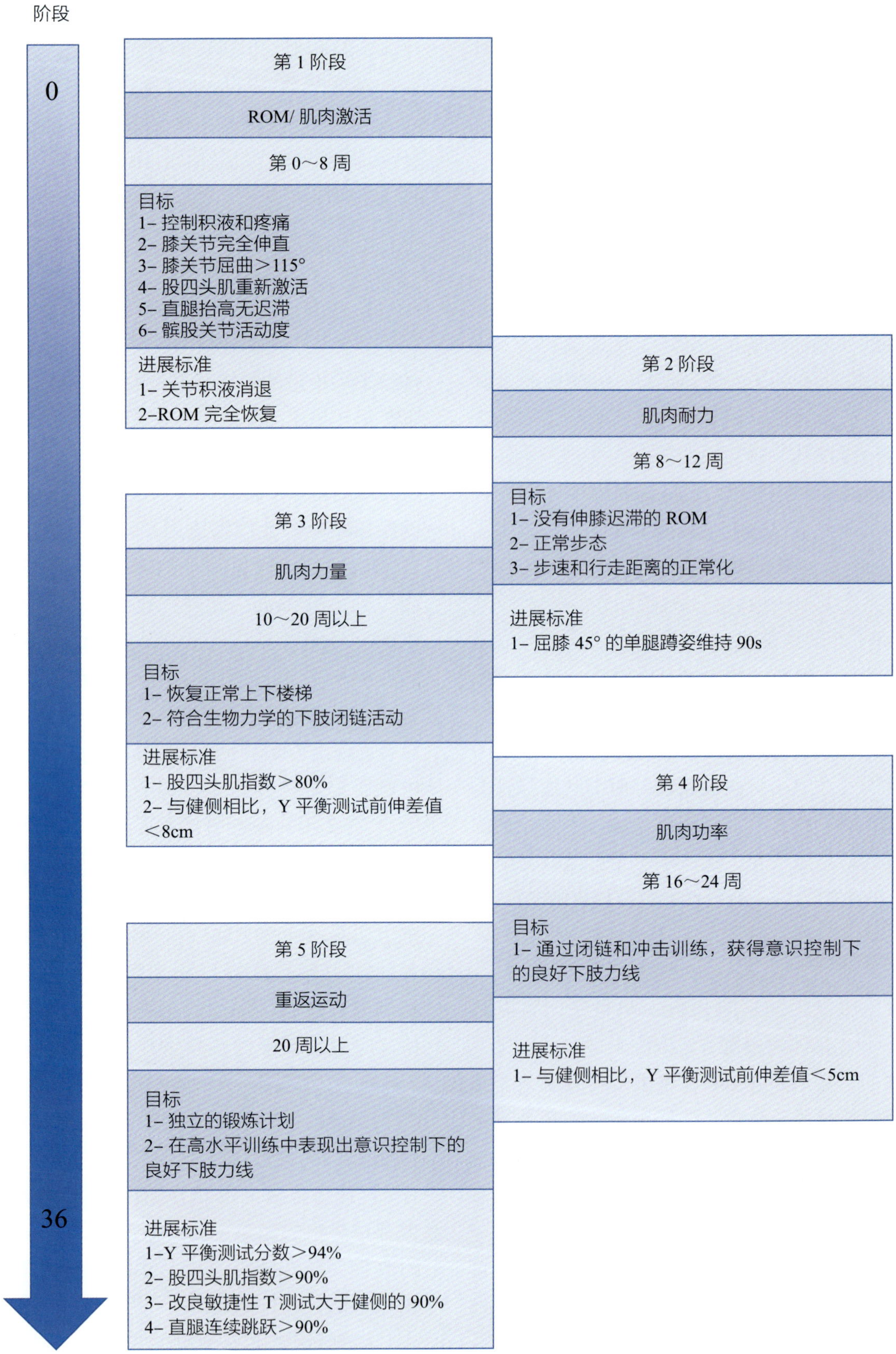

阶段

0

第 1 阶段

ROM/ 肌肉激活

第 0～8 周

目标
1– 控制积液和疼痛
2– 膝关节完全伸直
3– 膝关节屈曲＞115°
4– 股四头肌重新激活
5– 直腿抬高无迟滞
6– 髌股关节活动度

进展标准
1– 关节积液消退
2–ROM 完全恢复

第 2 阶段

肌肉耐力

第 8～12 周

目标
1– 没有伸膝迟滞的 ROM
2– 正常步态
3– 步速和行走距离的正常化

进展标准
1– 屈膝 45° 的单腿蹲姿维持 90s

第 3 阶段

肌肉力量

10～20 周以上

目标
1– 恢复正常上下楼梯
2– 符合生物力学的下肢闭链活动

进展标准
1– 股四头肌指数＞80%
2– 与健侧相比，Y 平衡测试前伸差值
＜8cm

第 4 阶段

肌肉功率

第 16～24 周

目标
1– 通过闭链和冲击训练，获得意识控制下
的良好下肢力线

进展标准
1– 与健侧相比，Y 平衡测试前伸差值＜5cm

第 5 阶段

重返运动

20 周以上

目标
1– 独立的锻炼计划
2– 在高水平训练中表现出意识控制下的
良好下肢力线

36

进展标准
1–Y 平衡测试分数＞94%
2– 股四头肌指数＞90%
3– 改良敏捷性 T 测试大于健侧的 90%
4– 直腿连续跳跃＞90%

▲ 图 18-8　进阶康复方案和里程碑时间表

节僵硬和关节纤维化[50, 75, 76]。然而，随着最近康复技术的进步，包括对早期 ROM 的关注和更积极的负重方案，更为支持一期手术[77]。

八、伴交叉韧带损伤的治疗

据报道，78% 的 MCL Ⅲ 度损伤患者伴有交叉韧带损伤[61, 62]。值得注意的是，早先的一项研究证实在合并 sMCL 和 ACL 断裂患者的手术中，95.7%（22/23）的患者也被发现有 POL 损伤[78]。

有关前交叉韧带延迟重建的研究显示，早期手术治疗 sMCL 损伤和随后的康复治疗对恢复外翻稳定性有积极结果[79]。相反，生物力学分析表明，在前交叉韧带功能缺陷的膝关节中屈曲 30° 时，sMCL 张力增加伴胫骨前移增加，表明前交叉韧带功能缺陷可能潜在地危及 sMCL 移植物[80]。生物力学研究也表明，持续性前内侧旋转不稳定和外翻不稳定都会导致前交叉韧带受力增加，sMCL 损伤时重建前交叉韧带可能会损害前交叉韧带移植物。因此，大多数文献支持在重建交叉韧带时需手术治疗完全性的 PMC 损伤，特别是那些非手术治疗膝关节内侧损伤后残留外翻松弛的患者[66, 81–83]。

在怀疑 PCL 和 MCL 合并损伤的情况下，治疗重点在于急性期手术重建所有受伤的韧带，并彻底探查 PMC 结构[83]。具体地说，POL 在 PCL 的稳定性中起着重要作用，如果不能解决该结构的损伤，可能会危及 PCL 的重建[84]。Crawford 等描述了目前作者首选的外科技术[85]。

九、结论

保守治疗和手术治疗对膝关节内侧韧带损伤均有重要作用。临床检查，包括外翻应力位片和 MRI，可以对内侧膝关节韧带损伤进行适当诊断和客观分类，从而有助于决定适当的治疗方案。当存在手术指征时，解剖重建或增强修复是首选，因为它们都已得到生物力学和临床验证。此外，分期或同期纠正外翻畸形和伴随的交叉韧带损伤对于恢复固有稳定性和保护交叉韧带和 PMC 重建必不可少。考虑到移植物和隧道数目较多，解剖重建在技术上可能要求更高；因此，与手术相关的解剖标志对于成功的外科干预至关重要。最后，术后治疗必须遵循当前的康复原则，重点放在 ROM 和力量恢复上，同时适当保护重建的移植物。

第 19 章　膝部骨折及脱位

Fracture Dislocations About the Knee

Luc Rubinger　Aaron Gazendam　Seper Ekhtiari　Jefrey Ka　Herman Johal　Darren de SA　著

李　明　陆志剀　译

一、胫骨近端和股骨远端关节内骨折 / 脱位

（一）损伤背景和机制

虽然韧带损伤和膝关节不稳定之间的关系已经得到了很好的阐述，但还没有全面的分类系统来描述高能量损伤和骨折脱位可能发生的骨损伤范围。在处理复杂关节周围骨折时，必须重点关注韧带的不稳定性。胫股关节周围骨折脱位包括股骨远端骨折和胫骨近端骨折。

对于胫骨平台骨折，Hohl 和 Moore 分型（表19-1）填补了胫股关节骨折脱位描述方法的空白，同时能提示关节不稳定的类型，与之相对的Schatzker 分型系统等常常忽视关节稳定性的评估[1, 2]。胫骨平台骨折占成人骨折的 1.7%～2.0%，约占老年人骨折的 8%[3]。这些复杂骨折累及广泛，可伴有皮肤和肌肉损伤、神经血管损伤、筋膜室综合征、韧带和半月板撕裂、后外侧角损伤和相关脱位[4-8]。然而，这些骨折极少需要单独的软组织稳定手术。在 82 例胫骨平台骨折的前瞻性队列研究中，73% 伴有软组织损伤，但仅 2% 需要二次软组织修复或重建手术[9]。相反，在一项 90 例膝关节多发韧带损伤的研究中，Porrino 等发现 19 例（21%）合并胫骨平台骨折（47% 外侧平台骨折，37% 内侧平台骨折，16%双髁骨折）[4]。

表 19-1	胫骨近端骨折脱位 Hohl 和 Moore 分型
Ⅰ 型	冠状面劈裂骨折
Ⅱ 型	全髁骨折
Ⅲ 型	外侧平台边缘撕脱骨折
Ⅳ型	平台边缘压缩性骨折
Ⅴ型	四部分骨折

对于股骨远端骨折，还没有明确的分型来描述真正的骨折脱位。然而，OTA/AO 分类系统可用于准确描述关节受累和粉碎骨折类型。Hoffa骨折是股骨后髁的冠状面骨折类型之一。多达30% 的股骨干骨折伴有明显的韧带损伤[10]。在一组 26 例股骨干骨折的研究中，发现 ACL（50%）是最常见的合并损伤，其次是 MCL（31%）、LCL（13%）和 PCL（6%）[11]。在另一项研究中对 27 例股骨骨干骨折患者的膝关节进行 MRI扫描，发现 19% 合并 ACL 损伤，19% 合并Ⅲ级MCL 损伤，15% 合并Ⅲ级 LCL 损伤，7% 合并PCL 损伤[12]。同样，30% 的同侧股骨干和胫骨干骨折（漂浮膝）患者合并韧带损伤[13]。

（二）临床表现和诊断

最常用的影像学检查是标准体位的 X 线。然而，往往也要拍摄 CT，以显示骨折的局部结构，特别是凹陷性骨折的碎片方向、所在位置和移位

程度。通过矢状面、冠状面和水平面扫描构建的CT三维重建为规划手术入路、复位和固定骨折块提供了一个有用的辅助手段。即使在急性期，MRI也是评估韧带、关节囊、半月板和软骨损伤的有效工具。可以在损伤早期或在外固定装置进行临时固定后进行MRI。

（三）治疗选项和循证结果

鉴于这些损伤是累及关节的，通常需要进行手术治疗以恢复关节稳定性和功能。在多发伤患者中，手术时机通常取决于并发损伤的严重程度和患者生命体征的整体稳定性。一般性决定因素，如心血管、肺和神经功能，以及复苏反应的标志物（乳酸）在确定手术时机时发挥着重要作用。膝关节周围的软组织条件也是决定性因素之一。

损伤的高能量特征可能合并周围软组织缺失或肿胀，不适合早期使用内固定。胫骨平台骨折后早期固定方式的选择与开放伤口和高感染风险相关[14]。如软组织条件差，应该使用临时跨膝外固定器固定股骨和胫骨，桥接骨折区并通过牵拉实现临时复位（图19-1）。一旦软组织肿胀消退（如水疱消退、皮肤皱纹恢复），再进行最终的内固定，该技术已被证明可降低软组织并发症的发生率[15]。这种方法还有助于处理开放性伤口或血管损伤，并在膝关节处于临时固定时进行影像（CT、MRI）的采集。

为实现最佳外固定，同时在外侧（股骨远端骨折块）和前内侧（胫骨近端骨折块）放置固定钉，使连接杆在胫骨上倾斜放置。这为平台周围的肿胀提供了缓冲空间，并允许膝关节在复位时进行不同程度的屈曲。为避免关节内感染，应将固定针分别放置在股骨侧髌上囊的近端及距胫骨关节线至少2cm处（尽管越远越好）。临时复位时，使用固定胫骨和股骨骨折块的半个外固定架作为手柄，并通过轻微的膝关节屈曲（由垫枕辅助/借助支撑物）、对齐和旋转来手动复位。

不管采用何种胫骨平台骨折的分型系统，更重要的是确定内侧柱、外侧柱和后柱的稳定性，

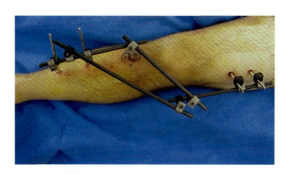

▲ 图 19-1　临时跨膝外固定支架

引自 Pelser, PC. (2010). Controversies in the management of tibial plateau fractures. SA Orthopaedic Journal, 9(3), 75-82

以及相关关节的粉碎或凹陷程度[16]。在股骨远端骨折的固定中，确定股骨髁、切迹和滑车的稳定性和完整性、是否存在冠状面骨折同样重要。38.1%的冠状面骨折（即Hoffa骨折）发生在延伸至股骨髁的股骨远端骨折中。近30%的冠状面骨折被X线漏诊，因此建议对所有股骨髁上-髁间骨折进行CT成像[17, 18]。这有助于确定损伤时膝关节自然状态的受力性质，并最终确定后续治疗中需要对抗的力的性质，从而为骨折愈合提供稳定的环境。

若软组织条件允许，手术入路的选择至关重要。必须充分显露，以提供足够的通道进入受损的胫骨或股骨髁，同时最大限度地保留皮桥并考虑软组织损伤情况。胫骨近端骨折的切开复位内固定（open reduction internal fixation，ORIF）包括了混合/圆形外固定和单侧锁定钢板固定，仍没有足够的证据支持最佳固定选择[19, 20]。对于切开复位内固定，仰卧位的前外侧入路和后内侧入路分别提供了最安全和最佳的胫骨外侧柱和内侧柱显露，而为了显露后柱，俯卧位和后入路可能是更好的选择。为避免过多的软组织剥离和软组织并发症，应避免将前正中入路作为胫骨近端骨折的手术入路，特别是当需要显露多个柱[21]。同样，也没有足够的证据来推荐股骨远端关节内骨折的最佳固定选择，锁定钢板、动力髁螺钉和髓内固定都是可能的选项[22-24]。股骨远端骨折的手术切口和入路主要取决于所使用的固定方法。

治疗的总体目标是恢复膝关节形合度、骨性对线和稳定性，以在负重期间提供正常的机械轴，从而延长膝关节的寿命。尽管如此，膝关节内骨折后经常发生创伤性关节炎，并导致年轻运动活跃患者残疾[25]。Moatshe 等发现，在至少 10 年的随访中，42% 的膝关节脱位在手术治疗后发展为骨关节炎[26]。此外，Wasserstein 等的一项大型队列研究显示 7.3% 的胫骨平台骨折行切开复位内固定术的患者在 10 年后接受了全膝关节置换术，这一比例在对照组仅为 1.8%[27]。校正统计模型中的并发症后，胫骨平台 ORIF 组的 TKA 风险是对照组的 5 倍以上，老年患者和双髁骨折患者的置换风险更高。然而，作者未确定损伤机制或与之相关的膝关节稳定性对后续 TKA 手术率的影响，因为先前 ORIF 术中可能有潜在未解决的软组织损伤，这也可能导致关节退变进展。

尽管手术延期进行，TKA 确实为那些 ORIF 后正遭受膝关节功能障碍的患者提供了一个疗效确切的选择。与用于治疗原发性膝关节骨性关节炎的 TKA 相比，用于继发于畸形愈合的创伤性骨关节炎 TKA 的并发症发生率更高，功能结果也更差[28]。这导致人们对一期采用 TKA 治疗复杂膝关节周围骨折的术式兴趣增加，特别是作为骨量较差老年患者的一种选择，对于这些患者来说，长期不负重状态可能会带来相当大的问题[29]。关注点主要集中在股骨远端骨折，而最近的一些文献显示，胫骨平台骨折采用 TKA 可绕过骨折愈合问题，有利于患者的早期活动和立即负重[30]。

（四）病例报道

一名 59 岁的男性在骑摩托车时被一辆汽车撞倒，随后被送往急诊室。他的损伤仅累及右膝，该损伤是闭合的并且外周神经血管完好。无骨筋膜室综合征的临床症状。患者主诉，事故发生后他不得不把腿"掰正"。患者之前也有右膝疼痛，并计划去看骨科医生治疗"骨关节炎"。术前 X 线和 CT 图像见图 19-2 和图 19-3。

患者的病史、体格检查和 X 线均符合高能量双髁胫骨平台骨折的表现，干骺端和胫骨骨干

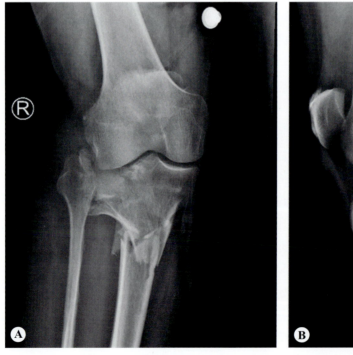
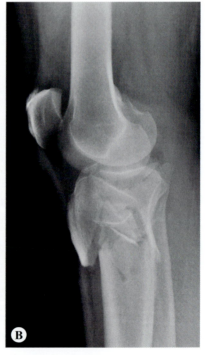

▲ 图 19-2 正位（A）和侧位（B）X 线显示术前右膝损伤符合 Hohl 和 Moore V 型胫骨近端骨折脱位

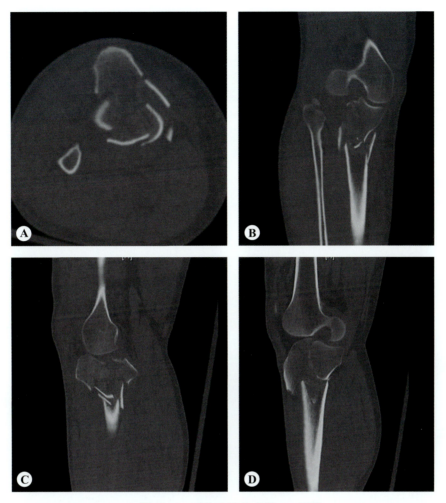

▲ 图 19-3　受伤右膝的术前 CT 图像
A. 远端水平位图像显示粉碎性骨折；B. 偏后的冠状位图像显示干骺端分离和明显的关节面压缩；C 和 D. 矢状位图像显示明显累及关节面的粉碎性骨折，包括胫骨结节碎片和后外侧胫骨平台碎片

之间完全分离。胫骨缩短并呈外翻畸形。除髁间距增宽外，外侧和中央的关节面凹陷。此外，干骺端 / 骨干交界处有明显的粉碎，前方有大块胫骨结节碎片。考虑到病史和骨折类型（胫骨近端骨折脱位的 Hohl 和 Moore 分型 V 型），通过序贯踝 – 肱指数测量来评估相关的血管损伤，并进行全面的创伤评估，以排除非骨科损伤。

1. 临床决策

考虑到胫骨近端周围广泛的软组织肿胀，在最初损伤的 24h 内，对该患者的膝关节应用了外支架固定。8 天后，软组织条件明显好转，胫骨近端前内侧皮肤出现皱纹，患者被送往手术室进行最终固定。

使用前外侧和后内侧联合入路进行双髁固定。这有利于直视下解剖复位骨折碎片，同时不破坏软组织血供。此外，内侧和外侧入路均位于距中线至少 7cm 的位置，以便为该患者后续可能的全膝关节置换术留出足够的皮肤。尽管该患者的病史和影像学征象符合轻度膝关节骨性关节炎，但其年龄、骨质量及干骺端粉碎性骨折这些特征排除了一期行全膝关节置换术的选择。在这一情形下，患者未来有接受 TKA 手术的可能，这一考量应纳入临床决策过程。决策应考虑切口的位置，以及如何恢复对线并充分促进骨愈合。

2. 术中所见

术中可见广泛粉碎性骨折，尤其是胫骨外侧平台和外侧干骺端-骨干交界处。需要进行外侧半月板下的关节切开术，显露外侧半月板从其关节囊附着处剥离，并与塌陷的关节面一起复位。一旦恢复骨稳定性，可标记半月板便于后期修复。需要注意的是，关节镜可以作为评估胫骨平台骨折中半月板病变和卡压的辅助手段。然而，作者认为，在骨折脱位人群中，良好的切开显露，以及开放的半月板手术更有助于骨折的复位。需要使用从近关节位置延伸到骨干的外侧锁定钢板对骨折块进行长的桥接固定，并使用磷酸钙植骨材料来填充关节面抬升或复位后留下的空隙，并在内侧使用1/3管状钢板提供稳定性，同时避免固定装置过于坚强影响愈合。胫骨结节碎片由拉力螺钉固定，采用 Lag-by 技术，这种技术使得这一挑战性的骨折类型的治疗成为可能。最后，剥离的外侧半月板修复至外侧关节囊，并通过全方位的活动检查膝关节。骨折固定完毕后韧带稳定，无须进行任何进一步的软组织手术。

3. 结果

术后 2 周内，限制患者不能负重，不进行关节活动。此后，开始在膝关节支具辅助下进行被动活动范围练习。到 6 周时，该患者开始负重，膝关节活动范围为 0°～90°。术后和 6 个月随访的 X 线见图 19-4 和图 19-5。

（五）病例报道

一名 39 岁女性在高速骑行时从自行车上摔下后到急诊科就诊。她的左膝和右手腕都受伤。膝关节损伤是开放性的，周围神经血管状态完好。左膝可见 7cm 裂伤，髌骨和股骨远端外露。急诊冲洗清创时可触及股四头肌完全断裂。术前 X 线和 CT 见图 19-6 和图 19-7。

患者的病史、体格检查和 X 线均符合高能量开放性股骨远端粉碎性骨折，并伴有同侧髌骨骨折和伸肌损伤。患者接受了适当的抗生素治疗，并在清创室进行了临时冲洗和清创。股骨短缩伴屈曲畸形和髁间距增宽。此外，干骺端 / 骨干连接处有明显的粉碎骨折和骨缺损。考虑到病史和骨折类型，通过序贯踝肱指数测量评估相关血管损伤，并进行全面的创伤评估，以排除非骨科损伤。

1. 临床决策

鉴于骨折的开放性和膝关节周围广泛的软组织损伤，患者被紧急送往手术室。用生理盐水和重力水流进行彻底的冲洗和清创。考虑到关节内粉碎骨折的损伤特征，采用外侧锁定钢板固定。内固定手术采取以髌骨为中心的前入路，向外延

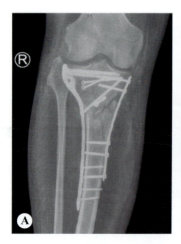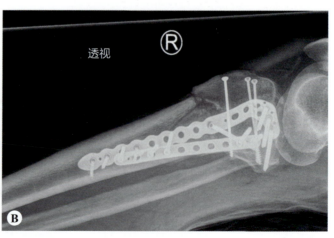

▲ 图 19-4　正位（A）和侧位（B）X 线显示术后即刻右膝的内固定状态，沿骨干采用外侧锁定钢板固定，用磷酸钙植骨材料填塞骨空隙，内侧使用 1/3 管状钢板，个体化采用拉力螺钉固定胫骨结节骨块

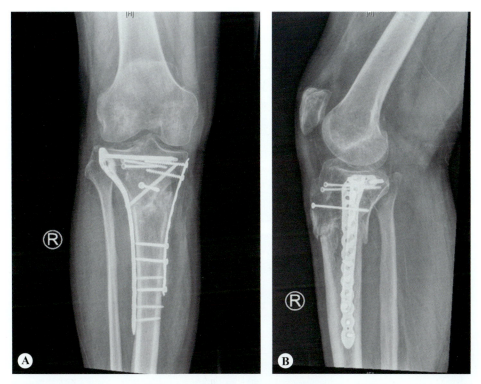

▲ 图 19-5 正位（A）和侧位（B）X 线显示术后右膝固定牢靠，骨化良好，骨折线模糊

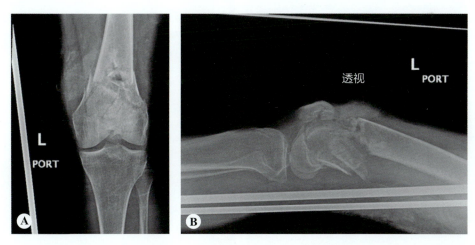

▲ 图 19-6 正位（A）和侧位（B）X 线显示术前左膝损伤符合 33C 型 OTA/AO 股骨远端关节内骨折

伸以显露固定股骨远端和髌骨，切口同时整合了清创后的原开放性伤口。

2. 术中所见

在适当的冲洗和清创后，行关节切开术，并向上外侧延伸，可以充分显露股骨远端。可见滑车骨块暂时稳定在外侧髁骨块和外侧 Hoffa 骨块

的前后平面。解剖复位这些骨软骨块的关节内骨折线，并用两个全螺纹松质骨螺钉固定。内侧骨软骨块上钻入克氏针作为操作手柄，以获得相对于外侧的临时复位。用关节复位钳在两侧施加挤压恢复股骨髁宽度。骨折块稳定后，将整个关节骨块暂时固定在股骨干上。尽管在骨干 - 干骺

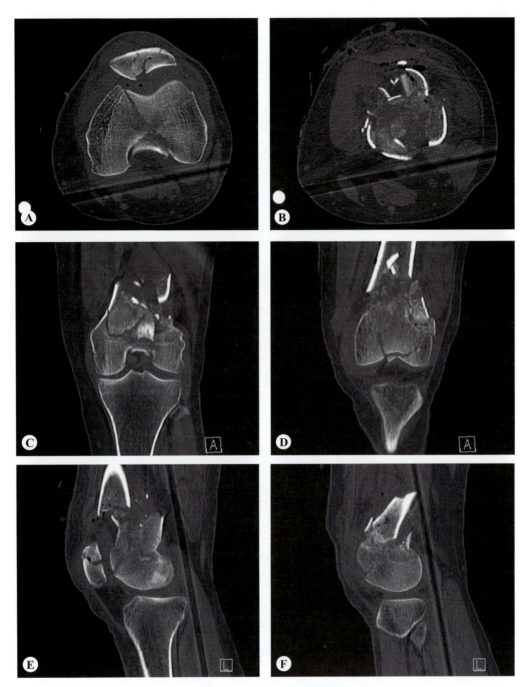

▲ 图 19-7　受伤右膝的术前 CT
A 和 B. 横断面 CT 显示粉碎性骨折，髁间距增宽分离，可见较大滑车骨块；C 和 D. 冠状位 CT 显示干骺
分离和明显的关节面压缩，伴有干骺端骨缺损；E 和 F. 矢状位 CT 显示屈曲畸形及外侧髁 HOFFA 骨折

端连接处有骨缺损，但锁钉穿透内外侧皮质形成坚强固定，恢复了解剖长度和旋转。将一块长的股骨远端锁定钢板适当地放置在股骨远端上。注意不要将钢板放置得太靠后，以确保关节骨块相对于股骨干的有限内旋。同时，注意限制骨块向内移位，从而确保不会产生"高尔夫球杆畸形"。固定股骨远端骨折后，继续处理伴发的髌骨骨折和伸肌装置损伤。最后，用可吸收硫酸钙串珠（Osteoset®，Wright Medical）和万古霉素粉末填充至骨空隙。在骨折固定后评估韧带稳定性良

好，不需要进一步软组织手术。

3.结果

术后，该患者继续接受48h的静脉抗生素治疗，并且监测伤口。该患者最初的2周内避免负重和关节活动。此后，开始在铰链式膝关节支具辅助下进行被动活动范围练习。到6周时，该患者开始负重，膝关节活动范围为0°～90°。术后X线见图19-8。

二、急性上胫腓关节损伤

（一）损伤的背景和机制

急性上胫腓关节脱位是一种罕见的损伤，占所有膝关节创伤的不到1%[31]。尽管如此，这些损伤大多发生在体育活动中，发生后很少被诊断，这会导致膝关节长期疼痛和功能障碍[32]。

上胫腓关节是一种滑膜关节，在人群中有多种正常的解剖变异。Ogden最早详细描述了这一关节，他描述了两种上胫腓关节解剖变异：倾斜和水平。水平构象定义为关节面相对于水平面的倾角<20°[33]。在10%～12%的人群中，胫腓关节直接与膝关节相通[33-35]。关节周围的稳定结构包括前方的三条阔韧带束、后方的胫腓骨近端韧带和膝关节后外侧的结构，包括腘肌和外侧副韧带[36]。

胫腓关节损伤最常见的机制是旋转，通常的损伤机制是膝关节在屈曲和外旋位置时扭转，伴足内翻和足跖屈[32, 37]。虽然运动损伤是最常见的病因，但高能量多发伤也可导致胫骨近端脱位。

（二）临床表现和诊断

根据损伤的类型和严重程度，有时可以单靠临床诊断，有时需要影像学检查。在单纯上胫腓关节损伤的患者中，腓骨头的局部疼痛和肿胀是常见的。同样，腓骨头突出可能很明显。应进行仔细的神经血管检查，短暂性腓总神经麻痹很常见，因为它靠近上胫腓关节[36]。X线片有助于诊断，但并非所有病例都能在X线片中显示异常。对侧X线有助于双侧对比，CT或MRI在孤立性损伤评估中通常不是必要的，但可用于多发伤或膝关节后外侧持续疼痛的病例。

在他最初的案例系列中，Ogden将近端胫腓关节脱位分为四种类型（表19-2）。Ⅱ型损伤是最常见的，通常与运动相关，而Ⅲ型和Ⅳ型损伤更常见于高能量机制和直接创伤[38, 39]。

（三）治疗选项和循证结果

1.非手术治疗

理想情况下，闭合复位应在全身麻醉、肌肉完全放松的情况下进行，必要时也可转为开放复位。为了便于复位，膝关节应屈曲80°和110°，以放松股二头肌和LCL[32, 36]。足也可以外旋、外翻和背伸，以放松腓骨、姆长伸肌和趾长伸肌

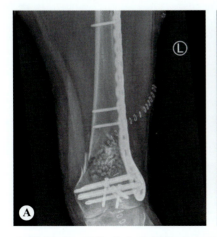
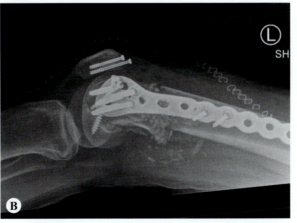

▲ 图19-8 正位（A）和侧位（B）X线显示外侧锁钉钢板固定左股骨干远端，用硫酸钙颗粒填充骨折间隙，用两个松质螺钉固定外侧Hoffa和滑车沟骨折块

表 19-2	上胫腓关节脱位的 Ogden 分型
Ⅰ型	非创伤性半脱位
Ⅱ型	前外侧脱位
Ⅲ型	后内侧脱位
Ⅳ型	向上脱位

（extensor digitorum longus，EDL）[36, 37, 39]，尽管一些作者认为这是不必要的[40]。将直接压力施加到腓骨头上，力的方向取决于脱位的方向和类型。成功的复位常伴有可闻可触的"砰"声[36]。

2. 手术治疗

如果闭合复位不成功，或需要手术解决膝关节其他损伤，可进行切开复位内固定。为了单独显露上胫腓关节，在以该关节为中心做外侧曲线切口，腓总神经被识别和保护在切口远端，因为神经从后外侧到前内侧环绕腓骨颈。可以在全身麻醉肌肉松弛的情况下尝试切开复位。如果仍然不成功，可能需要松解包括趾长伸肌、股二头肌和腓骨长肌在内的腓骨近端的肌肉附着点以允许完全复位[36, 41, 42]。成功复位应通过直接观察和透视确认，然后需要将腓骨与胫骨固定保证在周围软组织愈合时对线良好。至少有三种不同的固定技术：克氏针固定、螺钉固定和悬吊襻钢板固定。螺钉或克氏针进行三皮质固定是合理的，需将螺钉或克氏针垂直于关节由后外侧至前内侧打入，同时注意保护膝关节的后外侧结构[36, 42]。Warner等描述了使用自体半腱肌移植物对后韧带结构进行解剖重建来治疗慢性上胫腓关节不稳定[43]。

动态而牢靠的襻钢板是重建上胫腓解剖结构的一个选择，Main 等已描述使用 Tightrope™（Arthrex，Naples，Florida）装置用于上胫腓固定[41]。在他们的病例报道中，该患者的双膝已有轻度退行性关节病史，并出现慢性和复发性上胫腓关节脱位。人们认为，允许在上胫腓关节微动将保护患者避免 OA 进展。放置两组不同的襻钢板，一组从前外侧到后内侧，另一组从后外侧到

前内侧。在上胫腓关节水平的下方植入可吸收螺钉进行加强固定。术后 1 年，从上胫腓关节的角度来看，患者无症状[41]。鉴于上胫腓关节脱位的罕见性，关于该主题的文献几乎完全由病例报道组成。Ogden 等最在 1974 年报道了可能是迄今为止最多的病例系列研究（43 例患者）。他们描述分型相关的并发症，Ⅰ型与慢性半脱位和导致足下垂的腓总神经损伤有关。Ⅱ型脱位患者均接受非手术治疗，部分患者存在的慢性不稳定是最终手术固定的原因[39]。最近的报道通常尝试闭合复位，然后在闭合复位失败的情况下立即开放复位。不出所料，不管手术还是非手术治疗，这些病例报道通常表明没有并发症发生，并且患者完全恢复活动，包括竞技运动，但这需要更高质量的证据来证实[36, 42, 44-46]。

（四）病例报道

患者曾与机动车辆发生正面碰撞。患者被诊断为左侧鹰嘴骨折、双侧股骨骨折、左侧上胫腓关节脱位、左侧胫骨干骨折。在 X 线片上发现上胫腓关节前外侧脱位，并在 CT 上得到确认（图 19-9）[32, 39]。

患者因其他损伤被送往手术室，并进行了切开复位。在没有松解的情况下进行了微创切开复位。然而，术中采取更大的切口用来保护腓总神经的完整和安全。使用经皮皮质螺钉固定上胫腓关节（图 19-10）。患者术后采用长腿夹板固定并保持非负重。在术后随访期间，将监测患者上胫腓关节症状，以确定是否需要移除内固定。

三、髌骨脱位合并骨软骨骨折

（一）损伤的背景和机制

髌骨外侧脱位是一种常见的骨科损伤，记载显示在普通人群中的发病率为 2.29～5.8/10 万[47, 48]。青少年的患病率更高，达到每 10 万人中有 11.9～29 人，通常发生在体育活动中[47, 48]。脱位相关的骨和软组织危险因素，包括滑车发育不良、高位髌骨、胫骨结节外侧化、全身性韧带松弛和既往脱位史[49-52]。

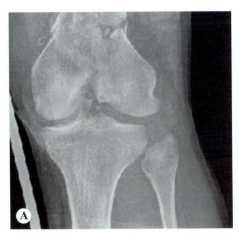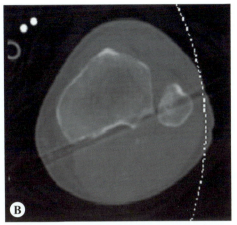

▲ 图 19-9 A. 正位 X 线显示粉碎性股骨远端骨折和上胫腓关节脱位；B. 横断面 CT 确认腓骨 Ⅱ 型前外侧脱位

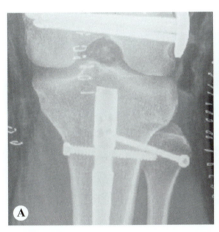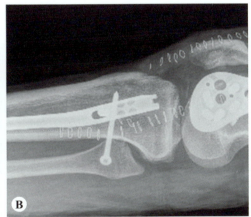

▲ 图 19-10 正位（A）和侧位（B）X 线显示用三皮质螺钉固定上胫腓关节、胫骨髓内固定和股骨远端锁定板

髌骨脱位常见的相关损伤包括软骨和骨软骨骨折。它们通常位于内侧和中央髌骨面、股骨外侧髁[53]。髌骨侧软骨损伤的发生率很高，为 38%～95%[54-56]。股骨侧软骨损伤较少见，发生率为 5%～32%[53, 54, 57, 58]。骨软骨损伤的高发生率被认为是与青少年中的高患病率及软骨和软骨下骨特性差异有关[59]。与低能量复发性脱位相比，骨软骨损伤在创伤性高能量脱位患者中更为常见，这些患者具有潜在的脱位解剖危险因素[55]。然而，无论其机制如何，髌骨脱位中骨软骨损伤的存在显著增加了以后生活中创伤后髌股关节炎的发生率[60, 61]。

（二）临床表现和诊断

第一次髌骨脱位通常发生在膝关节屈曲和胫骨内旋[62]。急性髌骨脱位最常发生在体育运动中，并倾向于向外侧脱位[63]。软骨缺损可能表现为持续疼痛和肿胀、弹响和不稳定[64]。

应摄取髌股关节和胫股关节的 X 线片，包括正位、侧位和轴位。鉴于 X 线片漏掉了大部分骨软骨损伤，应主要用于评估髌骨不稳定的诱发因素及伴发损伤[49, 63]。滑车发育不良可以在 X 线片上利用沟线、双轮廓征和滑车上骨赘进行评估[65, 66]。Insall-Salvati、Caton-Deschamps 和 Blackburn-Peel 比值都是评估高位髌骨的髌骨高度指标[67-69]。

CT 提供了完整的骨性细节和三维重建，但增加了辐射暴露。CT 可用于测量所有与 X 线片相同的值，并额外可精确测量胫骨结节 – 滑车沟（tibial tubercle-trochlear groove，TT-TG）间距[70]。TT-TG 距离量化了胫骨结节的外侧化。TT-TG 距离增加会增加髌骨不稳的复发风险，这一点在力线不正患者进行胫骨结节截骨术时尤其需重点考虑[70]。

MRI 被认为是评估伴有髌骨脱位的软组织、软骨和骨损伤的金标准[63, 71, 72]。内侧韧带稳定装置的损伤，主要指内侧髌股韧带（medial patello-femoral ligament，MPFL）和髌股支持带，可在 MRI 上清晰显示[57, 72-74]。与关节镜评估 MPFL 断裂相比，MRI 的灵敏度为 81%[72]。

急性脱位后，继发于挫伤的骨水肿可见于内侧髌骨面和外侧股骨髁[71, 74]。与关节镜检查相比，MRI 在评估软骨损伤方面的灵敏度超过90%。关节内游离体表现为分离的软骨或骨软骨组织碎片，可在高达 33% 的髌骨脱位患者中发现[57, 63, 75]。当临床怀疑有 MPFL 断裂、既往影像学检查未明确的骨软骨损伤及非手术治疗无效的复发性髌骨脱位时，应进行 MRI 检查。

（三）治疗选项和循证结果

伴有骨软骨损伤的髌骨脱位的治疗方法差异很大，主要基于Ⅳ级证据和专家意见。有骨软骨损伤或关节内游离体的患者通常被排除在临床试验之外，因为如果不治疗会有进一步损伤的风险[76-78]。病变大小、位置、发病时间、患者和外科医生的偏好都在决策过程中发挥作用。鉴于缺乏高水平的证据，这些损伤的处理仍存在显著差异[79]。

髌骨脱位后出现的关节内游离体被认为是手术干预的指征，以防止症状和软骨损伤加重[76, 80-82]。Nikku 等进行了迄今为止最大的随机对照试验，研究了手术治疗 127 例原发性髌骨脱位患者[76]。他们没有发现髌骨力线矫正手术可带来获益，但他们确实发现出现游离体的患者的功能结果明显较差。

手术修复不稳定的骨软骨骨折是首选的治疗方法[83, 84]。在过去，这些患者在接受非手术治疗时预后较差[85]。然而，对于骨折片的大小、深度或位置在什么情况下适合固定，还没有达成共识。Duthon 等建议手术固定适合累及 >10% 关节面的骨折[83]。虽然仅限有小范围病例和回顾性综述报道，对累及髌骨和股骨髁的骨软骨骨折进行固定能带来更好的结局[86-91]。Gesslin 等回顾性分析了髌骨脱位合并骨软骨骨折的患者接受固定或单纯清创的差别。尽管内固定组中的骨折碎片较大，但他们的长期临床结果评分明显更好，再次手术明显更少[86]。Kang 等回顾了 OCF 损伤不涉及承重面的患者采取固定术与清创术的差别，他们发现切除清创术改善了临床结果[92]。如果骨折碎片适合外固定，固定技术差别很大，包括可吸收或不可吸收的埋头螺钉或钢针固定[86-91, 93]。可吸收移植物的理论优势在于，如果需要进一步的翻修手术，它们不需要被移除。由于缺乏比较研究，固定方法由外科医生自行决定。

微骨折是一种成熟的技术，旨在刺激软骨和骨软骨损伤的骨髓[94]。虽然短期结果在年轻患者中是有利的，但长期效果有差异，特别是在老年患者的髌骨和滑车微骨折时[95, 96]。与天然透明软骨相比，微骨折所产生的是生物力学上较差的纤维软骨组织。Meta 分析数据表明，在病变 <4cm 普通患者或者病变 <2cm 的运动人群中，功能结果有改善[97]。然而，由于缺乏专门研究髌股关节微骨折的文献，很难得出关于微骨折的大小、深度和位置的结论[98]。作者的经验是，当患者在髌骨外侧脱位后寻求手术治疗时，很少用到微骨折。

在绝大多数急性髌骨脱位中，MPFL 被破坏。然而，修复或重建 MPFL 的作用仍存在争议[79, 82]。早期的随机对照试验集中于 MPFL 的急性修复，表明手术治疗和保守治疗之间的结果没有差异[76, 99, 100]。近年来，对 MPFL 的解剖学和生物力学的认识有了相当大的提高，这有助于各种重建技术的普及[101, 102]。有Ⅰ级证据表明，在急性和复发性髌骨脱位的情况下，与非手术治疗相比，接受 MPFL 重建的患者脱位率更低，临床结果更好[103-105]。然而，这些研究既包括解剖结构正常的患者，也包括具有脱位解剖危险因素的患者，这使得将这些结果应用于个体患者具有挑战性。在可以手术治疗骨软骨损伤的情况下，仍然缺乏指导治疗 MPFL 损伤的数据。

资深作者建议患者进行全面的术前评估，以评估髌骨不稳定的危险因素。在没有这些危险因素的情况下，MPFL 重建对第一次脱位伴有骨软骨缺损的患者是否有额外的益处值得怀疑。然而，如果患者有复发性不稳定病史和（或）不稳定的解剖危险因素，则需要进行 MPFL 重建。有几种建议的 MPFL 重建方法，包括单束和双束，以及各种自体或同种异体移植物[106]。

（四）病例展示

一名健康的 13 岁女孩在左膝受伤 4 天后到骨科门诊就诊。患者主诉，她在体育课上打曲棍球时，另一名球员摔倒压住她的膝盖外侧。她落地时，感觉到"砰"的一声，她看到自己的髌骨向外脱位并自发复位。她的膝关节有明显的疼痛和肿胀，无法走动。她在膝关节被固定的情况下被送到急诊室，最初的 X 线片显示股骨外侧髁骨折，关节内有游离体（图 19-11）。

CT 显示，在股骨外侧髁正上方的膝关节外侧，有一块骨碎片，其头尾方向尺寸为 1.6cm，横向尺寸为 0.5cm，前后方向尺寸为 1.5cm。该碎片来源于股骨外侧髁下部的皮质和皮质下部分，大小为 1.4cm×0.9cm×1.4cm。CT 还显示了髌骨的少许外侧移位，以及内侧髌股关节间隙的轻微增宽（图 19-12）。

考虑到骨软骨骨折和游离体，我们讨论了接受手术干预的潜在风险和益处。患者及其家属同意行左膝关节镜下游离体取出，并可能行骨软骨骨折切开复位内固定。考虑到患者没有复发性髌骨不稳定的病史，影像学上也没有危险因素，因此决定在指数手术中不进行 MPFL 重建。

1. 术中发现

诊断性关节镜检查发现股骨外侧髁有明显的软骨缺损。随后用关节镜刨刀进行清创。在侧沟中发现游离的骨软骨碎片，并将其完整取出。它的大小约为 2.5cm×2cm，一侧为骨性结构。

手术改为开放手术，外侧皮肤切口向近端延伸，采用小的外侧髌旁入路进入膝关节。显露缺损，去除周围软组织和硬结。骨软骨碎片被复位，并且用 6 个 16mm 生物可降解 SmartNail® 移植物（ConMed，Linvotec）固定。术中图像见图 19-13。

2. 结果

患者术后以完全伸直位锁定的铰链式膝关节

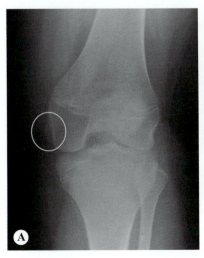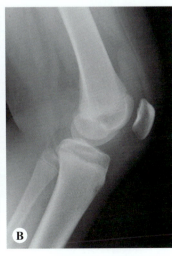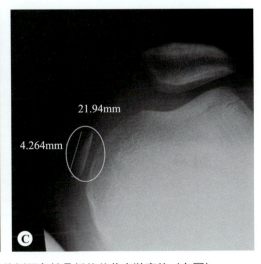

21.94mm

4.264mm

▲ 图 19-11 正位（A）、侧位（B）和轴位（C）X 线显示股骨外侧髁急性骨折伴关节内游离体（白圈）

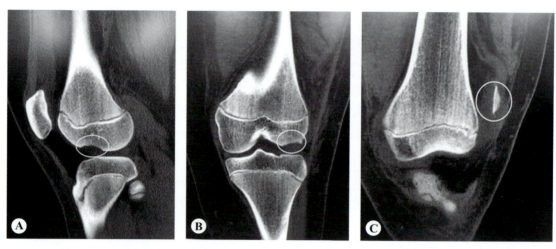

▲ 图 19-12　CT 的矢状面（A）和冠状面（B）显示股骨外侧髁上的骨软骨缺损部位，前冠状面（C）显示上外侧关节隐窝中的骨软骨碎片

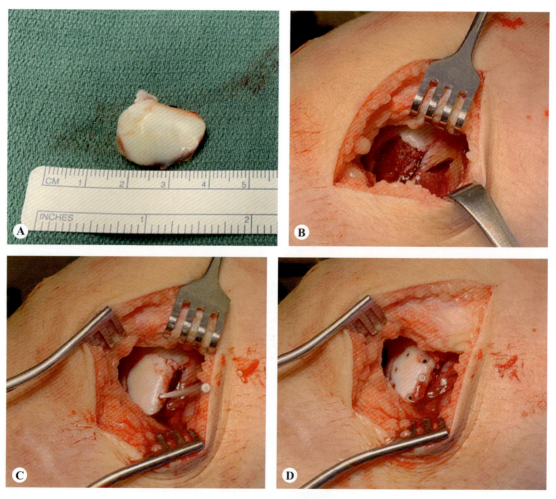

▲ 图 19-13　术中图像

A. 股骨外侧髁骨折碎片，高度约为 2cm；B. 髁上骨软骨缺损；C. 临时固定；D. 使用可生物降解 SmartNail® 移植物进行最终固定

支具保护，并被要求在前 6 周内不负重，但支具的活动范围逐渐增加。最后随访时，该患者恢复了无痛步态和膝关节活动范围，与对侧膝关节相比，仅有 3° 的末端伸展缺陷和 90% 的股四头肌体积。她戴着髌骨护具继续她的运动生涯。术后 X 线见图 19-14。

四、儿童群体中的膝部胫骨骨骺骨折

（一）胫骨近端骨骺骨折

1. 损伤的背景和机制

胫骨近端骨骺骨折最常见于 11—14 岁的青少年。考虑到胫骨近端通过 MCL、LCL、腓骨和胫骨结节维持稳定性，胫骨近端骨骺移位骨折大多是高能量损伤[107]。损伤机制影响移位的程度和方向；过伸性损伤导致骨骺端骨块向前移位，过屈性损伤导致干骺端骨块向前移位[108]。考虑到腘动脉沿胫骨后侧走行，并在生长板下方分出三个分叉，目前应该着重注意到这些损伤可能造成儿童腘血管撕裂或血栓形成[109]。

2. 临床表现和诊断

胫骨近端骨骺骨折患者表现为局灶性疼痛、软组织肿胀，常伴有膝关节积液。考虑到胫骨

近端骨骺骨折中血管损伤的发生率与多韧带膝关节脱位中血管损伤发生率相当，因此进行全面的神经、特别是血管检查至关重要[110]。初步诊断需要正侧位 X 线和 CT 来评估关节受累程度。对有移位的损伤类型，MRI 是另一种有用的辅助手段，可以评估可能卡在骨折间隙的损伤韧带[110]。广泛用于儿童骨骺骨折的 Salter-Harris 分型是最常用的胫骨近端骨骺骨折分类系统[111]。

3. 治疗选项和循证结果

对于伴有移位的 Salter-Harris Ⅰ 型和 Ⅱ 型骨折，如果复位后残余移位小于 2mm，则可以闭合复位和长腿石膏固定[108, 110]。超过 2mm 的残余移位则需要切开复位，以评估骨折块间软组织的情况（MCL、LCL、鹅足或骨膜），并使用穿骨的光滑钢丝固定。固定针通常以交叉方式放置，并且可以顺行或逆行插入。顺行穿针技术要求较低；然而，固定针经关节置入，导致脓毒性关节炎的风险更高[110, 112]。

Salter-Harris Ⅲ 型和 Ⅳ 型骨折无移位或移位极小，可采用闭合复位和经皮螺钉固定。然而，一旦有移位都需要切开复位，在直视下实现关节面的解剖复位[112]。固定装置通常采用螺钉或钢

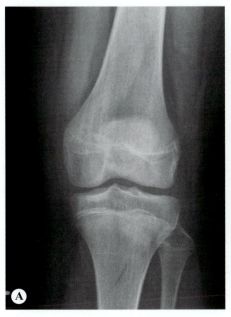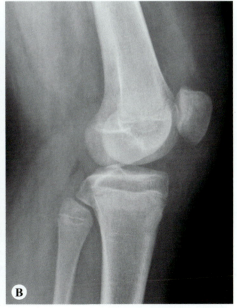

▲ 图 19-14　术后 6 周拍摄的正位（A）和侧位（B）X 线，显示骨折愈合和正常对位

针，垂直骺板穿过骨骺端与干骺端。

胫骨近端骨骺骨折后最常见的并发症是生长障碍、血管损伤、神经损害和较少见的骨不连。据报道，高达 25% 的胫骨近端骨骺骨折会发生生长障碍，导致肢体长度不等或成角畸形[113]。因此，建议对这些患者进行定期随访，直至骨骼成熟，并进行下肢全长片检查[113]。10%～15% 的病例发生肢体血管损伤，因此，建议在术后至少 24h 内密切观察[109, 112]。

（二）胫骨结节骨折

1. 损伤的背景和机制

胫骨结节骨折最常见于 12—17 岁的男性青少年，约占所有胫骨近端骨折的 3%[107, 114, 115]。在骨骼成熟过程中，结节生长板从近端到远端的闭合使得结节的远端容易受到损伤[116]。损伤的机制通常是由跳跃或膝关节的抗阻被动屈曲导致股四头肌的强烈收缩引起[107, 114, 117]。

2. 临床表现和诊断

胫骨结节骨折患者表现为局部软组织肿胀，结节触诊有局灶性压痛。当轻微肿胀和诊断不明确时，直腿抬高或膝关节伸直受限的疼痛可能为诊断提供线索。对于任何确诊或怀疑的结节骨折，连续的神经血管检查是至关重要的，因为胫前返动脉的损伤可能会导致肿胀和前间室的压迫，而腓深神经和胫前动脉可能会闭塞[116]。

初步诊断需要膝关节正侧位 X 线。为了获得完整的结节侧位片，小腿轻微内旋可直接观察到略外于中线的结节[116]。然而，50% 以上的 X 线片低估了损伤的严重程度，因此，CT 有助于评估是否存在关节内或延伸至干骺端的骨折。最常用的分类是 Ogden 改良的 Watson-Jones 分型，分为 Ⅰ～Ⅲ级（与胫骨近端和结节连接处的相对位置有关），分为 A 和 B 亚型（分别用于无移位或移位 / 粉碎性骨折）（表 19-3）[118]。

3. 治疗选项和循证结果

非移位型骨折可采用非手术治疗，使用伸直型长腿石膏固定[119]。结节移位骨折常需切开复位内固定。通常采用前正中入路，关节内骨折通

表 19-3	胫骨结节骨折：Ogden 改良的 Watson-Jones 分型
ⅠA 型	骨折线穿过胫骨结节骨化中心，无移位
ⅠB 型	骨折块前后移位
ⅡA 型	骨折延伸穿过胫骨近端和胫骨结节的交界处
ⅡB 型	与ⅡA 型相似，伴有粉碎性结节骨折和前移
ⅢA 型	骨折延伸至关节面并伴有不连续性
ⅢB 型	骨折累及关节内

常需要关节镜辅助或髌旁关节切开术。固定装置通常由 2～3 个垂直于骨折线的空心部分螺纹螺钉组成，相比经皮针，螺钉已被证明可提供更好的加压和固定[120]。可用垫圈防止钉尾突入骨内[110, 117]。考虑到胫前动脉损伤导致明显的前间室肿胀，如果有临床指征，可以术中监测间室压力，可能需要单独进行血肿清除或预防性前间室筋膜松解术[114]。术后处理包括入院 24～48h 观测前间室肿胀，腿部支撑或夹板伸展位固定至少 4 周[115]。

胫骨结节骨折后最常见的并发症依次为骨筋膜室综合征、内固定突出、滑囊炎和生长障碍。据报道，骨筋膜室综合征的发病率为 2%～20%[117, 118]。导致滑囊炎的内固定突出在较瘦患者中常见，超过 50% 接受切开复位内固定治疗的患者可能需要去除内固定[116, 120]。对于年龄小于 13 岁的患者，建议长期随访以监测生长停滞导致的膝反屈[110, 114]。

4. 病例报道

一名 12 岁的男孩在踢足球时左膝受伤，在开始踢球时，踢球的腿急停，并在撞到一段凸起的比赛场地后，股四头肌被迫离心收缩，然后到急诊室就诊。发现患者没有神经损害，并对其进行了监测和影像学检查，X 线和 CT 显示胫骨结节Ⅱa 型骨折（图 19-15），以及胫骨近端骨骺的 Salter-Harris Ⅳ型骨折。

5. 术中发现

采用正中切口进行手术治疗。考虑到前间室

的肿胀，清除血肿，在前间室上做了一个小的筋膜开口并保持开放。平行于骨骺并垂直于骨折线放置两个带套管的部分螺纹螺钉，使用垫圈防止

穿透到骨中（图 19-16）。应用长腿石膏固定，并在术后 72h 内将患者送往医院以监测其筋膜室压力。

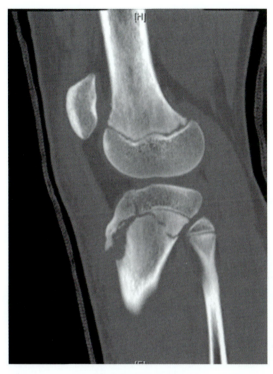

▲ 图 19-15 CT 矢状位显示胫骨结节 Ⅱ A 型骨折，以及骨骺 Salter-Harris Ⅳ 型骨折

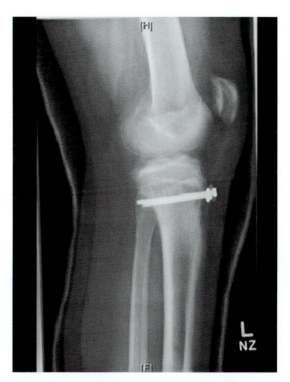

▲ 图 19-16 术后侧位片，使用两个带垫圈的空心拉力螺钉平行于骺板并垂直于骨折线固定胫骨结节

第 20 章 关节纤维化的治疗进展
Advances in Treating Arthrofibrosis

João V. Novaretti　著

杨　阳　潘孝云　译

关节纤维化指结缔组织的病理性异常增殖导致关节的持续性疼痛和活动受限。膝关节纤维化是膝关节手术（膝关节内骨折、韧带损伤、膝关节伸肌损伤治疗及全膝关节置换等）的严重并发症[1]。最常见的治疗方案通常局限于积极的康复锻炼，麻醉下松解和关节镜下清创松解。然而，即便是手术清创术中达到的关节活动度在术后也难以维持。

大量患者出现部分僵硬或复发僵硬[2-4]。因此，一些研究试图通过生物干预的方式解决此类问题（表 20-1）。我们将主要讨论治疗关节纤维化新兴药物和生物疗法的研究进展。

一、柳氮磺吡啶

柳氮磺吡啶是一种 κB 激酶抑制作用的抗炎药物，促进成肌纤维细胞凋亡[5, 6]。成肌纤维细胞在纤维化组织中对抗细胞凋亡，并继续合成和收缩细胞外基质，导致组织僵硬[5, 7]。最近有使用柳氮磺吡啶进行关节内治疗的兔子模型研究[8]。药物被包埋并植入经诱导后纤维化的关节中。通过观察克氏针固定 8 周实验组和未处理关节实验组在去除克氏针后的关节活动度，柳氮磺吡啶处理组的关节僵硬及内膜厚度均少于对照组，并且抑制细胞内的挛缩。结果表明，柳氮磺吡啶可以通过清除纤维化关节的成肌纤维细胞来减轻关节僵硬。

二、罗格列酮

罗格列酮是一种噻唑烷二酮类抗糖尿病药物，具有抗纤维化作用[9]。结缔组织通过活化成纤维细胞以响应 TGF-β，与关节纤维化的发展相关。既往有研究使用负载罗格列酮的水凝胶关节内给药来评估罗格列酮缓解兔关节挛缩的安全性和有效性[10]。固定 8 周后的体内结果显示，与对照组相比，接受罗格列酮治疗的动物的关节挛缩角度显著改善。在标准手术 24 周后，该药物的益处仍然显著。此外，在接受罗格列酮关节内给药的兔子中，未观察到任何不良反应，如严重炎症或关节炎。另一项研究调查了肌内注射和口服罗格列酮在接受挛缩手术的兔子中的应用[11]，8 周后，这些动物接受了关节囊松解手术。一组接受药物治疗，另一组为对照组。实验动物在 16 周的笼子自由活动后被处死。两组之间的创伤后挛缩无显著差异。此外，两组间肌成纤维细胞的数量或百分比没有差异。然而，在罗格列酮治疗后，后方关节囊中有 10 个基因和 17 条通路受到显著调节。因此，在这个动物模型中，用罗格列酮治疗后，观察到了潜在的抗纤维化基因变化。

三、塞来昔布

塞来昔布是一种非甾体抗炎药，可选择性抑

药　物	类　型	关节纤维化中作用
柳氮磺吡啶	磺胺类抗炎药物	促进成纤维细胞凋亡
罗格列酮	噻唑烷二酮类抗糖尿病药物	抑制成纤维细胞激活
塞来昔布	非甾体 COX-2 选择性抑制药	降低成肌纤维细胞活性
重组抗体	非修饰 ACA 和 P-ACA	阻断 C 端肽介导的胶原 – 胶原相互作用
松弛素 –2	天然抗纤维化激素	促进 MMP 的产生和抑制胶原蛋白的产生、金属蛋白酶和 TGF-β₁ 的组织抑制物的表达
IL-1 拮抗药	IL-1 对炎症反应的拮抗作用	抑制促纤维化介质、成纤维细胞增殖和趋化作用
贝伐单抗	VEGF 的重组人源单克隆 lgG₁ 抗体靶向药物	防止纤维状渗出物沉积，形成细胞外基质胶原沉积
福沙匹坦	神经激肽 –1 受体拮抗药，P 物质抑制药	抑制增生性瘢痕、腹部粘连和其他类型的纤维化
青蒿琥酯	抗疟药	抑制细胞增殖和抗纤维活性

表 20-1　治疗关节纤维化药物

COX-2. 环氧合酶 –2；VEGF. 血管内皮生长因子；MMP. 基质金属蛋白酶

制 COX-2，从而抑制前列腺素 E₂ 的合成，并下调多种炎症因子和生长因子的激活[12, 13]。大量炎症因子减少会降低成纤维细胞的活性，从而抑制瘢痕组织的形成。

最近的一项研究比较塞来昔布关节内注射与关节内注射联合口服给药在兔关节纤维化模型中的疗效[13]。与对照组相比，COX-2 抑制后兔膝关节后方挛缩关节囊，生物力学和分子分析显示，兔膝关节后方关节囊被最大程度的延伸，同时胶原 mRNA 下调增加。组织病理学检查提示 COX-2 抑制作用导致致密的纤维结缔组织数量减少。因此，该研究表明，抑制炎症反应可以减少病理性成纤维细胞活化，从而减少瘢痕组织形成，并增加关节间质纤维化关节的关节活动度。另一项研究也在兔模型中研究了胶原膜作为支架在关节内缓释塞来昔布给药的形式治疗关节纤维化。研究显示，胶原膜支架通过塞来昔布的早期突释和 7 天内持续释放，在关节内达到抗纤维化剂量。因此，胶原支架可能有希望用于治疗关节纤维化[14]。

四、重组抗体

关节纤维化中僵硬关节囊的纤维主要由 Ⅰ 型胶原和Ⅲ型胶原组成[15, 16]。之前的一项研究使用重组抗体，通过阻断 Ⅰ 型胶原分子 C 端末端肽区介导的关键胶原 – 胶原相互作用，干扰了胶原纤维形成的细胞外过程[17]。使用了两种 IgG 型的变体抗体：非修饰 ACA 和 P-ACA。抗体被直接输送到受损膝关节腔中，以阻止因受伤而产生的胶原纤维形成。作者观察到，与对照组相比，在生物力学测试中抗体治疗组的膝关节屈曲挛缩显著减少。进一步的显微镜和生化分析证实，治疗组的屈曲挛缩减少是由抗体介导的胶原原纤维形成被阻断引起的。因此，使用重组抗体靶向胶原原纤维的形成，可能是关节僵硬的有效治疗选择之一。

五、松弛素 –2

松弛素 –2 是一种天然的抗纤维化激素，在妊娠期间上调，通过促进 MMP 的产生和抑制胶原蛋白的产生、促进金属蛋白酶和 TGF-β_1 组织抑制剂的表达来增加组织松弛度[18, 19]。最近的一项研究调查了松弛素 –2 在小鼠肩关节纤维化模型中的作用[19]。对人类松弛素 –2 的多次关节内注射、单次关节内注射和多次静脉注射进行了分组试验。多次关节内注射人类松弛素 –2 显著改善了运动范围，使其恢复到肢体固定前所收集到的关节活动基线测量值。然而，单次关节内注射或多次静脉注射松弛素 –2 并不能将活动范围恢复到基线测量值。与未经治疗的对照组、单次关节内注射和多次静脉注射治疗的动物相比，多次关节内注射松弛素 –2 治疗的动物没有出现挛缩的组织学特征（如纤维粘连和关节间隙缩小）。因此，局部释放松弛素 –2 可能对纤维化的治疗有价值。

六、IL-1 拮抗药

IL-1 是炎症反应的关键介质，在促进促纤维化介质[20]和刺激成纤维细胞增殖和趋化[21]方面具有重要作用。之前 Anakina 的一项研究纳入了 4 名慢性复发性关节纤维化患者和 4 名膝关节局限性关节纤维化患者，调查了关节内 IL-1 受体拮抗药给药治疗关节纤维化的潜在治疗效果[22]。所有患者的膝关节活动度和肿胀程度均有改善，75% 的患者能够恢复到之前的活动水平。未观察到不良临床反应或感染。这些结果为进一步研究 IL-1 在术后抑制纤维化治疗中的作用提供了支持。

七、贝伐单抗

贝伐单抗是一种靶向 VEGF 的重组人源化单克隆 IgG$_1$ 抗体。除血管生成外，VEGF 还促进纤维渗出物的沉积，形成胶原沉积的细胞外基质，或者由肿瘤组织中的成纤维细胞和单核细胞释放[23-25]。此外，之前的一项研究调查了关节内注射贝伐单抗在减少纤维化方面的效果，并在兔子模型中比较了两次注射与单次注射的效果[26]。与对照组相比，单次注射组显微镜下的关节纤维化

较少（例如，未成熟细胞浸润较少，成纤维细胞数量较少，巨细胞形成较少，血管密度较少，胶原沉积较少），然而在关节活动度和宏观粘连评分方面，两组之间没有发现统计学上的显著差异。与单次注射组相比，两次注射组的宏观粘连评分更好，平均关节活动度更大。此外，除肉芽组织外，两个注射组的所有镜下检查结果均显著优于对照组。

八、福沙匹坦

P 物质是一种神经递质，首先在神经组织中被发现，在组织损伤后释放。P 物质水平的增加与增生性瘢痕、腹部粘连和其他类型的纤维化有关[27-29]。神经激肽 –1 受体是亚稳态 P 物质的细胞靶点。福沙匹坦是神经激肽 –1 受体拮抗药，因此是 P 物质抑制药。最近的一项研究调查了在兔子模型中使用福沙匹坦抑制 P 物质对组织损伤后挛缩的影响。在初次手术后的四个时间点（3h、6h、12h 和 24h）进行福沙匹坦关节内注射，并与对照组进行比较。术后 72h 和 24 周处死动物。通过基因芯片表达谱、生物信息学和生物力学测量对各组进行分析。各组间平均挛缩角度无显著差异。然而，微阵列基因表达分析显示，与细胞信号传导、促血管生成、促炎症和胶原基质生成相关的蛋白质的 mRNA 水平在对照组和福沙匹坦治疗组兔子之间存在显著差异。因此，该研究表明，抑制 P 物质会改变体内促纤维蛋白原基因的表达，从而可能减少创伤后关节挛缩的形成。

九、青蒿琥酯

青蒿琥酯（artesunate，ART）是一种从中草药青蒿中提取的抗疟药物，可对细胞增殖产生抑制作用，并具有抗疟活性[30-32]。最近的一项研究调查了青蒿琥酯对兔创伤后膝关节肿胀的影响[33]。64 只新西兰大白兔随机均分为四组：①低剂量组给予 15mg/kg ART；②中剂量组给予 30mg/kg 抗反转录病毒治疗；③高剂量组给予 60mg/kg ART；④对照组给予等量生理盐水。手术切除

左股骨髁两侧约 10mm×10mm 面积的皮质骨后，用克氏针将手术肢体完全伸直位固定。所有兔子每天灌胃一次，共 4 周。青蒿琥酯诱导成纤维细胞自噬并抑制其细胞增殖。此外，关节内青蒿琥酯的使用减轻了动物膝关节纤维化的严重程度。因此，青蒿琥酯可能对预防术后膝关节纤维化有潜在作用。

十、体外冲击波疗法

体外冲击波疗法（extracorporeal shock wave therapy，ESWT）已用于治疗肌肉骨骼疾病。特别是，ESWT 已被应用于治疗纤维化疾病，如粘连性关节囊炎，足底筋膜炎和掌挛缩病[34, 35]。最近的一项研究在兔子模型中研究了 ESWT 对膝关节手术后立即形成的关节纤维化的影响[36]。在通过股骨髁切除皮质骨、用支具从腹股沟到足底将动物的膝关节完全伸直位固定诱发膝关节纤维化。在支具上行直径为 1.5cm 的圆形开口，以便于 ESWT 治疗。在 ESWT 组中，在能量密度为 0.2mJ/mm^2 的情况下，以 3Hz 的脉冲重复频率（每种情况下约 5.5min）发送 1000 个冲击波，每周 5 天，持续 4 周。术后 4 周，对照组的挛缩角度和关节宏观评分（即粘连量）显著高于对照组。此外，在组织学评估中，对照组的血管密度更高。使用 ESWT 未观察到明显的并发症。因此，ESWT 能够无创、安全地减少术后膝关节纤维化的形成，并可能在临床应用中预防关节纤维化。

第 21 章　通过新型 3D 成像技术对髌股关节疾病易发因素的新认识

A View of Predisposing Factors by Novel 3D Imaging Techniques for the PF Joint

Yukiyoshi Toritsuka　Yuzo Yamada　著

潘孝云　译

髌骨脱位或髌骨不稳定（patellar instability, PI）通常发生在具有易感因素患者中[1, 2]。内侧髌股韧带重建已被广泛应用此类患者治疗，目的是重建防止髌骨外侧移位的稳定结构[3-5]。此外，滑车成形术[6, 7]和胫骨结节转位[8]也被用于减少易发因素。通过标准化手术消除这些易发因素被认为是理论上的最佳方法。然而，手术可能会改变身体多年来形成的各种平衡维持机制，这些变化可能会导致新的问题。此外，预防髌股脱位的手术并发症通常容易被忽视[9]。

另一个问题是，目前对易发因素的评估是否恰当。易发因素的指标通常在一个平面上定义，该平面使用诊断成像方式获得，如 X 线片、CT 或 MRI。然而，目前尚不清楚它们是否充分适合作为评估易发因素的指标，以决定特定手术的适应证。当然，在总是对影像进行评估的时代，没有其他选择。然而，最近，成像技术的进步给骨科带来了巨大的好处。现在，这些技术允许我们重建图像，从获得的数据中创建三维（3D）模型，从而更容易识别真正的骨和关节结构[10-13]。如果传统指标有局限性，新技术能否带来新的见解？

一、传统易发因素的局限性

以下是从 3D 角度看 2D 图像上传统指标局限性的具体示例。髌股形合角如图 21-1[14] 所示，在髌骨轴位上测量角度的参考点如图所示。这些点实际上不在 3D 空间的一个平面上（图 21-1）。这表明，传统意义上的投影到一个平面上所得到的结果在 3D 空间中会变得不清晰。

平分偏移指数或髌骨倾斜角通常通过测量横截面图像上相对于股骨参考线的平移或旋转来评估（图 21-2A）[15]。由于股骨轮廓在不同的图像中根据横截面水平或膝关节屈曲角度而变化，因此，股骨上的参考线变得不一致。例如，当在髌骨中部水平进行评估时，高位髌骨患者的股骨横截面将位于更靠近股骨近端的位置（图 21-2B）。当在膝关节屈曲位进行评估时，横截面上的股骨轮廓可能与膝关节伸直位时的轮廓不同（图 21-2C）。因此，很显然常规指标受 2D 图像上股骨几何结构的影响，这些几何结构因横截面位置和（或）膝关节屈伸角度不同而变化，导致在比较患者之间或不同膝关节位置（即使是同一患者）之间的值时变得不可靠。

然而，三维计算机模型可以为直接评估提供

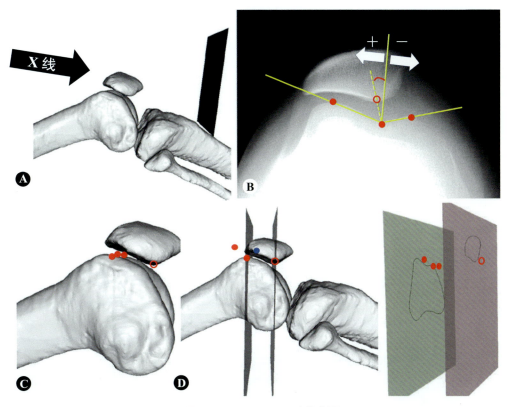

▲ 图 21-1　**Merchant 膝关节图**

A. X 线投影的 3D 图像；B. 髌骨形合角，空心圆表示髌骨上的参考点，三个实心圆表示滑车上用于确定髌骨合拢角的参考点；C. 与 3D 图像上显示的参考点相同；D. 显示平面的图像，包括髌骨上的参考点和滑车上的参考点。3D 空间中至少有两个平面

连续参考，不受横截面位置或膝关节屈伸角度的影响。我们认为由于成像技术的进步，应该重新定义评估 3D 图像的指标。我们相信，新的 3D 图像指标保留了传统指标的原始含义外，可以更清楚地描述真实骨和关节的解剖特征，准确地阐明膝关节运动时的力线变化。

二、创建三维膝关节计算机模型和坐标系的方法

本章将介绍我们对髌股关节（patellofemoral，PF）的研究，并提供一种通过新的成像技术所识别的易发因素的新观点[12, 13, 16-18]。首先，股四头肌放松的情况下，在仰卧位以几个膝关节角度拍摄 3D MRI。使用 3D 运动分析系统从 3D MRI 数据中半自动提取股骨、髌骨和胫骨的轮廓。构建三维计算机模型，并通过基于体素的配准（图

21-3A）自动叠加在每个位置拍摄的图像上[13]。评估用坐标系（球坐标系）的建立如下：将膝关节伸直位的髌骨定义为零位置，然后为每个髌骨设置参考轴（x 轴、y 轴和 z 轴）（图 21-3B）[13]。尽管采用了不同的方法，我们对正常髌骨运动的研究结果与之前的尸体研究结果非常相似[19-21]。因此，我们的方法足以可靠地评估患者的髌骨运动。

三、3D 空间（解剖坐标系）中新指标的新参考

建立解剖坐标系，以重新评估临床相关的形态学或运动，球坐标系一般在基础科学领域适用，并不适合在这里使用。该坐标系的目的是描述临床相关的形态或排列，而不是易发因素的常规指标。在这个坐标系中，使用由 3D 空间中新

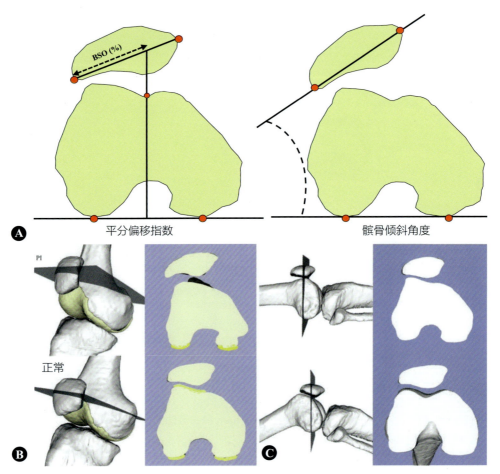

▲ 图 21-2　**A**. 平分偏移指数（BSO）和髌骨倾斜角度。这两张照片是在髌骨中部拍摄的；**B**. 在临床使用的 **CT** 或 **MRI** 中，髌骨不稳定（**PI**）患者和正常对照组髌骨中部的横截面与每个 **3D** 计算机模型中的平面位置有关。这表明计算每个指标的两个平面在不同股骨上的位置不同；**C**. 在临床使用的 **CT** 或 **MRI** 中，**PI** 患者位于髌骨中部水平横截面与每个 **3D** 计算机模型中的膝关节伸直和屈曲位置有关。这表明，指标的计算会因不同股骨平面位置得到不一样的结果

建立的参考平面或参考线定义的新建立的指标，在 3D 空间中重新评估易发因素[12, 13]。这里诠释了两个新的参考平面，中矢状面和股骨髁平面（femoral condylar planes，FCP）/ 股骨滑车平面（femoral trochlear planes，FTP）[12, 18]。

（一）中矢状面

选择经股骨上髁轴或通髁轴（trans-epicondylar axis，TEA）作为股骨参考轴，因为它不仅是解剖学标志，也是膝关节的机械轴。中矢状面位于股骨上，定义为垂直于 TEA 并穿过股骨内上髁和外上髁之间中点的平面（图 21-4）[13]。

因此，它形成了一个不同于股骨髁和（或）股骨滑车几何形状的参考。此外，由于中矢状面设置在 3D 空间中，因此它形成了一个可靠的股骨侧参照物，可以准确描述髌骨运动，而不受膝关节屈伸的影响。

（二）股骨髁平面或股骨滑车平面

我们考虑通常在使用 CT 或 MRI 评估时，是否适合使用垂直于股轴线的平面来评估 3D 结构，如股骨滑车。股骨髁平面或股骨滑车平面已被开发为另一组可重复的参考平面[12, 18]。FCP 被建立为包括 TEA 在内的虚拟横截面[12]。FCP 0 定

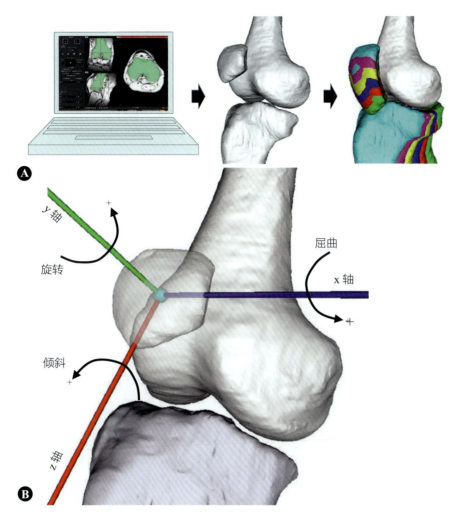

▲ 图 21-3　A. 三维计算机膝关节模型的创建。记录膝关节不同屈伸角度下髌骨和胫骨的位置。浅蓝色表示其位置为 0°，粉色表示其位置为 10°，黄色表示其位置为 20°，蓝色表示其位置为 30°，红色表示其位置为 40°，绿色表示其位置为 50°；B. 球坐标系。通过最近点和最远点的线被定义为 z 轴。这两点之间的中点被定义为髌骨参考点（浅蓝色球体）。垂直于 z 轴并平行于穿过髌骨中外侧骨缘的线被定义为 x 轴。垂直于 z 轴和 x 轴的直线定义为 y 轴。围绕 x 轴、y 轴和 z 轴相对于初始零位的每个运动分别定义为髌骨的屈曲、旋转和倾斜

义为基准面，包括髁间窝的上方骨 – 关节软骨边界，FCP θ 也定义为使 θ 与 FCP 0 形成可选角度的平面（图 21-5A）[12]。这使我们能够获得可重复、尽可能垂直于滑车关节面的横截面图像，并在不受股骨髁 / 滑车几何形状影响的情况下评估股骨滑车的形态学。相似的方法建立股骨滑车平面[18]。FTP 0 被定义为包括股骨滑车近端边缘的基准面，FTP θ 被定义为围绕 TEA 至 FTP 0 的可选角度 θ 的平面（图 21-5B）[18]。这些评估平面

基本上与 FCP 相同，只是基面设置在滑车的入口处，这更适合评估滑车的形态特征。

四、根据 3D 空间中的新指标对易发因素的新看法

（一）高位髌骨

高位髌骨是 PI 的主要高危因素之一。作为髌骨高度的参数，测量髌腱长度与髌骨长轴的比率（Insall-Salvati 比率）、髌骨下极与胫骨上

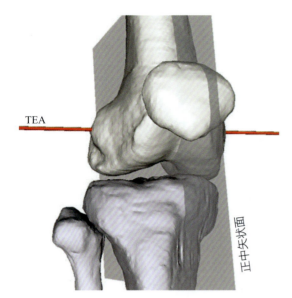

▲ 图 21-4　正中矢状面定义为垂直于 TEA 并穿过股骨内上髁和外上髁之间中点的平面
TEA. 经股骨髁上轴

缘之间的距离比率、髌骨关节面的长度（Caton-Deschamps 指数）[22]，通常使用软骨基线的髌骨与滑车比率（髌骨滑车指数）[23]；然而，它们并不直接指示髌骨相对于股骨的位置。因此，我们使用 FCP 作为髌骨中心高度，表达了髌骨相对于股骨基准的近端位置[12]。髌骨参考点的位置定义为髌骨中心高度，并表示为 FCP 0 和 FCP θ 之间的角度 θ，包括髌骨参考点（图 21-6A）[12]。结

果表明，PI 患者的髌骨中心高度大于正常对照组，并且与关节软骨高度呈统计学显著相关（图 21-6B）[12]。关节软骨高度定义为 FCP 0 和包含关节软骨近端边缘的 FCP θ 之间的角度 θ，作为表示关节软骨近端分布的指标（图 21-6C）[12]。测量结果表明，PI 患者不仅髌骨位于肢体近端，而且与股骨滑车近端关节面保持一致[12]。胫骨结节的远端移位有时用于处理高位髌骨患者以防止髌骨脱位，可能会导致髌骨和滑车之间的同时恶化，导致髌股关节疾病。

（二）胫骨结节外移

胫骨结节的外移一般通过胫骨结节 - 滑车沟距离来表示[22]。虽然 TT-TG 距离在独立评价髌骨位置方面比 Q 角更好；然而，在构建膝关节的三维模型后，观察者间或者观察者内的判断可靠性依然存疑，因为难以确定滑车沟的参照点，尤其是在严重发育不良的病例中。简而言之，TT-TG 距离的测量可靠性依赖于滑车的结构变化。为了弥补这个缺陷，胫骨结节 - 后交叉韧带（tibial tubercle-posterior cruciate ligament，TT-PCL）距离可以成为判断胫骨结节外侧偏移的另一个选择[24]。然而，三维空间中使用参考平面是种更好的选择。首先，将胫骨结节的位置定义为胫骨结节顶点与中矢状面之间的距离。除以股骨髁

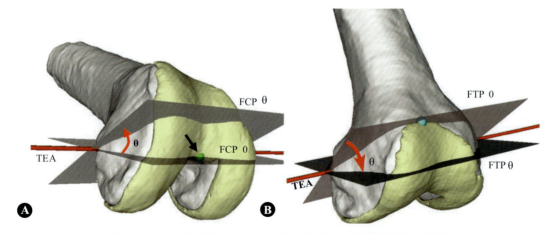

▲ 图 21-5　A. 股骨髁平面。绿色球体显示髁间窝的上方骨 - 关节软骨边界（黑箭）。FCP θ 也定义为从 FCP 0 生成可选角度 θ（红箭）的平面；B. 股骨滑车平面。浅蓝色球体显示股骨滑车的近端边缘（黑箭）。FTP θ 也定义为从 FTP 0 生成可选角度 θ（红箭）的平面。TEA. 经股骨上髁轴

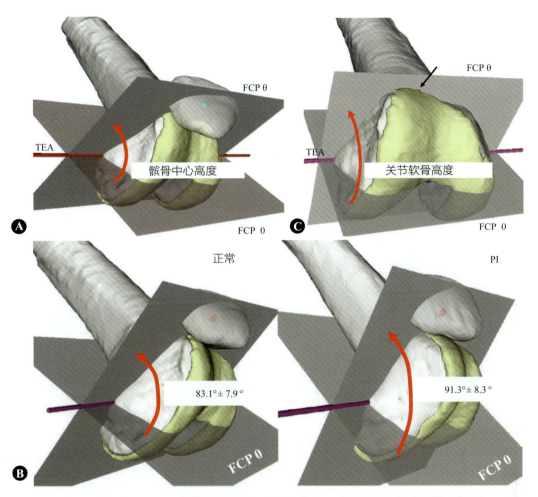

▲ 图 21-6 **A.** 髌骨中心高度。浅蓝色球体显示髌骨参考点。髌骨中心高度（红箭）表示为 **FCP 0** 和 **FCP θ** 之间的角度 **θ**，包括髌骨参考点；**B.** 正常对照组与 PI 患者的髌骨中心高度。红色球体显示正常对照组和 **PI** 患者的髌骨参考点；数值表示为平均值 ± 标准偏差 [12]。**PI** 患者的平均值明显大于正常对照组（**$P<0.05$，Mann-Whitney U 检验**）[12]**PI.** 髌骨不稳定；**C.** 关节软骨高度。红色球体显示股骨滑车关节软骨的近边缘。关节软骨高度（红箭）表示为 **FCP 0** 和 **FCPθ** 之间的角度 **θ**，包括关节软骨的近端边缘

间宽度后，个体化数值表示为按膝关节大小标准化的结节移位百分比（图 21-7A）[13]。新指标能够准确显示胫骨结节相对于股骨的位置，即使在严重滑车发育不良的病例中也是如此。该指标还可识别 PI 患者的胫骨结节外移度（图 21-7B）[13]。

由于 TT-TG 距离最初是膝关节伸直位时的指标，TT-TG 距离无法观察到膝关节屈曲的变化。在膝关节屈曲位时，TT-TG 距离可能会因为膝关节屈曲引起评估平面上滑车轮廓的变化导致数值比较不准确。然而，即使在膝关节屈伸发生变

化的情况下，结节移位百分比也能准确地显示数值。此外，这使我们能够个体化描述在膝关节相同屈曲位时胫骨结节和髌骨外侧移位度。

我们结果显示，随着膝关节屈曲，在患者和正常对照组中，结节移位百分比都略有减少（图 21-7C）[13]。患者在 0° 和 10° 时的数值明显大于正常对照组，表明胫骨结节在整个运动范围内并不外移 [13]。这些结果表明，如果以 0° 位的角度结果去做胫骨结节转位，可能会导致膝关节屈曲位时胫骨结节过度向内侧转移的潜在风险，从而

导致屈曲位时内侧关节面的压力增加。

将髌骨中心的位置定义为髌骨移位百分比，表示为髌骨参考点和中矢状面之间的距离除以每个内外上髁连线距离（图 21-7D）[13]。在同一病例中比较髌骨移位百分比和结节移位百分比时，

后者在正常对照组的所有角度显示出显著性更大的值，但在患者中仅在 0° 处显示出显著性更大的值（图 21-7E 和 F）[13]。在正常对照组中，没有病例显示较小的结节移位百分比；然而，在一半患者的膝关节中发现较小的结节移位百分比，表

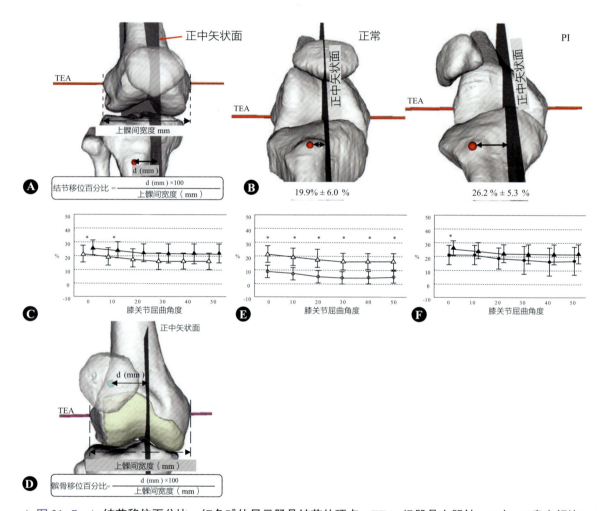

▲ 图 21-7　A. 结节移位百分比。红色球体显示胫骨结节的顶点。TEA. 经股骨上髁轴；B. 与 PI 患者相比，正常对照组在膝关节伸 0° 处的结节移位百分比。红色球体显示正常对照组和 PI 患者胫骨结节的顶点。这些值表示为平均值 ± 标准偏差 [13]。PI 患者的平均值显著大于正常对照组（$P<0.05$，Mann-Whitney U 检验）[13]。PI. 髌骨不稳定；TEA. 经股骨上髁轴；C.PI 患者和正常对照组膝关节屈曲的结节移位百分比变化。空心三角形代表正常对照组的结节移位百分比，实心三角形代表 PI 患者的结节移位。PI 患者在 0° 和 10° 时的值显著大于正常对照组 [13]。数值为平均值 ± 标准偏差，*$P<0.05$，Mann-Whitney U 检验；D. 髌骨移位百分比。浅蓝色球体显示髌骨参考点。TEA. 经股骨上髁轴；E. 膝关节屈曲时正常对照组结节移位百分比和髌骨移位百分比的变化。数值显示为平均值 ± 标准偏差。空心三角形代表正常对照组结节移位百分比，空心圆代表髌骨移位百分比。在所有膝关节屈曲角度，结节移位百分比的值均显著大于髌骨移位百分比 [13]，*$P<0.05$，Wilcoxon 秩和检验；F. 膝关节屈曲时 PI 患者结节移位百分比和髌骨移位百分比的变化。数值显示为平均值 ± 标准偏差。实心三角形代表 PI 患者结节移位百分比，实心圆代表髌骨移位百分比。仅在 0° 时，结节移位百分比的值显著大于髌骨移位百分比 [13]，*$P<0.05$，Wilcoxon 秩和检验

明与患者的胫骨结节相比，髌骨位于更外侧的位置（表 21-1）[13]。这些数据表明，PI 患者的髌骨和胫骨结节之间的关系不同于正常对照组，因为内侧稳定结构的破坏导致髌骨的外移，并且 PI 患者的髌骨和胫骨结节之间的关系在不同病例中不同，并因 PI 患者的膝关节活动角度而异。考虑到这些观察结果，应根据胫骨结节位置的变化来决定胫骨结节转位。因此，胫骨结节转位可能不像以前认为的那样适用于患者。

（三）髌骨移位和倾斜

髌骨移位和倾斜已被广泛用作髌骨轨迹不良的指标。因此，我们试图在 3D 空间中描述这些指标，同时保留其原始作用。

首先，3D 移位被定义为与髌骨移位百分比相同的指标；膝关节屈曲 0°～50° 的髌骨参考点位置定义为距矢状面中部的距离，并表示为上髁间宽度的百分比，根据个体膝关节大小标准化值（图 21-8A）[16, 17]。可以在整个膝关节活动范围内描述髌骨外移度。

3D 倾斜度定义为 TEA 与上述球坐标系中髌骨 x～z 平面之间的空间角度，表示髌骨在 3D 空间中的倾斜度（图 21-8B）[13, 16]。这也可以在整个膝关节活动范围内描述髌骨倾斜。

对 PI 患者膝关节屈曲在 0°、10°、20°、30°、40° 和 50° 处的 3D 移位和 3D 倾斜进行分析，发现这两个指标之间存在密切关系（图 21-8C）（未

表 21-1　患者髌骨移位的百分比与结节移位的百分比							
		膝关节屈曲角（°）					
膝关节		0	10	20	30	40	50
P2L	髌骨移位百分比	*27.2*	*28.9*	*29.9*	*22.1*	15.4	12.3
	胫骨移位百分比	25.3	23.3	20.6	19.8	19.6	18.9
P3	髌骨移位百分比	21.6	*20.5*	*14.4*	*14.2*	7.2	7.2
	胫骨移位百分比	23.8	20.0	14.2	13.2	11.4	11.9
P6	髌骨移位百分比	*16.7*	*16.1*	*12.2*	*11.0*	8.4	*10.1*
	胫骨移位百分比	15.3	14.9	11.2	10.0	8.6	9.6
P7	髌骨移位百分比	*29.2*	*30.5*	*29.2*	*41.9*	*42.5*	*43.9*
	胫骨移位百分比	25.9	25.2	23.9	27.4	26.7	26.5
P8L	髌骨移位百分比	21.5	18.6	14.0	10.6	11.9	*13.2*
	胫骨移位百分比	23.7	21.2	17.1	15.1	15.1	12.0
P9	髌骨移位百分比	26.0	26.3	*28.8*	*30.5*	*33.7*	*34.6*
	胫骨移位百分比	29.2	26.9	26.9	25.9	24.5	25.1
P11	髌骨移位百分比	*25.7*	22.8	22.5	20.3	18.4	13.9
	胫骨移位百分比	24.3	23.6	22.9	22.4	22.9	20.3

髌骨移位百分比中的粗体斜体字母表示大于结节移位百分比的值
引自 Yamada et al. JBJS Br 2007[13]
患者膝关节的识别号在第一列中描述。本研究分析了 12 例 PI 患者的 14 个膝关节。其中 7 例患者在多个位置发现了更大的髌骨移位百分比

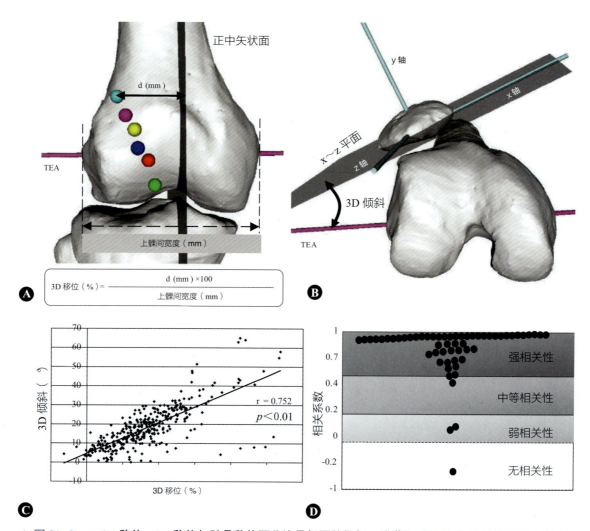

▲ 图 21-8　A. 3D 移位。3D 移位与髌骨移位百分比是相同的指标。浅蓝色球体代表 0° 处的髌骨参考点，粉红色代表 10°，黄色代表 20°，蓝色代表 30°，红色代表 40°，绿色代表 50°。TEA. 经股骨上髁轴；B. 3D 倾斜。3D 倾斜度定义为 x～z 平面与经股骨上髁轴之间的角度。TEA. 经股骨上髁轴；C.3D 移位和 3D 倾斜之间的关系。采用 60 例 PI 患者 66 个膝关节在 0°、10°、20°、30°、40° 和 50° 时的数据。3D 移位和 3D 倾斜之间的 Pearson 相关系数为 0.752（P＜0.01）；D.PI 患者 3D 移位和 3D 倾斜之间个体相关系数的分布。计算每个膝关节在 0°、10°、20°、30°、40° 和 50° 处髌骨的 3D 移位和 3D 倾斜之间的 Pearson 相关系数。相关系数值＞0.7 被定义为强相关性，0.4～0.7 被定义为中等相关性，0.2～0.4 被定义为弱相关性，0～0.2 被定义为无相关性

公开数据）。计算每个膝关节髌骨的 3D 移位和 3D 倾斜之间的 Pearson 相关系数。相关系数值＞0.7 被定义为强相关性，0.4～0.7 被定义为中等相关性，0.2～0.4 被定义为弱相关性，0～0.2 被定义为无相关性。总的来说，95% 的膝关节表现出中等 / 强相关性（图 21-8D）[16]。从 3D 角度来看，这可能是自然的，因为髌骨是膝关节伸肌机制内的籽骨。当髌骨外侧移位时，在特定的平衡条件下，髌骨在进入股骨沟之前从周围软组织向外侧倾斜。在接触股骨沟后，它也会在凸出的滑车上外侧倾斜，反之亦然。

（四）髌骨轨迹分类

这些结果表明，在评估或描述单个髌骨轨迹时，并不总是需要同时使用这两个指标，尤其是对于屈曲 0°～50° 的 PI 患者的膝关节[16]。这样的描述可以使外科医生更简单地描述髌骨轨迹，

从而更好、更容易地理解每个 PI 患者的个体病理特征。最大 3D 移位和 3D 移位在 0°～50° 的 3D 移位变化（Change$_{0\sim50}$）能够更好地描述髌骨轨迹[17]。最大移位被用作表示髌骨的横向偏移程度指标，Change$_{0\sim50}$ 用于描述膝关节屈伸活动的髌骨运动方向[17]。首先，根据健康志愿者的数据确定最大移位的阈值（cutoff value，COV）。当大于 COV 时，被定义为严重半脱位，而小于 COV 时被定义为轻微半脱位（图 21-9A）[17]。Change$_{0\sim50}$ 的两个 COV 被类似地定义。当值大于 COV 上限时，它们被定义为主外侧型，膝关节屈曲时髌骨向外侧移位；而当值小于 COV 下限时，它们被定义为主内侧型，膝关节屈曲时髌骨向内侧移动[17]。当一个值位于 COV 之间时，它被定义为直线型（图 21-9B）[17]。

这种分类有利于手术的选择。具有与正常髌骨非常相似的轨迹模式（轻微型轨迹）的 PI 膝关节将是保守治疗的良好候选者，尤其是当它们是第一次脱臼者且能够安全地进行 MPFL 重建时。具有主内侧型轨迹的患者也是 MPFL 重建的良好候选者，因为重建的 MPFL 在伸膝时收紧，为了防止髌骨外移，主外侧型轨迹的患者可能需要外侧松解结合 MPFL 重建，因为 MPFL 因膝关节屈曲而松弛。外侧支持带的紧张可能导致髌骨的外侧移位[17, 25, 26]。对于轻微的半脱位没有进行进一步的分类，由于内 - 外侧运动较小，难以区分运动方向，因而未对轻微半脱位进行进一步分类。因此，他们被定义为次要类型。

3D 移位为髌骨轨迹分析提供了新的视角；然而，我们应该知道，PI 中没有四种不同的类型，因为这种分类是使用 COV 值进行的。本分类中使用的每个参数均呈连续分布。换句话说，类型之间没有明确的界限。然而，这些同时意味着 PI 中的一个新概念。如前所述，研究结果似乎在视觉上模糊了习惯性脱位者和主外侧型之间的界限，以及在髌骨轨迹方面正常型和轻微外侧型之间的界限。因此，整体而言，PI 在概念上可能被视为从正常到先天性髌骨脱位的连续谱（图 21-9C）[17, 25]。

（五）滑车形态

虽然滑车发育不良也可以通过 2D 平面上的指标进行评估，但通过简单的横断面 CT 或 MRI 理解股骨滑车的 3D 结构可能非常困难，可能会引起误解。3D 模型可以直观地呈现真实的结构特征，从而让我们更容易理解它。根据我们有关 PI 患者髌骨位置的研究，滑车上的关节软骨比正常人分布得更靠近端、更偏外侧[12]。因此，使用 3D 模型可以更直接地给我们带来令人印象深刻的图像。

从这个角度来看，滑车形态学的传统评估仍有改进的余地。Dejour 分类法已被广泛使用，但不幸的是，评估者内和评估者之间的一致性只能说尚可[7, 27, 28]。这种差异可能是由滑车的 2D 评估造成的。虽然它最初由侧位 X 线和 CT 或轴位 MRI 组成，但有时仅基于轴位 MRI 进行分类。因此，我们尝试使用尽可能垂直于滑车关节面的可靠性较高的横截面，对滑车形状进行三维重新评估[21]。根据 Dejour 分类（图 21-10A）[21]，在 FTP 10、20、30、40、50 和 60 上评估滑车类型。该分析显示，大多数 PI 患者在 FTP 上表现出不同类型的滑车形态变化（图 21-10B）[21]，并且发现 FTP 上的滑车形态与 PI 患者在临床应用中获得的分类一致率较低（表 21-2）[21]。

这些结果表明，Dejour 分类提供的单一轴位图像上的滑车发育不良类型不能代表整个滑车几何形态。换句话说，发育不良滑车形态从 3D 角度来看，即使根据 Dejour 分类将其归类为相同类型，也会显示不同的形态变化。因此，对于打算根据滑车形态决定滑车成形术的外科医生，尤其应该注意到使用 2D 图像很难描述整个滑车形态。

五、结论

如前所示，通过使用 3D 计算机模型进行分析，可以发现 PI 的解剖特征无法通过 2D 图像上的常规指标来表达。新的评估并没有否定传统的

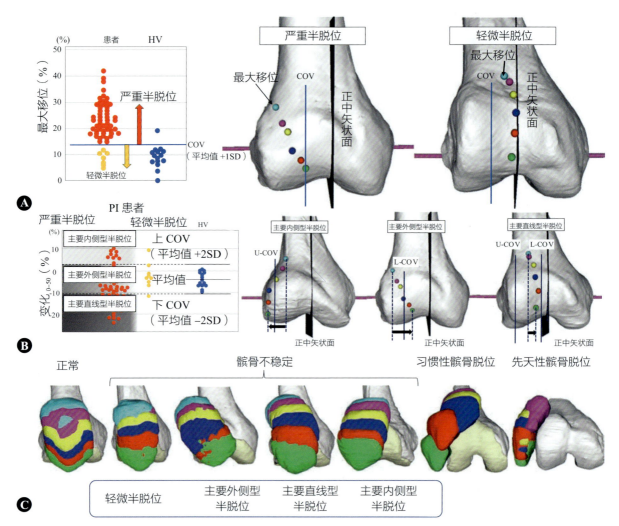

▲ 图 21-9　**A.** PI 患者的严重半脱位和轻微半脱位。最大移位值的分布如左图所示。根据健康志愿者（蓝圈）的数据确定最大移位的阈值。**COV** 是健康志愿者最大移位的平均值 + 标准差。当最大移位值大于 COV 时，它被定义为严重半脱位（红圈），而较小时被定义为轻微半脱位（黄圈）。浅蓝色球体代表 0° 处的髌骨参考点，粉红色代表 10°，黄色代表 20°，蓝色代表 30°，红色代表 40°，绿色代表 50°。3D 模型上的蓝线代表 COV。HV. 健康志愿者；COV. 阈值；SD. 标准差。**B.** 主要内侧型、外侧型和直线型半脱位。变化 0 ～ 50 的每个值的分布如左图所示。根据健康志愿者（蓝圈）的数据确定 0 ～ 50 的阈值。COV 是健康志愿者 0 ～ 50 变化的平均值 ±2 标准差。当大于上 COV 时，被定义为主要外侧型；而当小于下 COV 时，被定义为主要内侧型 [17]。当最大移位值落在两个 COV 之间时，它被定义为主要直线型。红圈代表主要半脱位，黄圈代表左侧图表中的轻微半脱位。3D 模型上的实线代表 COV。浅蓝色球体代表 0° 处的髌骨参考点，粉红色代表 10°，黄色代表 20°，蓝色代表 30°，红色代表 40°，绿色代表 50°。虚线显示了髌骨参考点在 0° 和 50° 的位置。箭显示了髌骨的运动方向。HV. 健康志愿者；COV. 阈值；U-COV. 上 COV；L-COV. 下 COV；SD. 标准差。**C.** PI 谱的新概念。整体而言，PI 在概念上可能被视为从正常到先天性髌骨脱位的连续谱

方法，但我们认为现在是时候引入 3D 成像的新指标，以提高对 PI 的理解。这种方法目前不适用于日常实践，但我们希望随着技术的进步，它能成为评估 PI 的新标准。

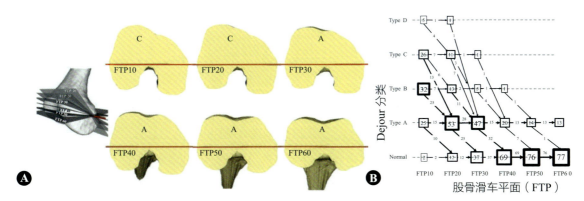

▲ 图 21-10 A. 根据 **Dejour** 分类，髌骨不稳定的膝关节在不同的股骨滑车平面上显示的不同的滑车形态；**B.** 在 **81** 例患者 **90** 个膝关节上的 **Dejour** 分类情况。大部分的 **PI** 膝关节在 **FTP** 上表现出了各种滑车形态[18]。膝关节数量显示在小方块内或者在箭上

表 21-2 根据轴面 MRI，FTP 上滑车形态与临床应用的 Dejour 分类的一致性								
	Dejour 分类	总 数	符合临床应用的 Dejour 分类的膝关节数					
			FTP10	FTP20	FTP30	FTP40	FTP50	FTP60
PI	正常	17	2	10	14	16	17	17
			(12%)	(59%)	(82%)	(94%)	(100%)	(100%)
	A	25	9	22	13	4	3	3
			(36%)	(88%)	(52%)	(16%)	(12%)	(12%)
	B	25	15	4	2	0	0	0
			(60%)	(16%)	(8%)	(0%)	(0%)	(0%)
	C	20	11	7	1	0	0	0
			(55%)	(35%)	(5%)	(0%)	(0%)	(0%)
	D	3	1	1	0	0	0	0
			(33%)	(33%)	(0%)	(0%)	(0%)	(0%)
	总数	90	38	44	30	20	20	20
			(42%)	(49%)	(33%)	(22%)	(22%)	(22%)
HV	总数	15	3	12	15	15	15	15
			(20%)	(80%)	(100%)	(100%)	(100%)	(100%)

PI. 髌骨不稳定；HV. 健康志愿者；FTP. 股骨滑车平面
引自 Yamada Y et al. JISAKOS 2019 [18]
在临床中使用的平面上评估的发育不良滑车类型并不总是与虚拟横截面上的类型相匹配，更接近于髌骨接触面的关节面垂直平面

第 22 章　内侧髌股韧带重建和髌股关节的软骨状态

MPFL Reconstruction and Patellofemoral Chondral Status

Keisuke Kita　Shuji Horibe　Norimasa Nakamura　Konsei Shino　著

许心弦　胡月正　潘孝云　译

一、内侧髌股韧带重建

（一）历史

内侧髌股韧带最早由 Kaplan 在 1957 年首先报道，它最初被描述为一条连接于髌骨基底部至腓肠肌内侧头肌腱间的横行条索状结构[1]。1979 年，Warren 和 Marshall 将其命名为髌股韧带[2]。20 世纪 90 年代，一些作者发现 MPFL 是对抗髌骨向外倾斜的一个重要结构，它能提供 50%～60% 的阻力来对抗髌骨向外移位[3-5]。Nomura 报道了在急性髌骨脱位的患者中，MPFL 损伤的概率达到 96%[6]。此后，为了重建 MPFL 的功能，许多外科技术已逐步开展，并且在预防再脱位的发生上取得了令人鼓舞的临床效果。

（二）解剖

Warren 和 Marshall 首先描述了 MPFL 是连接于内侧副韧带股骨止点和髌骨内侧缘间的一条横行条索状结构[2]。2002 年，Tuxøe 等研究发现 MPFL 平均宽 1.9cm（1.0～3.0cm），长 5.3cm（4.5～6.4）[7]。Nomura 系统性地研究了 MPFL 的形态结构，发现其平均长 58.8 ± 4.7mm，宽（12.0 ± 3.1）mm，直径（0.44 ± 0.19）mm。它的髌骨连接处中心点位于髌骨纵向高度的上 27%±10%，股骨连接处位于股骨内上髁的后方，内收肌结节的远侧[8]。此后，部分学者报道了类似的研究结果[9-12]。近来，Mochizuki 等发现 MPFL 近端的纤维结构主要附着于股中间肌腱，与股外侧肌腱无明显连接[13]。Fulkerson 等将其命名为股四头肌内侧副韧带（medial quadriceps tendon femoral ligament，MQTFL）[14]。此后，一些作者陆续证实了这个韧带的存在[15, 16]。

（三）修补或重建

目前，许多措施已被运用于重建 MPFL 的功能。然而，对于治疗方案的选择，特别是重建或者修补，临床上仍存在争议。Christiansen 等分别使用 MPFL 修补术和保守方式来治疗两组初次髌骨脱位的患者，通过比较发现 MPFL 修补术并不能降低再脱位的发生率，并且不能提升患者的主观功能结果[17]。对于慢性患者，部分作者报道了相似的临床结果[18, 19]。Sillanpää 等发现，与保守治疗相比，关节镜下 MPFL 修补术既不能提高髌骨的稳定性，也不能降低再脱位的发生率[20]。然而，Schöttle 等发现关节镜下内侧支持带修补术能够有效治疗滑车发育正常的髌骨脱位患者[21]。Askenberger 等研究发现，对于骨发育不成熟的急性髌骨脱位患者，MPFL 修补术能有效降低再脱位的发生率[22]。Bryant 等研究发现，对于未成年的患者而言，MPFL 修补术相较于同种异体韧带重建术在术后再发脱位的发生率而言更具优势[23]。Puzzitiello 等通过回顾性研究发现，与 MPFL 修补术相比，MPFL 重建能获得一个更好的中期随访效果，并且再脱位的发生率更低[24]。最近的一项 Meta 分析结果显示，无论是 MPFL 修补术还是重建术均能有效重构内侧髌股关节的稳定性，从而预防再脱位的发生。但是从短期甚至长期的临床疗效上看，MPFL 重建术更具优势。大多数外侧髌骨脱位的患者均存在一些潜在的诱发因素。为解决这些因素所带来的后续问题，特别在术后，重建一条全新的韧带结构能获得比原先 MPFL 更好的组织学强度。因此，MPFL 修补术仅适合于青少年或不伴随潜在诱发因素的患者[25]。

二、髌骨脱位后的软骨损伤

（一）骨软骨骨折

Kroner 在 1905 年最早描述了髌骨外侧脱位伴骨软骨骨折[27]。此后，陆续有学者描述了类似的病例[28, 29]。在大多数的病例中，骨折位置常位于髌骨内侧关节面的下方。然而，在部分病例中，骨折也会累及股骨髁的外侧缘。由于游离体的形成，常导致这类患者的中期临床效果不佳[30]。目前临床上有许多方法用于该类骨折块的固定，包括使用金属螺钉、可吸收内固定、缝线等[31-33]。然而，骨块再固定或者单纯清理到底哪种方式更好，目前临床上仍存在争议。Lee 等研究发现，与骨块再固定术相比，游离体取出术联合微骨折术损伤更小，临床效果更佳[34]。Gesslein 等通过回顾性研究发现，与骨块清理术相比，对大的骨块进行再固定，能获得更好的中长期临床效果；从再发脱位率的方面来看，尽管骨块再固定术更具优势，但仍有不少患者发生再脱位，发生率高达 35.7%[35]。另外一个争议的焦点是，在骨块再固定的同时是否应一期重建 MPFL 的功能，目前临床上尚无相关方面的研究。国

际髌股关节学组的一项调查发现，89% 的学者选择在进行骨块清除或再固定的同时一期重建髌股关节的稳定性，60% 的学者选择 MPFL 或 MQTFL 的重建。然而，如果存在 MPFL 的撕脱性损伤，63% 的学者选择进行韧带修补术[36]。

（二）关节软骨损伤

1990 年，Iwano 等通过对 PFOA 的患者进行 X 线研究，发现 28% 的患者存在髌骨脱位或者半脱位[37]。随着现代关节镜及 MRI 技术的发展，以往 X 线上无法发现的髌骨脱位后的关节内软骨损伤，目前能够被清晰的观察到[38]。2003 年，Nomura 对急性髌骨脱位后的关节软骨进行研究，发现 95% 的患者存在 PF 软骨损伤；所有的髌骨侧均发生软骨损伤，而外侧股骨髁的损伤率为 31%。他将所有的软骨损伤分成以下三类：软骨裂纹、骨软骨或软骨骨折引起的软骨缺损伴裂纹、骨软骨或软骨骨折引起的缺损不伴裂纹[39]。随后，他报道了在复发性髌骨脱位的患者中，96% 的患者存在髌骨侧软骨损伤。其中 76% 的患者存在软骨裂纹，这类损伤最常发生于髌骨中央穹顶，随着损伤的加重，部分损伤会进展为软骨缺损[40]。2005 年，他提出髌骨脱位状态的延续会进一步加重软骨损伤[41]。Vollnberg 等通过对 129 例膝关节 MRI 的研究发现软骨缺损范围和 OA 程度及髌骨脱位的发生次数相关[42]。Stephen 等的一项生物力学研究显示，MPFL 离断后能显著增加外侧 PF 最大接触压力[43]。近来，Salonen 等发现，即使是初次脱位或者低频率的复发性脱位也与软骨退变相关[44]。Sanders 等比较了既往发生过髌骨脱位的患者与正常人的髌股关节炎发生率，随访 25 年，发现近一半的髌骨脱位患者最终出现髌股关节炎的临床症状和影像学改变[45]。

三、常规手术操作及髌股关节骨性关节炎的预防

为稳定髌骨，19 世纪出现了一些相关手术操

作，包括近端和远端的矫形术。Roux 最早提出了髌韧带转位术[46]。此后，陆续有学者报道了许多相关的矫形术[47-50]。

1976 年，Crosby 等发现胫骨结节转位术后（tibial tubercle transfer，TTT）严重膝关节骨性关节炎的发生率异常高[51]。Juliusson 等对一系列接受改良 Hauser 手术的患者进行长达 18 年的随访，发现其中 2/3 的患者出现不同程度的 OA[52]。同样，一些学者发现，在接受 Elmslie-Trillat 术后部分患者出现 PF 关节软骨退变[53, 54]。另外，近来，Tscholl 等对一系列胫骨结节 - 滑车沟距离大于 15mm 但不伴 PF 关节退变的复发性髌骨脱位的患者进行随访，发现行 MPFL 重建联合或不联合 TTT 均可获得一个良好的中期随访效果[55]。Haj-Mirzaian 等发现 TT-TG 距离与外侧 PFOA 结构性损伤之间存在相关性[56]。Kuroda 等进行了一项尸体研究，结果显示 TTT 后 PF 间接触压力发生改变；他们认为胫骨结节的过度内移能增加 PF 接触压力，特别是在 Q 角正常的患者中[57]。另外，Stephen 等使用生物力学的研究方法来探究 MPFL 重建是否能有效改变髌骨运动轨迹及接触面的力学特征，发现当 TT-TG 距离大于 15mm 时，该手术方式并不能有效改变髌骨的以上力学特性[58]。可能的原因为目前关于 TTT 后 PFOA 的发生并不能被准确地评估，因为既往关于胫骨结节外移的测量方式并不准确，包括对下肢力线正常的患者采用不精确的测量方法（如 Q 角的测量等）。近来，一些学者报道了对于 TT-TG 距离增大的患者，采用 MPFL 重建联合胫骨结节内移能取得良好的手术效果。Neri 等随访了 133 例接受 MPFL 重建联合或不联合胫骨结节内移的患者，结果临床及影像学评估上均获得满意的效果[59]。Franciozi 等对一系列 TT-TG 距离增大的患者进行 MPFL 重建，发现该术式联合胫骨结节内移能取得更好的临床效果[60]。在影像学 OA 进展的研究上，Tscholl 等对一系列接受 MPFL 重建联合或不联合胫骨结节内移的患者进行长达 5.4 年的随访，结果发现两组患者术后的临床功能

评分及关节炎进展程度比较均无统计学差异[61]。因此，一旦发现 TT-TG 距离增大时，采用 TTT 能有效减低 PFOA 的发生率。然而，目前为止，TTT 的指征尚未明确。

对股内侧肌进行干预就是我们所知的 Insall 近端矫形术。Zeichen 等关于 Insall 近端矫形术的一项中期随访发现 PFOA 的发生率为 36.8%[62]。Schüttler 等对一系列接受该手术的患者进行了长达 52 个月的随访，X 线片的结果显示 43% 的患者表现出现进展性 PFOA[63]。到目前为止，尚无任何一项技术能同时预防再脱位与骨性关节炎的发生。

四、MPFL 重建和 PF 关节软骨状态

1992 年，Ellera Gomes 等率先报道了使用人工韧带进行 MPFL 重建，平均随访 39 个月，结果 83.3% 的患者表示膝关节功能较术前有明显改善[64]。此后，许多新的 MPFL 重建方式被陆续报道，并逐渐成为研究热点[65]。然而，目前关于 MPFL 重建的长期疗效的报道很少，特别是关于术后 PFOA 的进展。2007 年，Nomura 等率先报道了关于 MPFL 重建术后膝关节的退变情况，他们对 22 例患者进行了平均 11.9 年的随访，发现其中 2 例出现进展性的 PFOA，而术前这 2 例均无 PFOA 的表现[65]。Sillanpää[67] 对接受 MPFL 重建的患者进行平均 10 年的随访，发现术后无影像学上 PFOA 发生[66]。鉴于既往髌骨稳定术术后 PFOA 的发生率为 17%～70%，MPFL 重建与上述技术相比能有效降低 OA 发生。然而，部分因素可造成髌股关节过载[68]，如移植物长度过短，移植物张力过大[69]，以及前上方移植物的位置不当等。

有学者使用关节镜对 MPFL 重建术后 PF 关节的软骨状态进行评估，发现绝大多数 PF 关节的软骨未发生明显改变[26]。然而，在髌骨中间嵴的位置，ICRS 等级评分显著升高，并且在股骨髁外侧缘，部分患者表现出软骨损伤的自我修复情况（图 22-1）。这一结果提示在髌骨脱位后，

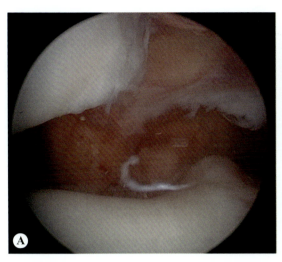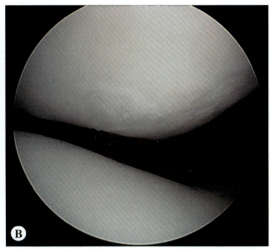

▲ 图 22-1　A. MPFL 重建术中，通过关节镜下外侧髌上入路观察中间嵴的软骨面，在中间嵴位置发现软骨面局部毛糙，使用探钩发现损伤程度深达软骨下骨；B. 关节镜二次观察，MPFL 重建术后 6 个月一块光滑的纤维软骨组织覆盖于中间嵴（经许可转载，引自 [26]）

重新恢复 PF 的对位关系能降低外侧 PF 接触压 [43]。以上研究结果均提示 MPFL 重建能有效去除复发性髌骨脱位 PFOA 发生的部分因素。另外，近一半的患者因股骨滑车畸形程度低，从而软骨损伤愈合良好，而另一半因畸形程度高，从而软骨愈合较差。这一结果提示对于单纯股骨滑车畸形程度高的患者，行 MPFL 重建能提高 PF 接触压。然而，到目前为止，关于单纯 MPFL 重建术后股骨滑车畸形和 PF 关节接触压间的关系尚缺乏相关的生物力学研究。

目前，滑车成形术是唯一一项治疗滑车发育不良的手术。1994，Bereiter 等最先报道了一项加深滑车间沟的滑车成形术 [70]。他对接受该手术的患者平均随访了 8.3 年，发现长期的临床效果良好，但 30% 的患者出现了 PF 关节退变 [71]。Rouanet 等对该项技术进行研究，发现了类似的临床效果；对于严重的滑车发育不良，这项技术可能发挥更好的临床效果，但不能预防 PFOA 的发生 [72]。另外，Ntagiopoulos 等对使用 Dejour 结节间沟加深成形术的患者进行了平均 7 年的随访，结果无影像学上的 PF 关节退变的发

生 [73]。截至目前，滑车成形术是否可有效预防 PFOA 的发生尚未明确。尽管一些短中期研究报道了 MPFL 重建联合滑车成形术的临床效果，但是这两项技术是否能进行联用，目前尚无明确定论 [74, 75]。

五、结论

• 髌骨关节不稳定能增加髌股关节软骨损伤的发生率。

• 尽管有关 MPFL 重建长期随访的临床资料很少，但与目前临床上已知的其他手术相比，这项技术更加可靠，它不仅能有效预防再脱位的发生，并且能预防 PFOA 进展，特别对低级别滑车发育不良的患者。

• 对于 TT-TG 距离较大的患者，MPFL 重建的同时行胫骨结节内移能获得更好的临床效果，然而目前其手术指征尚未明确。

• 对于严重滑车发育不良的患者，MPFL 重建的同时行滑车成形术能获得更好的临床效果。然而，今后这需要更多的临床及生物力学数据支持。

第 23 章　截骨术：冠状面和矢状面畸形
Osteotomy: Coronal and Axial Plane Deformity

Humza Shaikh　Rajiv Reddy　Christopher M. Gibbs　Ryan Murray　Volker Musahl　著

许心弦　胡月正　潘孝云　译

膝关节的运动机制相当复杂，在站立和旋转的过程中，所承受的机械力将发生大范围的改变。下肢力线的改变对膝关节功能会造成较大的影响。例如，下肢力线异常，会造成膝关节内外侧间室所承受的压力不平衡，从而导致一系列病理学改变的发生[1-4]。此外，下肢力线的异常能进一步导致关节内发生病变，如软骨损伤和半月板结构的缺损。所幸的是，这种异常能通过外科学手段来进行有效干预，无论是单纯的力线矫正术，以及联合关节内手术共同治疗。一般来说，膝关节内翻畸形会导致内侧间室承受较大的力量，而这种情况可以通过胫骨高位截骨术来加以纠正，如内侧开放楔形截骨术或者外侧闭合楔形截骨术等。胫骨截骨术同样也可用于纠正矢状位上的畸形，如胫骨平台过度后倾等。外翻畸形将导致外侧间室承受较大的压力，这种情况下，针对股骨远端的相关手术操作能获得良好的效果，如内侧闭合楔形截骨术和外侧开放楔形截骨术等。这类手术常联合关节内软骨修复术或半月板移植术来治疗因下肢力线异常所导致的外侧间室关节炎。此外，下肢力线的旋转畸形不仅影响膝关节，同时也会对髋关节和踝关节造成相应的影响。这一畸形常伴随髌股关节解剖结构的异常，特别是髌股关节不稳定。所幸的是，特定位置的截骨术，如改变股骨前倾或者胫骨外旋角度能够顺利解决这类问题。纠正潜在的结构畸形能够有效治疗膝关节的相应病变，像髌股关节不稳定。本章将对下肢力线的评估进行综述，同时对目前临床上常用的用于纠正力线异常的手术方式及相关指征进行介绍。

一、下肢力线的测量及术前规划

膝关节是人体最大，功能最复杂的关节之一。因其位置特殊，负重位时需承受一系列的轴向和机械性负荷。随着时间的延长，力线不平衡将对膝关节造成不可挽回的损伤。因此，术前对下肢解剖、机械轴及膝关节的相关角度进行深入的研究就显得尤为重要[5-6]。

股骨和胫骨的解剖轴主要是参考这些长骨骨干的走行来进行绘制，而下肢的机械轴是股骨头中心和踝关节中心的连接线（图 23-1）[7]。

由于双侧股骨头中心间的距离大于双侧膝关节及踝关节间的距离，下肢的机械轴总体上近端偏外，远端偏内。在冠状位上，膝关节中心点到下肢机械轴间的垂直距离被定义为机械轴偏移（mechanical axis deviation，MAD）。这一指标常被用于描述冠状位的偏移畸形（图 23-2）[8]。相比较而言，机械胫股角（mechanical femorotibial angle，mFTA）更加常用，它是指胫骨与股骨机械轴间的夹角（图 23-1）[9]。

股骨髁和胫骨平台的切线常被用于描述关节

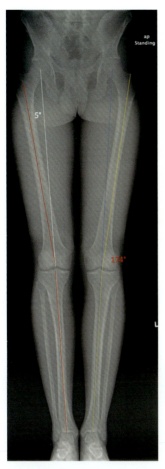

▲ 图 23-1　下肢站立位全长 X 线显示右下肢股骨和胫骨的机械轴（白色）和解剖轴（红色）。股骨机械轴和解剖轴的夹角为 5°。左下肢的机械轴用蓝线标记，股骨和胫骨的解剖轴用黄线标记，两者形成一个约 174° 的股胫角

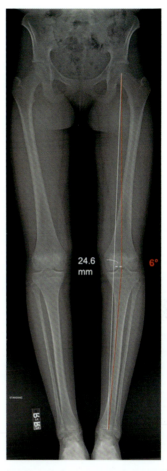

▲ 图 23-2　下肢站立位全长 X 线显示左下肢力线内翻畸形
股骨胫骨角为 6° 内翻（红线），左下肢的机械轴（白线）通过膝关节中心内侧 24.6mm 处的位置

成角的方向，它们之间的交角被称为胫骨股骨关节线夹角（joint line convergence angle，JLCA）。胫骨近端内侧角（medial proximal tibial angle，MPTA）和股骨远端外侧角（lateral distal femoral angle，LDFA）运用最广，分别指各自关节线和骨干解剖轴的夹角（图 23-3）[9]。

另外，与冠状位上的力线异常类似，矢状位和横断位上的力线异常也会影响下肢运动功能，因此相应的临床和影像学评估同样重要。胫骨平台后倾和股骨及胫骨的旋转畸形也需要评估。

为方便判断是否存在异常，相关指标的正常范围罗列如表 23-1 所示。

二、内翻畸形

排除生理性内翻，股骨和胫骨机械轴间的夹角大于 173°～175° 被定义为内翻畸形。一旦机械轴向内偏移超过距离膝关节中心（4±2）mm，将会导致内侧 MAD 增大，mFTA 减小[8]。

一旦发生内翻畸形，膝关节内侧间室将承受更大的应力，这与内侧胫骨平台接触力的增大和半月板外凸移位的增加密切相关[10]，最终将导致内侧膝关节间室发生退变，产生一系列的临床症状。而通过截骨术来治疗内翻畸形，使下肢轴线重新回到中立位，能够改善因内侧间室退变所引起的一系列临床症状。很多情况下，HTO 联合内

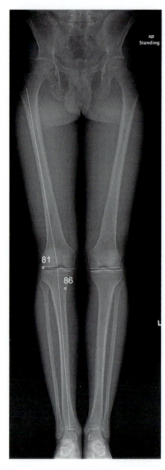

▲ 图 23-3　下肢站立位全长 X 线显示胫骨近端内侧角为 86°，股骨远端外侧角为 81°。图上标注了股骨和胫骨关节线的相对关系

表 23-1　冠状面参数和生理范围

参　数	生理范围
mFTA[°]	177～181
mMPTA[°]	85～90
mLDFA[°]	85～90
JLCA[°]	0～3
MAD[mm]	3～17（平均）

侧间室骨软骨修复术或内侧半月板移植术能取得良好效果。

对于冠状位上的畸形，治疗目前主要是恢复膝关节的自然外翻，通过相应手段来进行 3°～5°

外翻的矫正，可参照 Dugdale 和 Noyes 等提出的治疗方法[11]。简而言之，股骨负重位线为股骨头中心点至胫骨平台上从内向外宽度为 62.5% 的点位间的连线；同样，胫骨负重位线为股骨头中心点至胫骨平台中心的连线。这两条线所成的角度即为需要矫正的角度，根据角度的大小，来选择外侧闭合截骨或内侧开放截骨达到治疗的目的。

（一）内侧开放楔形胫骨高位截骨术

内侧开放楔形胫骨高位截骨术（medial open-wedge high tibial osteotomy，MOWHTO）的目的是为了治疗因下肢力线内翻引起的膝关节内侧间室疾病（图 23-4A）[12, 13]。这项手术通过将下肢力线外移来减轻内侧间室的压力，从而减少内侧间室的负荷，特别适用于年轻、运动量大的患者。这对同时进行的韧带重建术也能起到一定的保护作用。针对后交叉韧带重建术，PTS 的增加能一定程度上减轻后方平台的后向移位，减轻后移对重建韧带的应力[14]。同样，PTS 的减小能减轻前方平台前移，从而减少 ACL 重建移植物受到的应力，因此减少了失败率[3, 15]。与外侧闭合楔形截骨术相比，MOWHTO 具有只需单次截骨，操作方便，不会造成肢体短缩，不影响近端的胫腓关节，并且无须松解腓总神经等优势。

MOWHTO 的指征如下：具有临床症状的内侧间室软骨缺失；内侧半月板功能不全；内翻畸形引起内侧间室关节炎的年轻、活动量的患者；近端胫骨畸形及韧带结构缺失，通过改变胫骨平台后倾能改善症状的患者。有关术前患者需要的膝关节活动度，伸直必须达到 0°～10°，屈曲必须大于 120°，年龄应当小于 50—60 岁。

禁忌证如下：过度肥胖、炎症性膝关节病变、存在股骨侧畸形、骨质疏松、外侧间室退变或半月板功能不全、膝关节活动受限，特别是屈曲挛缩。

1. 手术技术

患者取仰卧位，在胫骨结节与胫骨后内缘之间作一条长 6～8cm 的纵向切口。切开深筋膜，仔细辨认内侧副韧带，缝匠肌腱及髌韧带并

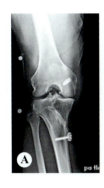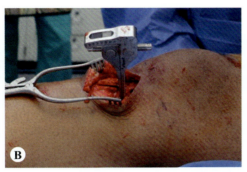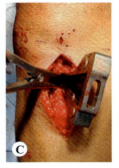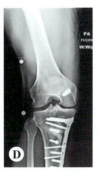

▲ 图 23-4　内侧开放楔形胫骨高位截骨术

A. 一位 40 岁，有症状的内侧间室骨性关节炎患者的术前 X 线表现；B 和 C. 截骨完成后，使用撑开器轻轻对截
　骨面进行扩张；D. 术后 2 年随访时 X 线显示 OA 轻度进展，但内侧间室关节间隙无明显改变

加以保护。切开部分缝匠肌筋膜及股薄肌，显露 sMCL 胫骨侧止点及鹅足并充分游离。剥开骨膜，将拉钩分别插入髌韧带和内侧副韧带及腘肌腱，随后使用后内侧拉钩沿着胫骨后面放置，以保护血管神经结构。

目前，已存在多项技术被用于截骨前的规划和准备。通常，首先将两枚导引针平行地从内侧关节线下 5cm 左右的位置斜向外上打入，来指示截骨的方向。另取两枚导引针从前向后平行打入至后方斜坡位置，作为矢状位力线的参考。通过透视下引导锯片推进的深度及位置，此后使用摆锯来完成截骨过程。截骨的方向需从胫骨内侧皮质对至近端胫腓关节。根据髌股关节的位置，前方的第一刀截骨须在胫骨结节的近端或者远端，因为胫骨结节上方截骨术会导致髌骨位置偏低，进而增加髌股关节间的压力[16]。截骨的深度需在距离外侧皮质 1cm 左右的位置停止，以防止外侧合页结构的破坏；同时截骨深度不能超过距离胫骨平台下方 1.5cm 的位置，以防止延伸到关节面造成医源性损伤。截骨通常需要用到骨刀，以完成最后阶段的截骨过程，并且需要重点针对后方皮质，该位置常发生截骨不完全。一旦截骨完成，用叠放骨刀或撑开器张开接骨面并通过调节以达到原先预设的角度（图 23-4B 和 C）。目前市面上出售的一些新器械也可以尝试使用。一旦截骨处撑开的角度达到预设的水平，在内侧放置一块钢板，首先在远端使用 1 枚非锁定钉固定，

然后将近端钉孔使用锁定钉固定，最后远端固定 2～3 枚锁定钉。透视下确定螺钉的位置，确保外侧合页和胫骨平台的完整性。在截骨处使用自体或者同种异体骨进行填塞植骨。冲洗后逐层缝合创口。患膝使用保护性支具固定[17]。

2. 术后处理

术后需立刻使用冷冻疗法联合间歇性气压泵治疗来预防静脉血栓（venous thromboembolism, VTE）。根据患者情况来决定其术后是否需要药物性 VTE 的预防。术后 6 周内患肢不要负重，此后再开始逐步恢复。

术后 10～12 天拆除创口缝线，分别在术后第 3 天及第 6 周拍摄相关影像学资料进行随访。

3. 结果

采用 MOWHTO 治疗伴有内侧间室关节炎的内翻膝患者不仅临床效果好，并且患者满意度高。术后 5 年的有效率为 97%，10 年为 87%，13 年为 85%[18]。Schuster 等的一项研究发现，主观 IKDC 评分从术前的（44±11）分显著提升至 1 年后的（70±13）分，3 年后的（66±13）分，5 年后的（66±15）分，以及 10 年后的（65±17）分。严重的软骨退变及较低的术后 IKDC 评分（<40 分）与低生存率相关[19]。另外一项研究发现，在随访时 95% 的患者均可获得一个良好的功能评分，包括 IKDC 和 HSS 评分系统[20]。

（二）外侧闭合楔形胫骨高位截骨术

外侧闭合楔形截骨术曾是治疗关节炎的金标

准[21]。截骨后骨皮质直接接触被认为能增加愈合率，减少内固定的失败率[22]。然而，随着内植物设计理念的进步，如使用成角锁定螺钉来固定钢板，使得目前内侧开放截骨术相较而言更加热门[23-27]。尽管内侧开放截骨术更加精确，手术时间更短，并且损伤腓总神经的概率更低，但外侧闭合截骨术有它特定的指征。例如，在行前交叉韧带失败的翻修术时，对于存在胫骨近端畸形及胫骨平台后倾过大，LCWHTO 能对重建后的韧带结构起到保护作用。此外，LCW 更加适用于肥胖（受益于皮质骨直接对合）、低位髌骨、患肢长度偏长的患者。若计划行外侧切口的手术或者原先外侧切口已存在，LCW 更适合，因为无须额外的切口。

1. 手术技术

患者取仰卧位，沿胫骨近端的前外侧位置作一条纵向切口，仔细将伸肌群从胫腓骨表面钝性分离，充分游离腓总神经后显露腓骨颈。为方便闭合截骨术的操作，通常会行腓骨近端截骨术或腓骨头部分切除术。透视下确定胫骨侧需要截骨的方向和深度。截骨前打入定位针来引导冠状位截骨的方向（图 23-5），使用摆锯在冠状位上行胫骨结节部分截骨术，这一操作是为了在水平位截骨时保护胫骨结节。使用摆锯在克氏针限定的范围内完成水平方向上的截骨操作。楔形截骨完成后，外翻胫骨使得截骨处闭合，然后使用锁定钢板进行固定。最后复位伸肌群，闭合创口[28]。

2. 术后处理

术后立即让患者在可活动支具的保护下可行膝关节伸直位的部分负重。术后第 1 天可开始被动康复运动，分别在术后第 6 周及第 12 周拍摄相关影像学资料进行随访。若术后第 6 周影像学检查提示截骨处已愈合，此时可开始完全负重[7, 29]。

3. 结果

采用闭合楔形截骨术治疗伴有关节炎的内翻膝患者不仅临床效果好，并且疗效满意度高。参考 Crosby-Insall 等级评分系统，术后临床效果的优良率高达 97%。一项随访年限为平均

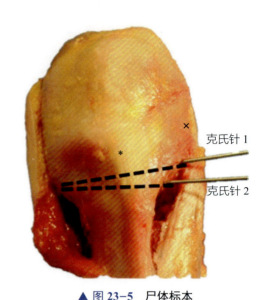

▲ 图 23-5　尸体标本

* 表示髌韧带；× 表示关节线。2 枚克氏针的位置代表了截骨平面的水平

（12.6±7.1）年的研究显示，10 年生存率为 92%，15 年生存率为 82%，20 年生存率为 80%[30]。另外一项平均 12.8 年的随访研究发现不良事件发生率为 5%，翻修率为 10%[31]。术后效果不满意主要归结于内固定失效，患者选择不当及术前准备不充分。

4. 并发症

尽管下肢力线矫形术的并发症罕见，但是神经血管损伤等仍有发生。面对这种情况，需要术中多学科团队共同协作进行紧急治疗，针对损伤的血管或神经采取相应的补救措施。

常见的并发症包括力线纠正不完全或过度纠正，因此需要术前充分的规划来加以避免。在钢板置入并固定前对力线进行正确矫正能避免此类并发症的发生。对于内侧开放楔形截骨术，摆锯向外或向上进入太深，容易发生外侧合页结构断裂或关节内骨折。此外，截骨处不愈合也是一潜在的隐患。不愈合常表现为术后 6～12 周活动时出现患处持续性疼痛，影像学提示截骨处未愈合。对截骨处的愈合认知造成偏差，使得部分患者发生延迟愈合，此时可能需要二次植骨。

外侧闭合楔形截骨术的并发症也相似，鉴于其手术切口的位置及术中需要腓骨近端截骨，因

此腓总神经损伤的可能相对更高。

与其他骨科手术类似的常见并发症，包括感染、VTE、术后血肿及骨筋膜室综合征需要密切关注和及时治疗。骨筋膜室综合征需及早诊断，必要时可行局部筋膜切开减压术。

三、外翻畸形

下肢力线存在外翻畸形的患者，其股骨和胫骨解剖轴的外侧夹角常小于173°～175°，并且膝关节中心常位于机械轴外侧大于10mm的位置，与内踝间的距离增大（图23-6）[8]。这种偏移将导致下肢力线的传导发生不平衡，更多地作用于外侧间室。因此，下肢力线外翻也被认为是一种关节炎发病前的结构畸形。

（一）内侧闭合楔形股骨远端截骨术

内侧闭合楔形股骨远端截骨术（medial closing wedged distal femoral osteotomy，MCWDFO）的指征是外侧间室退变，包括软骨损伤、半月板功能不全伴外翻畸形。理想状态下是60岁以下且对运动要求较高的患者，尽管没有年龄的限制。术前的膝关节活动度在屈伸时必须达到90°以上，不伴有屈曲挛缩。这种截骨方式更加适用于需要较大的矫形度数（>17.5°），患肢长度偏长，有较高的不愈合因素，以及术后需要尽早负重的患者[32]。

手术禁忌证，包括膝关节活动障碍（特别是伸直受限大于10°）、内侧间室软骨损伤及半月板功能不全。

1. 手术技术

患者取仰卧位，沿股骨内侧髁向上延伸作一条长约10cm的切口，逐层分离，需显露股内侧肌，沿肌间隔向前内侧进行剥离，在此过程中需关注并保护紧贴在收肌管处的股动脉。

在股骨内侧放置一块预弯的解剖型钢板。在钢板两孔之间靠近骨髁的位置事先做个标记。使用电刀作一个横的切口，沿着股骨面延伸。插入骨撬，后方需保护血管神经等结构，前方保护股四头肌。

事先需设计好截骨角度及骨皮质需保留的长

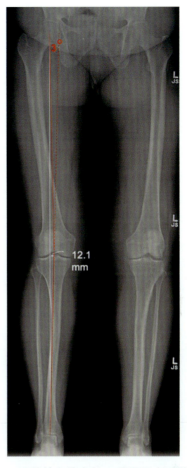

▲ 图23-6 下肢站立位全长X线显示右下肢力线外翻

股骨胫骨角为3°外翻（红线）。右下肢的机械轴（白线）通过膝关节中心外侧12.1mm处

度，沿两枚双头克氏针的方向从内至外进行截骨。在内侧股骨皮质上灼烧作一纵行标记，作为垂直方向上的参考点，以预防截骨后发生旋转畸形。在两枚克氏针之间使用摆锯进行楔形截骨，深度至少应达到距离外侧骨皮质5mm的位置。为防止摆锯工作过程中对局部软组织造成高温灼伤，需不停使用生理盐水灌洗。去除截下的楔形骨块后，拔出克氏针，内翻闭合截骨后留下的空隙。

放入预留的股骨远端解剖锁定钢板，分别在远端和近端进行固定。钢板的远侧采用锁定螺钉固定。透视下观察截骨效果，使用一条长的金属棒来确定下肢负重位的轴线，观察膝关节中心是否穿过股骨头中心和距骨中心之间的连线。剩下的远端螺钉孔继续使用螺钉固定。截骨面的近端使用离心钻头钻孔后采用一枚单皮质非锁定螺钉固定，剩下的 3 个孔使用单皮质锁定螺钉固定。再次透视来确定钢板及螺钉的固定情况。充分冲洗，缝合股内侧肌表面的筋膜后，缝合皮肤[33]。

2. 术后处理

一旦创口包扎完毕，便可对膝关节进行适当屈伸活动。局部肿胀会持续一段时间，但使用冷敷及间断性气压泵后将有所缓解。术后第 1 天更换绷带，抬高患肢，可在部分负重下进行适当活动。部分抗阻训练应持续 6 周。术后第 7 周，若患肢活动度良好，影像学复查无殊，则可以在痛觉阈值范围内进行抗阻训练。若截骨位置愈合不理想或移植物固定欠稳定，在 2～4 周后再缓慢增加抗阻训练的强度。术后 10～12 天进行创口拆线。影像学评估的时间应分别在手术结束后，恢复活动后，术后 6 周及术后 3 个月。若截骨位置愈合良好，可进行完全负重活动。

术后康复阶段，患肢不能施加扭转应力，因为移植物对该方向上的应力十分敏感。物理治疗方案需包括主被动康复锻炼。完全负重前需采取预防性抗凝治疗。采用 EMS 设备进行电疗对肌肉功能恢复有帮助，特别是股内侧肌。

3. 结果

在接受 MCWDFO 的患者中，再次手术率很高，为 25%～40%，这通常是因为需要移植物取出或转换为全膝关节置换术。5 年生存率为 98%，10 年生存率为 92%，并且那些需要接受关节置换的患者往往年龄较大[34]。

（二）外侧开放楔形股骨远端截骨术

尽管 MCWDFO 在历史上更受欢迎，但外侧开放楔形股骨远端截骨术（lateral opening wedged distal femoral osteotomy，LOWDFO）正变得越来越常用，因具易于显露，只需单次截骨，并且矫正的准确性高等优势[32]。理想的入选者是年龄小于 65 岁、有活动要求的患者，伴外翻对线不良小于 20°，以及外侧间室骨关节炎（图 23-7A）。该手术适用于外侧半月板功能不全的外翻膝，可单

纯截骨，也可以结合外侧半月板移植术；同时适用于外翻对线不良伴外侧间室骨软骨病变的患者（图 23-7B）。最后，该技术也适用于慢性 MCL 功能不全的患者，可与 MCL 重建同时进行[35]。

禁忌证，包括肥胖症、炎症性关节病、活动范围明显受损、外侧开口范围大于 15mm，以及进行性的双 / 三间室骨性关节炎[35]。

1. 手术技术

患者取仰卧位，从股骨外上髁开始并向近端延伸，沿股骨外侧作一长约 12cm 的切口。分离髂胫束，从肌间隔的位置向前游离股外侧肌，显露股骨外侧皮质。导针的进针点位于外侧股骨干前后向的中点，股骨外上髁近端三指的位置。导针的方向为呈 20° 瞄准股骨内上髁，同时确保截骨平面靠近股骨内侧髁。在股骨外侧皮质做一个垂直于截骨面的标记，以降低旋转不良的风险。膝关节必须保持固定状态，同时需警惕周围的神经血管结构。截骨操作开始时，摆锯需紧贴导针进行操作，以防向远端移位。锯片应位于与冠状面垂直的平面上，内侧的合页至少应保留 1cm 左右，与此同时，使用温和的内翻力量检测截骨后的活动性。使用撑开器逐渐打开截骨的位置，直到获得满意的角度。透视下使用 1 条长的金属棒来确定下肢负重位的轴线，观察膝关节中心是否穿过股骨头中心和距骨中心之间的连线。截骨完毕后采用股骨钢板进行固定（图 23-7C）。对截骨后留下的间隙植入骨移植物。虽然有多种不同的选择，但是首选的还是来自股骨头的同种异体骨[35]。

2. 术后处理

术后阶段，患者的创口采用无菌棉垫和绷带包扎固定。根据术前的相关风险评估来决定机械性和化学性 DVT 预防措施。术后 6 周内，患肢需采用保护性支具固定于完全伸直位进行活动。可进行膝关节活动的强化锻炼。术后 6 周内采取部分负重，但随后逐步进展至完全负重。允许采用低强度力量训练和有氧运动。术后第 3 个月进行影像学随访[36]。

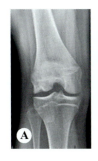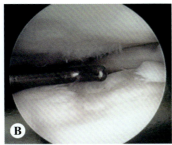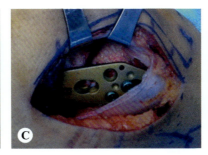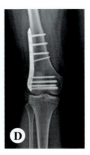

▲ 图 23-7　外侧开放楔形股骨远端截骨术

A. 19 岁有症状的外侧间室骨性关节炎的跑步运动员的术前 X 线表现；B. 外侧间室软骨损伤；C. 置入预先塑形的股骨远端外侧锁定钢板；D. 术后 3 年随访时 X 线显示轻度 OA 进展，但外侧间室关节间隙无明显改变

3. 结果

开放楔形股骨远端截骨术已显示出良好的效果，并且后续需转为关节置换的概率较低。不同的研究报道了不同的生存率，5 年生存率波动在 79%～91%。术后 45～78 个月，转为全膝关节置换的概率为 12%[35]。同样，生物力学研究也表明开放楔形 DFO 后膝关节活动时外侧间室压力明显降低[37]。

4. 并发症

为了避免矫正程度不当，术前计划至关重要。考虑到截骨术更偏近端，矫正角度需要更长的距离，因此更容易产生差错。术中在内植物固定前检查矫正的机械轴有助于避免这些错误。对于 MCWDFO，修复切开的内侧髌股韧带和股内侧肌远端剥离处可预防外侧髌骨不稳定。由于钢板的应用，MCWDFO 存在许多其特有的潜在并发症。移植物必须进行精确固定，需根据其设计的钉孔位置正确置入锁定螺钉。移植物的正确放置至关重要，钢板的长轴需与股骨纵轴保持平行，钢板的下极需对齐股骨内侧髁前内侧。为防止锁定螺钉从股骨髁后部破出，它们固定的方向应向前倾斜。

该手术可能伤及股骨后方的股动脉、股静脉、坐骨神经和血管束等。因此，在进行股骨后侧皮质切开前，应使用骨撬对此处的软组织进行保护。此外，若伤及肌间隔，易造成膝动脉和膝静脉出血。若术中伤及大血管，需行血管修复术。

骨愈合延迟表现为负重时持续疼痛，X 线上无骨痂形成。然而，考虑到依靠压缩固定的闭合楔形结构的生物力学特性，骨痂的缺失可能是由 I 型骨愈合造成的。因此，应特别注意 X 线上截骨处骨折线的清晰度，尤其是在分辨不出截骨间隙的情况下。如果超过 3 个月后仍未出现骨愈合的迹象，应采用更高级别的影像学手段彻底评估后考虑采用二次骨移植手术。

对于 LOWDFO，关节内骨折和内侧合页结构断裂是术中最常见的并发症。这通常是由截骨深度不当或导针位置太靠近关节线引起的。内植物刺激也是 LOWDFO 的一个特殊问题。神经血管损伤也可能发生，可通过采用外侧横动脉作为截骨高度的标志进行预防。骨折处不愈合发生率为 2%～5%，吸烟和肥胖等相关因此将显著增加该风险[38]。由于固定不牢靠或过于激进的功能锻炼，可导致移植物固定失败或截骨位置塌陷[35]。

与其他骨科手术一样，常见的并发症，包括术后软组织肿胀、淋巴水肿、VTE、骨筋膜室综合征等。术后感染是一种潜在并发症，若发生早期感染，可通过外科翻修、清创术和静脉抗生素等治疗。若软组织覆盖良好且骨结合稳定，则无须移除内植物；反之，则需要采用外固定装置。

四、旋转畸形

下肢旋转畸形通常表现为膝前疼痛，主要由髌骨错位或髌股关节不稳、步态异常和髋关节撞击等引起。若无临床症状，旋转畸形无须矫正。如果存在临床症状，但病理变化很轻微，采用物理疗法和矫正鞋垫进行保守治疗通常是有效的。保守治疗无效的情况下可施行旋转截骨术。若合并轴面和冠状面畸形，则需进行多平面矫正 [39]。

（一）股骨旋转截骨术

髋臼前倾角通常为 15°～20°，而股骨扭转角为 15°±5°。根据横断位 CT 的图像进行测量，股骨扭转为股骨后髁与股骨颈之间的夹角（图 23-8）。虽然没有明确的阈值，但对于过度、有症状的股骨扭转，可以考虑股骨旋转截骨术。

1. 手术技术

患者取仰卧位，从大转子开始向远侧作一长 10～15cm 的切口。纵行切开阔筋膜，将股外侧肌从结节上作 L 形剥离。插入两个 Hohmann 拉钩以显露股骨和股骨粗隆间区域。使用骨刀或电刀灼烧，在小转子的近侧横行截骨的位置做标记。透视下确定股骨上内固定角钢板的位置。角钢板的下弯位置应在计划截骨的水平，以便钢板整体位于股骨颈外侧角钢板的插入部位，也可预先用凿子或电刀灼烧在大转子处标记。将一根克氏针打入截骨位置标记的头端，需穿透双层皮质。第二根克氏针打在标记的尾端，它和第一根克氏针形成正确的矫正角度。克氏针必须垂直于股骨机械轴。透视下将第三根克氏针打入股骨颈，要保证足够的深度，以标记股骨颈的位置和前倾角。新鲜化截骨的位置及骨床，使用骨凿锤击形成一个 U 形孔，该孔位置需平行于克氏针。使用开槽锤将凿子打进骨质，以便控制旋转。为

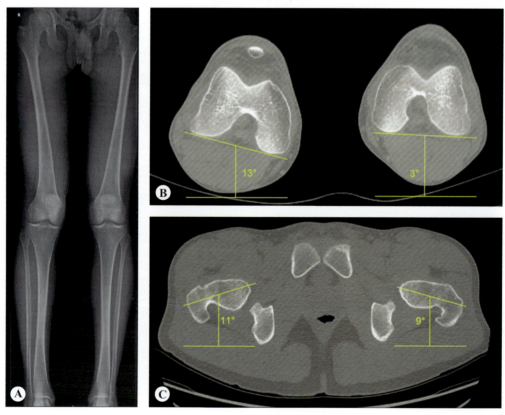

▲ 图 23-8 股骨旋转截骨术的术前计划

A.24 岁男性的站立位下肢全长 X 线显示 ACL 重建术后右下肢力线外翻，mFTA 和 mLDFA 增加；B. 在股骨远端的轴位 CT 上进行测量，得出股骨后髁与水平方向上的夹角；C. 类似的方法计算出股骨颈前倾角。这两个测量值之间的差值表明股骨扭转的角度。该患者右侧股骨内旋转 24°（11°+13°），而左侧股骨内旋转 6°［9°+（-3°）］

了使凿子在冠状面和矢状面上正确定位，凿子进入的角度必须在两个平面上平行于股骨干。将骨凿留在原位作为引导，此过程中腿应当在完全伸直位。将骨凿退回 1～2cm，以方便截骨术后取出。使用两个 Hohmann 拉钩进行充分保护，在盐水不断冷却下使用摆锯进行截骨操作。该过程需在与机械轴成 90° 的方向进行。锯片必须与第一根和第二根克氏针在同一平面内。凿子取出后将角钢板打入，通过旋转截骨远端骨干，直到第二根克氏针与第一根平行，以达到计划的矫正角度。对角钢板进行临时固定，通过 Verbrugge 钳暂时固定角钢板，然后采用钢板加压装置对截骨间隙进行加压固定。打入所有双皮质螺钉后，透视下再次确认位置，放置引流管，然后闭合伤口[40]。

2. 术后处理

术后第 1 天拔除引流管并更换敷料。术后活动应从部分负重开始。尽管允许被动髋关节运动，但应避免抗阻的主动髋关节运动。影像学随访应在术后第 3 天和术后第 6 周进行。根据临床和影像学检查结果，术后第 7 周逐渐开始增加负重[7]。

3 结果

股骨旋转截骨术在临床上显示出良好的效果，其中报道的临床优良率范围为 93%～98%。一项研究平均随访了 6.5 年，结果显示改良后的 Harris 髋关节评分平均提高了 29 分；78% 的患者需要进行后续手术，其中 91% 是内植物取出术[41]。

（二）胫骨旋转截骨术

胫骨扭转角主要通过 CT 的横断位像上进行测量，为膝关节近端关节轴线和远端关节轴线的夹角，标准值 23°±5.1°。然而，尽管没有明确的阈值，但如果患者的扭转角超过正常值的两个标准偏差（>35° 或<1°），并且表现出步态异常或疼痛等症状，则可以考虑胫骨旋转截骨术。

1. 手术技术

患者取仰卧位，在膝关节后方垫一块布单使其微屈，尽可能保持伸直状态。在胫骨结节前方

做一个 5～7cm 的纵向皮肤切口。将胫前筋膜沿胫骨附着处外侧 1cm 左右的位置纵向剥离。向外剥离胫骨前肌约 5cm 左右的范围，以显露胫骨外侧部分。紧接着在胫骨结节内侧的骨膜上做一个纵向切口，以便在其下方能顺利放入骨锉。对内侧副韧带和鹅足肌腱加以保护。术中透视下配合使用测量杆，正确识别胫骨轴线，打入克氏针作为锯片前进的导引。另外，使用电刀在距离胫骨结节上方约 1cm 的位置作标记，标记方向需与胫骨机械轴垂直，这代表截骨面的水平。透视下确定内植物在胫骨外侧固定的位置。预先在近端 2 个螺钉孔位置钻孔后取下钢板，为截骨位置做标记。若胫骨结节需要与远端节段一起旋转，则应在其上方行前路截骨术。若胫骨结节无须旋转，则摆锯继续向远端延伸。对于外翻开放胫骨楔形截骨术，斜向和横向截骨之间的角度应为 100°，胫骨结节应保留宽度 10～15mm。

使用薄锯片进行前方的斜行截骨。锯片应精确地保持在冠状位平面上，并保护髌腱。2 枚克氏针相互平行地插入双皮质，其中 1 枚位于截骨面的近端，另 1 枚位于截骨面的远端，方向应垂直于胫骨轴线。透视监测下，胫骨横断截骨采用从外侧到内侧及垂直于胫骨机械轴的方向进行。截骨平面应放置一个成角度的骨撬，在进行锯片横向推进时保护胫骨结节。从胫骨结节处取下骨撬后，从胫骨结节后方去除一小部分骨质，以便旋转。检测截骨后两端是否可以在没有阻力的情况下进行旋转，如果不能，可适去除部分可能造成阻挡的骨质。将胫骨远端相对于近端进行旋转，直到达到正确的矫正度数。足部对于髌骨和胫骨结节的正确对位至关重要。在使用钢板固定之前，应使用 2 枚克氏针临时固定。钢板的位置应确保 2 个近端钢板孔与原先预留的两孔对齐。在 2 个孔内打入 2 枚双皮质锁定螺钉，在截骨下方打入 3 枚单皮质螺钉，对远端进行稳定固定[42]。

如果旋转的角度小于 20°，则不需要进行腓总神经减压或行腓骨截骨术。然而，更多情况下还是建议切开前方筋膜，以防止局部张力偏高。

复位并重新缝合肌肉组织，放置引流管，逐层闭合创口。

2. 术后处理

术后第 1 天拔除引流管并更换敷料。术后活动应从部分负重开始。尽管允许无限制的主被动活动，但应避免对抗阻力的主动膝关节运动。影像学随访应在术后第 3 天和术后第 6 周进行。根据临床和影像学检查结果，一般术后第 7 周允许完全负重。

3. 结果

Fouilleron 等的一项研究显示了良好的临床效果。接受胫骨近端旋转截骨术治疗后，94% 的患者对结果感到满意或非常满意。Lille 试验结果显示术后优良率达到 70%，Lille 评分从术前的（54.8±16.9）分显著提升至术后的（85.2±14）分。所有患者的髌股关节疼痛均有显著改善。术后随访时测量的胫骨扭转平均值为 8.6°，较术前平均下降 25.2°[43]。

4. 并发症

与股骨旋转截骨术相关的并发症，包括术前规划不当导致的过度矫正或矫正不足、术后感染、冠状面或矢状面对线不良、骨折、矫形角度再次丢失、内植物失效及足行进角度改变。此外，在股骨转子间截骨术后也有股骨头坏死的报道。最后，若需要进行大幅度的扭转矫正，股骨内旋转截骨术可能会损伤坐骨神经[7]。

在胫骨截骨术中，胫骨远端向外旋转也可能损伤腓总神经和胫神经。因此，建议采用筋膜切开术进行间室内减压。

五、关键信息

针对膝关节的截骨术是非常有用，尽管常被忽略，但早已证明在早期退行性病变、韧带重建手术和保留关节的修复手术（如骨软骨和半月板重建）中纠正对线不良是成功的。精确的术前计划对所需的矫形度数至关重要。

CT 可以构建模型，使外科医生能够更好地进行多方面术前规划[44]。通过仔细的计划和执行，截骨术及相关操作能使患者顺利重返工作和娱乐[45-47]。

相关角度的标准参照参考文献 [10]。JLCA 指胫骨股骨关节线夹角（正值表示向内侧会聚）；MAD 指机械轴偏移（正值表示 MAD 内移）；mFTA 指机械股胫角（＞180° 表示力线外翻，＜180° 表示力线内翻）；mLDFA 指机械股骨远端外侧角；mMPTA 指机械胫骨近端内侧角。

第 24 章　定制化器械和 3D 截骨术
Patient-Specific Instrumentation and 3-D Osteotomy

Wouter Van Genechten　Annemieke van Haver　Peter Verdonk　著

周玉龙　潘孝云　译

　　膝关节周围截骨术是一种成熟、保留关节的手术治疗措施，其主要目的是纠正冠状平面的下肢力线，从而减轻膝关节内侧或外侧关节间室的机械应力[1]。在中立位，内侧间室在步态中的站立阶段承受高达 55%～70% 的人体重量，每增加 1° 的内翻畸形，该负荷增加 5%[2]。在相当多的成人中发现有 3° 或更大的内翻角度，这将导致内侧间室比外侧间室的膝关节骨关节炎总体发病率要高[3-5]。因此，最常进行外翻截骨术，因为内翻畸形常见于胫骨近端（胫骨近端内侧角＜85°），此时首选手术矫正。已证明内侧开放和外侧闭合楔形高位截骨术对减轻病变的内侧间室有效[6]。如果及时手术，它可能会延迟甚至防止发展为终末期膝关节 OA[7]。出于多种原因，如需要腓骨截骨术、腓总神经损伤风险和扩大软组织切开，外侧闭合楔形入路已不再使用[2, 6, 8]。因此，现代内侧开放楔形 HTO 形成目前的标准，有报道 10 年生存率＞90% 年轻（＜65 岁）和体力活动的患者[8-10]。尽管如此，传统的内侧开放楔形 HTO 仍然是对技术要求很高，并且具有相当大并发症风险的手术，包括（不稳定的）侧向铰链骨折、间隙延迟或不愈合、过度 / 矫正不足和计划外的胫骨平台后倾增加[11-14]。

　　考虑到传统 HTO 手术在冠状面上的准确性，Van den Bempt 等发现计划矫正的实际完成度出人意料的低[15]。11 个传统 HTO 手术中有 8 个无法在自定义的准确度区间内达到 75% 准确矫正的阈值。由于手术矫正力线手术是一种高度个体化的干预措施，并且对错误的容忍度很小，因此这些结果让人们开始关注手术疗效的持久性[16]。不精确的术前截骨规划和随后具有挑战性的手术转化被认为是不准确截骨矫正的基础[17]。在膝关节截骨领域引入计算机导航无疑是朝着更准确的手术结果迈出的一步，这主要是由于矫正肢体的实时可视化[18]。然而，昂贵的设备、较长的学习曲线、较长的手术时间和不可预测的技术问题限制了这种方法在膝关节骨科医生中的广泛应用[15, 19]。

　　自现代体积成像模式，如极低剂量 CT 和 MRI 大规模使用以来，已经就在合适的医疗软件中模拟手术并打印 3D 解剖模型进行了数次尝试[20]。不久之后，术中使用 3D 打印的定制器械（patient-specifc instrumentation，PSI）被引入，首先用于颌面外科，后来成功地转化至脊柱和前臂骨折骨不连的手术矫正[21-23]。然而，PSI 在下肢矫形手术中的实施相对较新[24]。在手术过程中使用定制的手术工具，这一想法听起来非常吸引人，它可以立即确定截骨平面、冠状面和矢状面预期的矫正，这加速了一些用于膝关节截骨术的创新性 PSI 方法的发展[16, 25-28]。因此，本章概述了 3D 截骨规划、定制化打印和 PSI 在手术室（operating room，OR）中的临床应用，以及为膝关节截骨术开发的几种技术的精确性结果。此外，本文还讨论了作者首选的 PSI 方法，以及一般考虑和关注。

一、截骨规划

正确的站立位双下肢全长片一直是确定下肢对线不良和截骨规划的基准[29]。然而，人们对轻微的膝关节屈曲和肢体旋转对二维图像测量的可靠性和影响提出了质疑[30-32]。此外，负重因素可能会导致对术前膝内翻的高估，这在理论上会导致大量过度矫正的截骨术[33-35]。最后，站立位双下肢全长片仅允许在单平面（冠状）进行截骨规划，而大多数 HTO 手术包括双平面截骨。

尽管存在缺陷，站立位双下肢全长片在大多数临床 PSI 研究中（表 24-1）[14, 25-27, 36, 37]仍是规划阶段的基石。现在，考虑到用于截骨规划的 3D 骨骼建模，CT 似乎是比 MRI 更好的选择，因为它更便宜，成像等待时间更短，并且它提供更清晰的空间分辨率来分割骨骼[38]。为了进行多平面截骨模拟和设计 PSI，必须扫描膝关节或至少扫描近端胫骨。从扫描中获得的成像 DICOM 文件很容易加载到专用的软件中，然后将骨骼模型导出为 STL 文件以保持规模和组成。最后，骨骼模型被传输到 3D 医疗规划软件，以便预先规划矫正尺寸并定义骨骼截骨（平面、深度和起点），最终进行 PSI 设计和打印[25, 26, 36, 37]。

一些作者最近将胫骨近端内侧角作为主要规划角度[25, 37]。mMPTA 严格限制了胫骨的矫正变化，与股胫角或负重线（weight bearing line，WBL）相比，后者在术前成像期间可能会因患者的位置而发生变化。此外，该角度已被证明是开放楔形 HTO 后对准误差的唯一预测指标，并且建议将其纳入现代 HTO 规划中，以提高矫正精度[39]。作者支持进行 mMPTA 测量，以控制 HTO 后的关节线方向（JLO<5°），并保留在以后行关节置换术的可能性。规划的 mMPTA 不应超过 95°，因为这可能会导致关节线过度倾斜并增加关节软骨上的剪切应力[40]。在大幅度内翻矫正中可能

需要双平面截骨术，而这又可以在 3D 成像软件中更精确地规划。在一种 PSI 策略中，通过确定 PSI 导向器中的预钻孔螺钉孔，最终导板类型和定位已经包含在 3D 规划中（图 24-1）[14, 24, 25, 37]。这最终有助于在术中立即进行正确的置入定位，但为在手术过程中意外的改变留下了很小的余地。

Chernchujit 等最近报道了一种规划技术，通过使用二维站立位双下肢全长片来纠正仰卧位下肢全长 CT 的非承重情况[41]。因此，创建了"负重环境"下的全腿 3D 模型来模拟预期的截骨术；然而，他们在术中没有打印或使用 PSI。尽管有精确的 3D 规划，但只有 79% 的病例（n=19）落在目标值 ±3° 范围内，这强调了在术前三维模拟的基础上，手术期间对定制手术工具的实际需求[41]。

总体而言，执行术前 3D 截骨规划的主要优点是：①基于精确识别独特骨性标志的可靠角度测量；②手术的多平面和多层次模拟；③设计 PSI 和定制解剖模型的理想工具[42]。有了 3D 骨骼模型，就可以非常精确地规划预期矫正尺寸，甚至可以考虑到锯片的厚度[16]。

二、定制化器械的 3D 打印：材料和设备

3D 规划软件、医用级树脂和 3D 打印机，以及最重要的是训练有素的人员的可用性是精简院内术前规划和打印 PSI 过程的必要条件。如果现场缺少其中一项要求，外部公司可以参与；然而，这可能会导致每个病例的成本增加、制造过程更长、物流更复杂。因此，可以推荐一些医院/骨科部门投资 3D 核心设施，特别是在手术周转率高和等待名单较短的情况下。3D 规划和 PSI 远非仅用于膝关节截骨术。PSI 已经在多个学科领域和手术中证明了它的价值，包括颌面/颅面外科、骨肿瘤切除术、骨折畸形愈合或骨不连的截骨术，以及前臂畸形矫正等手术[43]。因此，理论上，一个 3D 核心设施可以为几个有需求的部门提供服务，分担各自建立和维护的成本。

表24-1 使用患者专用器械进行膝关节周围截骨术的实验室和临床研究概述

作者（年）	PSI 病例数（HTO/DFO）	规划	目标（规划）	PSI 技术	PSI 的准确性 冠状面	PSI 的准确性 矢状面	传统对照组	术后测量
实验室研究								
Kwun 等（2017）	10猪HTO	2D和3D模拟	62.5%	打印间隙体积（楔形）	术后：61.8%±1.5%	术前：11.2°±2.2° 术后：11.4°±2.5°	无	2D
Domnez 等（2018）	10人HTO	3D模拟	随机	带有用于最终板的预钻孔匹配孔的切割导轨	mMPTA：0.2°±0.3°（−0.3°~0.5°）	TS：−0.1°±0.5°（−0.7°~0.8°）	无	3D
临床研究								
Victor 等（2013）	4 HTO/10 DFO	3D模拟	多变	带有用于最终板的预钻孔匹配孔的切割导轨	mFTA：0°±0.72°（−1°~1°）	TS：0.3°±1.14°（−0.9°~3°）	无	2D
Perez-Mananez 等（2016）	8 HTO	2D规划 3D模拟膝关节	62%	带3个楔块的切割导轨	mFTA：0.5°（0°~1.2°）	未提及	有（n=20）	2D
Amal-burro 等（2017）	12 DFO	2D规划 3D模拟膝关节	62%	带3个楔块的切割导轨	mFTA：0.28°（0°~1°）	未提及	有（n=20）	2D
Munier 等（2017）	10 HTO	下肢全长2D和3D模拟	HKA：2°~4°外翻	带有用于最终板的预钻孔匹配孔的切割导轨	100%在[−2°,+2°]mFTA	90%在[−2°,+2°]	无	2D和3D
Yang 等（2018）	10 HTO	2D规划 3D模拟膝关节	62.5%	带孔的双平面切割导轨，用于杆匹配	术后：60.2%±2.8%	术前：9.9°±0.47° 术后：10.1°±0.36°	无	2D
Kim 等（2018）	20 HTO	2D规划 3D模拟膝关节	62.5%	截骨间隙的3D打印（楔形）	WBL：3.9%±4.5%	术前：9.6°±3.3° 术后：9.8°±3.2°	无	2D
Kim 等（2018）	20 HTO	2D规划 3D模拟膝关节	62.5%	截骨间隙的3D打印楔形，无截骨槽	WBL：2.3%±2.5%	术前：8.6°±3.3° 术后：8.9°±3.1°	有（n=20）	2D
Jones 等（2018）	18 HTO	3D模拟	未提及	基于远处标记和"矫正块"的切割引导位置	100%在[−3°,+3°]mFTA	100%在[−3°,+3°]TS	无	3D

（续表）

作者（年）	PSI 病例数（HTO/DFO）	规 划	目标（规划）	PSI 技术	PSI 的准确性		传统对照组	术后测量
					冠状面	矢状面		
Chaouche 等（2019）	100 HTO	下肢全长 2D 和 3D 模拟	未提及	带有用于最终板孔匹配孔的预钻切割导轨	mFTA：1.0°±0.9° mMPTA：0.5°±0.6°	TS：0.4°±0.8°	无	3D
Fucentese 等（2020）	23 HTO	下肢全长 2D 和 3D 模拟	大部分（62.5%）	带有用于最终板孔匹配孔的预钻切割导轨	mFTA：0.8°±1.5° 74% 在 [-2°，+2°] mFTA	TS：1.7°±2.2° 61% 在 [-2°，+2°] TS	无	2D 和 3D
Authors（2020）	10 HTO	下肢全长 3D 模拟	侧脊柱	用于结构性骨移植的定制楔块和铸件	mFTA：-0.4°±1.0° 100% 在 [-2°，+2°] mFTA	TS：2.1°±2.6°	无	2D 和 3D

HTO. 胫骨高位截骨；DFO. 股骨远端截骨；mMPTA. 机械胫骨近端内侧角；mFTA. 机械股胫角；WBL. 负重线；TS. 胫骨倾角

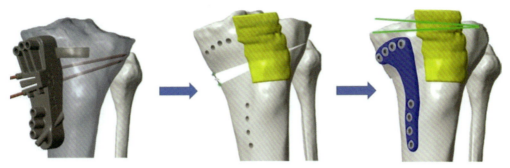

▲ 图 24-1　在开放楔形 **HTO** 的最佳（规划）截骨间隙撑开过程中，配备钻孔的定制截骨导板的设计最终与钢板的螺钉孔匹配。最终导板类型和定位包含在 **3D** 截骨规划中

经许可转载，引自 Donnez et al.[45]，Munier et al.[25]，Chaouche et al.[37]

在手术室使用时，患者解剖模型和 PSI 是用医用级树脂打印的，聚酰胺（或尼龙）由于其生物相容性和良好的机械性能，是最常用的导板制造材料 [14, 16]。打印设备时通过选定的激光烧结（selected laser sintering，SLS），将聚酰胺粉末融合成一个实体模型，不需要结构支撑。此外，热塑性聚合物丙烯腈–丁二烯–苯乙烯(acrylo-nitrile butadiene styrene，ABS）是另一种选择，并经常用于打印膝关节截骨术的 PSI 导板 [26, 27, 44]。使用这种材料，Perez-mananez 能够以每位患者低于 5 欧元的成本打印 PSI（基于 ABS 购买价格为 0.04 欧元 / 克）[26]。Arnal-burro 等使用聚乳酸（polylactic acid，PLA），即一种热塑性聚酯，并且能够为每位患者甚至以这个价格的一半打印所需的 PSI[36]。他的团队提出购买兼容这种材料的合适的 3D 打印机的合理价格范围为 500～2000 欧元。然而，这些廉价的熔融沉积建模（fused deposition modelling，FDM）3D 打印机的缺点是打印精度较低和明显的层线，这些缺点是丝材打印固有的。自 2016 年以来，还可以使用台式立体光刻（stereolithography，SLA）打印机进行医用级光固化树脂的 3D 打印，该打印机具有高分辨率、高准确性和光滑的表面。SLA 打印的一个缺点是，模型需要支撑结构，需要在打印后手动移除。尽管如此，作者在现场使用这种打印技术已有几年，总体效果令人满意。最后，打印出的成品应根据所用材料的技术说明书，在标准蒸汽压力高压灭菌器、伽马射线灭菌或低温过氧化氢灭菌（STERRAD 灭菌）中进行安全灭菌 [14, 16, 28]。

三、PSI 技术和准确性

最近的一项实验室对照研究，强调了 PSI 导板对于提高截骨术准确性的重要性 [17]。在中段股骨模型上，将定制的封闭式导板（带槽）、开放式导板和徒手截骨进行了比较。封闭式导板在截骨精确度和术前 3D 规划转化方面均具有良好的效果。作者得出结论，使用 PSI 导板（开放式和闭合式）可以在截骨术和骨切除术中获得更可预测的结果，尤其是在多平面和旋转矫正中值得推荐 [17]。

在膝关节周围截骨的情况下，PSI 导板在两个方面发挥作用：首先是确定实际截骨的起点、倾角和平面；其次是在膝关节内侧皮质截骨间隙撑开。Victor 等设计并在临床测试了第一个膝关节截骨术（包括 HTO 和 DFO）PSI 的原型，其中包括一个用于固定患者骨性标志以确保正确定位的坚固框架（表 24-1）[24]。该导向装置配备了一个切割槽和多个钻孔，这些孔随后将与钢板的螺钉孔匹配，以实现最佳间隙分离（图 24-2）。在 14 例患者中，冠状面相对于规划的准确度结果为 0° ± 0.72° ΔmFTA，所有病例均在目标值 ±1° 的范围内。总体而言，在矢状面上可观察到微小的变化。尽管有这些高度准确的结果，但仍需要大切口（股骨 13cm，胫骨

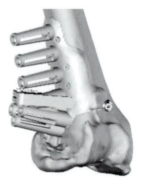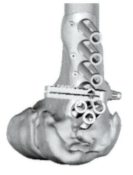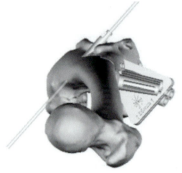

▲ 图 24-2　膝关节周围截骨术（股骨远端截骨术）的首个 PSI 导板设计

经许可转载，引自 Victor et al.[24]

12cm）和软组织剥离才能正确固定导板，从而导致更高的伤口感染风险，以及间隙延迟或不愈合等风险[16]。然而，这一开创性技术后来被几个研究小组采用，开发了他们自己的 PSI 技术，用于开放楔形 HTO[14, 25, 37, 45]。Chaouche 等最近发表了目前为止最大的 PSI 病例系列，其中包括 100个开放楔形 HTO 病例（图 24-1 和图 24-3）[37]。在冠状面，精度为 $1.0° \pm 0.9°$ Δ mFTA 和 $0.5° \pm 0.6°$ Δ mMPTA，而规划和术后胫骨斜度相差 $0.4° \pm 0.8°$。作者得出结论，通过应用这种 PSI 技术，可以提供可预测的矫正结果，而不会增加（非）特异性 HTO 并发症[37]。

　　为了避免为坚固的 PSI 导板造成大的皮肤切口，Jones 等开发了一种外部设备，用于根据包括腓骨头和踝部在内的远处浅表骨性标志来定位截骨导板[16]。他的团队建议使用 3 根克氏针固定定制"矫正块"，以确定和维持手术期间的预期间隙撑开。在 18 例 HTO 病例[16] 后，这种技术的初步结果确保了目标值周围 3° 以内的精度。通过这种方式，可以进行微创 HTO，同时保持外科医生选择固定装置和钢板定位的自由度。然而，作者承认更长的多步骤过程与 PSI 的主要优势，即减少操作的时间和复杂性相冲突[17, 26, 36]。

　　获得肢体力线重新校准的另一种方法是简单地打印填充截骨间隙所需的补缺楔形垫片[26, 27, 44]。Perez-Mananez 等在 8 例 HTO 病例[26] 中，采用了源自髂嵴的结构骨自体移植物替换垫片[26]，

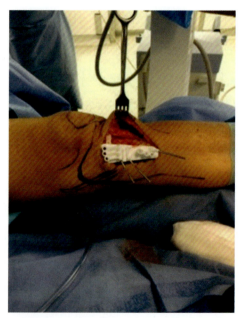

▲ 图 24-3　PSI 导板在开放楔形 HTO 中的术中定位和固定

经许可转载，引自 Donnez et al.[45]，Munier et al.[25]，Chaouche et al.[37]

结合定制的定位导板，获得了 0.5° Δ mFTA（范围为 0°～1.2°）的平均精度。同时，20 例常规 HTO 作为对照，虽然显示出较低的准确性［平均 1.1° Δ mFTA（范围为 0°～2.8°)]，但两组间没有显著差异。有趣的是，在术中始终可用额外的胫骨近端 3D 解剖模型，以确认切割导板的安装。此后不久，完全相同的 PSI 方法被用于 12例 DFO，并与传统技术进行了比较[36]。PSI 组的冠状面机械轴偏移平均为 0.28° Δ mFTA（范围为

0°～1°），对照组为 1.8°ΔmFTA（范围为 0°～4°），差异显著。

同样，未纳入截骨导板和自体骨移植，Kim 等证明，与 20 例常规手术对照组（6.2%±5.1% ΔWBL）相比，以纠正值 62.5% 为目标的 20 例 PSI HTO 病例的绝对差异更小，为（2.3%±2.5% ΔWBL）[27]。在 PSI 病例中，术前术后胫骨倾角几乎保持不变，而传统方法组则观察到倾角在统计学上显著的增加。最后，Yang 等通过设计一个由近端和远端部分组成双平面，并且每个部分都有一个对线孔的切割导板，找到了一种获得所需楔形间隙的替代方法[28]。在撑开截骨术时，将一根金属棒放置在近端孔中，并在获得规划的截骨间隙时才将金属棒插入导板的第二个远端孔中。一项针对 10 例 HTO 的初步研究显示，术后对齐率为 60.2%±2.8%（目标为 62.5%），并且胫骨倾角相对于术前状态几乎没有增加。

四、作者的 PSI 技术

（一）3D 规划

术前根据 Trumatch 膝关节扫描方案，患者行站立位双下肢全长片和仰卧位患肢 CT[38]。这种低剂量方案专为通过扫描解剖参考点创建 3D 模型而设计，扫描范围 150mm，包括膝关节（层厚和间隔均为 0.5mm），以及髋关节和踝关节（层厚和间隔均为 5mm）。将生成的医学 DICOM 文件加载到分割软件 Mimics®（Materialise®，Heverlee，Belgium）中，以将骨结构与周围软组织分离。将下肢的 3D 模型传输到规划软件 3-matic®（Materialise®，Heverlee，Belgium），在其中模拟所需的截骨切口和楔形开口，旨在使术后机械轴通过脊柱外侧（图 24-4）。所有截骨均使用 mMPTA 作为主要规划角度进行模拟。在规划过程结束时，设计个体化适配的楔形垫片和石膏，并使用经过认证的生物相容性光聚合物进行 3D 打印，随后通过过氧化氢气体等离子体进行灭菌处理（图 24-5）。出于安全原因，打印的模型上标有手术侧、矫正量（°）和患者姓名首字母。

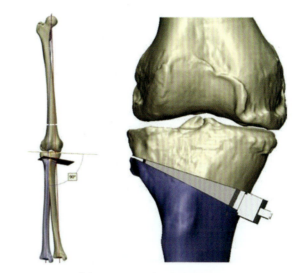

▲ 图 24-4　虚拟 3D HTO 规划显示的下肢 3D 骨骼模型的间隙撑开 / 垫片尺寸，以及最终力线确定

为了确保打印的楔形垫片在截骨间隙中正确定位，创建了两个凹槽，它们应该与胫骨截骨处近端和远端的内侧皮质相匹配。尽管这种规划方法看起来似乎很耗时，但由于现场提供所需软件、树脂和 3D 打印设备，流水线过程使得从扫描下肢到在手术室中获得无菌 PSI 的时间缩短至 48h。

（二）用于 MOWHTO 手术技术

在胫骨上做一个垂直的内侧皮肤切口。在透视下，从胫骨内侧关节线下方 3～4cm 处的内侧皮质开始，横向瞄准胫腓关节近端和外侧关节线下方 1cm，水平引入两条平行的克氏针。使用摆锯与胫骨内侧的 2 根克氏针接触进行水平截骨，然后按照 3D 规划在胫骨结节水平进行斜行阶梯截骨。水平截骨完成后，通过向后逐渐插入五把凿子轻轻打开间隙，无须完全啮合。现在在间隙中置入个体化的楔形垫片，同时给予轻微的外翻应力（图 24-6）。检查楔形垫片上的两个凹槽是否与内侧皮质匹配。植骨准备工作开始，而定制的楔形垫片保留在截骨间隙中，使胫骨保持在预期的矫正位置。打印的石膏用作负模，可以在其中精确定制同种异体骨（来自半股骨头）。用锯片将同种异体骨修剪成三角形，直到尺寸与原始打印的楔形相匹配（图 24-7）。准备就绪后，将打印的楔形垫片更换为楔形结构骨移植物，最终提

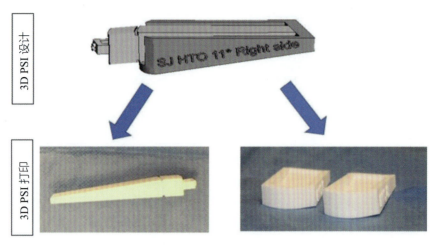

▲ 图 24-5　楔形垫片的最终设计和 3D 打印模型，以及用于修剪定制的同种异体骨的互补石膏模型

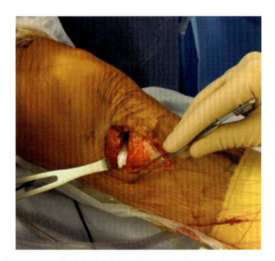

▲ 图 24-6　术中置入个性化楔形垫片，可立即提供预期的矫正，同时准备相同的结构骨移植物

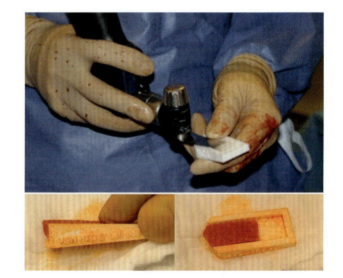

▲ 图 24-7　患者专用模型中来自半个股骨头的同种异体结构骨的精确修整

供相同的力线矫正。截骨最后用 TomoFix® 锁定板（Depuy-Synthes GmbH，Solothurn，Switzerland）固定。

（三）准确度结果

出于研究目的，采用这种新型 PSI 技术进行手术的 10 名患者在术后 3 个月接受了全腿 CT 和 X 线检查，以评估冠状面和矢状面的准确性结果（表 24-2）。准确度结果表明，90%（9/10）的准确度范围在 mFTA 目标值的 [−1.5°，+1.5°] 范围内，而所有情况都在 [−2°，+2°] 范围内。在矢状面上，观察到 2.7° ± 1.8° 的绝对 ΔTS，有效

平均后倾增加 2.1°。与之前的 PSI 截骨研究相比（表 24-1），我们的初步研究显示了高度准确的结果，因此在冠状平面上两者的结果相似，而该研究的术后评估是在更可靠的 3D 成像上进行的。然而，在矢状面上，观察到胫骨后倾意外轻微增加。作者推测这可能是由于打印的楔形物和后续制作的移植物宽度有限（1cm），从而允许胫骨平台在矢状面上倾斜。因此，目前正在进行一个更大的案例系列来研究这种 PSI 技术并重新调整模型。

表 24-2　作者个人的 PSI 技术对开放楔形 HTO 的准确度结果

角　度	结　果	3D 图像（平均值 ±SD）	2D 图像（平均值 ±SD）
mFTA（°）	相对	−0.4 ± 1.0	−0.5 ± 1.3
	绝对	0.9 ± 0.6	1.2 ± 0.7
mMPTA（°）	相对	−1.0 ± 1.4	0.3 ± 2.2
	绝对	1.3 ± 1.1	1.7 ± 1.3
TS（°）	相对	2.1 ± 2.6	0.0 ± 3.2
	绝对	2.7 ± 1.8	2.2 ± 2.2

mMPTA. 机械胫骨近端内侧角；mFTA. 机械股胫角；TS. 胫骨后倾；SD. 标准偏差

五、在 3D 规划和 PSI 截骨术需要考虑的一般因素

除了准确获得规划的截骨矫正外，在临床实践中应用 PSI、3D 规划和 3D 打印时还需要考虑一些实际和后勤因素。首先，任何形式的 3D 成像（CT 或 MRI）都需要获取胫骨近端的影像，以多平面方式模拟截骨并规划截骨间隙。这可能伴随额外的成本，并且 CT 在标准术前常规 X 线的基础上增加了辐射暴露。CT 的有效辐射剂量在很大程度上取决于采用的层厚、间距和扫描区域。因此，已建立用于扫描下肢的极低剂量方案，仅针对髋关节、膝关节和踝关节的中心范围，从而产生可靠的 3D 解剖模型，用于规划力线重排和关节成形术[20]。这样，有效辐射剂量可以减少到与一张站立位双下肢全长片相当。总而言之，3D 规划将略微增加辐射剂量的观点，应综合考虑在应用 PSI 时减少了术中透视的需求[16, 26, 28, 36]。

PSI 的主要目标是辅助技术要求高的截骨术，从而减少手术时间，同时最大限度地减少人为矫正错误[17, 36]。Perez-Mananes 记录了使用和不使用 PSI 的 HTO 病例的止血带时间，平均分别为 61min 和 92min[26]。DFO 手术同样观察到手术时间显著缩短，这些结果支持了 PSI 技术的应用[36]。此外，节省的手术时间转换成了支出，产生了 522 欧元 / 例的费用，这似乎可以支付一台新的 3D 打印机。尽管如此，与传统方法相比，术前 3D 规划和打印显然更耗时，并且通常需要与生物医学工程师合作。因此，简而言之，在 PSI 手术期间节省的时间和相关成本可以直接再投资于下一位截骨术患者的术前规划和生产阶段，从而形成一个可持续且经济健康的反馈系统。这与计算机导航的使用形成对比，计算机导航尽管在下肢力线重新调整中提供了高度准确的矫正，但延长了手术时间，并且在技术上要求更高且非常昂贵[18, 19]。

然而，一个合理的担忧是 PSI 定位错误的影响，因为这可能会增加胫骨平台骨折、关节内螺钉定位、规划转化不准确和临床结果不佳的风险[46]。为了评估潜在的后果，Jud 等在 3D 医疗软件[46]中，通过在胫骨近端上的逐步平移（5mm）和旋转（2.5°）模拟导板错误定位（带有用于匹配板固定的预钻孔螺钉孔的切割槽）。尽管导板近端 5mm 的平移导致手术失败，但作者得出结论，PSI 错位在可能的"自由度"内是安全的，并且对冠状面精度的影响很小。然而，胫骨后倾变化没有被评估。

最后，在研究 PSI 和传统 HTO 的准确性和潜在优势时，应考虑外科医生的经验。作者假设 PSI 的实施对于年轻或没有经验的骨科医生进行标准膝关节截骨术可能是最有益的，因为大多数 PSI 导板可以预期较短的学习曲线。然而，对于

经验丰富的资深外科医生来说，使用传统的 HTO 方法可能会获得令人满意的准确度水平，但 PSI 在更复杂的手术中可能仍然有价值，如大角度或旋转矫正、多平面畸形和双水平截骨术。

从未来的角度来看，技术发展可能会进一步减少辐射暴露并推进所需的成像，如 EOS 负重全腿 CT 和锥形束 CT。此外，应促进分割 / 规划过程的自动化，降低 3D 软件和打印机的成本，以提高医疗 3D 技术的现场可及性。此外，生物力学有限元分析的先进技术将不断发展，试图定制固定硬件并改善移植物尺寸，以适应"牵引后"的内侧皮层[47, 48]。这种方法可能会减少术后皮肤刺激，从而降低膝关节截骨术后内植物拆除的再手术率。

六、结论

3D 截骨规划和 PSI 打印已成功进入膝关节截骨术领域。在过去 10 年中，一些 PSI 技术已经开发出来并进行了临床试验，显示了在冠状面的整体高度准确的结果，而胫骨后倾可以得到很好的控制。尽管有这些有希望的初步结果，但与传统 HTO 手术相比，双平面的准确性和长期临床优势仍有待通过大型对照试验，最好是随机对照试验来确定。与此同时，技术发展可能会在以下方面有所进步：①减少辐射暴露并提高所需的成像；②促进分割过程的自动化；③降低 3D 软件和打印机的成本使大多数医院都能使用医疗 3D 技术。此外，辐射暴露、设备成本、耗时的术前规划和外科医生的经验是需要与手术准确性相关的相对益处相平衡的因素。然而，在复杂的截骨病例中，作者提倡使用 3D 规划和 PSI。它可以指导外科医生完成手术，从而获得令人满意的准确结果，因为这仍然是影响膝关节周围截骨术持久性的最重要因素之一。

第25章 拯救半月板：半月板修复技术的进步

Save the Meniscus: Advances in Meniscal Repair Techniques

Johannes Zellner　Peter Angele　著

潘孝云　译

　　半月板损伤是最常见的膝关节内损伤之一，因此它是骨科手术中最常见的手术原因之一。据报道，半月板病变的平均年发病率为每10万人中66例，其中61例是半月板部分或次全切除[1]。在过去几十年中，"扭转"动作相关体育活动的变化导致半月板受伤率增加[2]。特别是在合并前交叉韧带损伤的情况下，急性半月板损伤的发生率很高（40%～80%）。

　　此外，在过去的几十年中，已经检测到越来越多的退行性半月板病变。尽管这些半月板损伤是保守治疗还是手术治疗更好仍然存在争议，但鲜有半月板退行性改变与膝骨关节炎的发展有关的讨论。

　　半月板完整性是关节健康的关键。未经治疗的半月板撕裂会导致间歇性疼痛、关节肿胀和反复出现的机械症状（绞锁、弹响），因此，主要是年轻和活跃的患者的生活质量显著降低[3]。

　　从长远来看，半月板撕裂会导致关节退行性变，最终导致膝骨关节炎及其所有后果，包括疼痛、活动受限和需要进行膝关节置换术[2, 4-7]。在最近发表的一项病例对照研究中，通过2年的随访发现，特定的半月板撕裂形态（半月板外凸、复杂撕裂和大范围累及放射状的撕裂）在进行性骨关节炎改变的患者中明显更为常见，这表明这些半月板撕裂代表了后期进展为骨关节炎这一不良预后的危险因素[7]。

　　切除撕裂的半月板可短期缓解临床症状，但长期可导致膝骨关节炎[6, 8-10]。半月板切除量、外侧半月板切除术、ACL断裂等伴随损伤、对线不良、高BMI和术前临床症状持续时间较长已被确定为发生骨关节炎的不良预后危险因素[6, 10]。与40岁以上患者相比，40岁以下患者半月板撕裂中关节炎相关标志物的表达水平升高，与单纯半月板撕裂患者相比，半月板合并前交叉韧带撕裂患者中关节炎相关标志物的表达水平升高，表明存在更高的分解代谢反应，提示半月板部分切除术后骨关节炎进展的风险更高[11]。

　　尽管了解半月板切除术后发生骨关节炎的风险，在一项1000多例接受前交叉韧带重建的年轻患者队列中，大多数半月板撕裂仍采用半月板部分切除术治疗[12]。

　　因此，治疗半月板撕裂的主要目标应该是尽可能多地保留半月板组织[2, 12-14]。这包括修复半月板撕裂和使用再生治疗方法（如生物增强治疗）使半月板缺损再生。

一、半月板再生能力的解剖学、生理学和生物力学考虑

半月板对膝关节的完整性起着决定性的作用。这包括减震和传递冲击，还包括关节稳定、本体感觉、润滑和营养关节软骨的作用[1]。生物力学研究表明，半月板完整性的丧失会导致膝关节运动学和载荷分布发生显著变化。随后，对周围天然关节软骨的压力增加。即使只切除 15%～34% 的半月板组织，也会将周围透明软骨的负荷提高到 350%[15]。

因此，膝关节骨性关节炎作为半月板切除术的结果，早前已被报道[16]。根据目前的文献，半月板部分切除术是膝骨关节炎发展和早期发病的危险因素[17, 18]。特别是以下标准被定义为半月板损伤相关退行性改变的危险因素（根据 Mordecai）[19]：外侧半月板部分切除术，切除较大部分的半月板组织，减少或丧失半月板环形张力的放射状撕裂（功能性半月板切除术），此前已经存在的软骨损伤，持续的韧带关节不稳定，轴偏移（内翻 – 内侧，外翻 – 外侧），肥胖，年龄＞40 岁，低活动水平。

随着关于半月板生物学和功能的知识越来越多，在半月板损伤的治疗中尽可能多地保留半月板组织已成为共识。因此，随着时间的推移，已经开发了用于治疗半月板撕裂的不同技术。如今，半月板修复是治疗半月板损伤，尤其是在有血供部位损伤的金标准。虽然最初该手术是作为开放式手术进行的，但到目前为止，它几乎完全是通过关节镜进行的。必须区分不同的半月板缝合技术：全内缝合、由外向内缝合和由内向外缝合。

受伤半月板区域的血管化和营养状况，以及半月板撕裂的类型对于半月板重建的成功非常重要。

虽然半月板的内 2/3（"白 – 白"）通过滑膜液得到滋养，但在所谓的红 – 红区外围有血供。在白 – 白区和有血供部分之间，有一个红 – 白过渡区。特别是，半月板外 1/3 和红 – 白过渡区（在更小程度上）显示出再生潜力，具有成功缝合半月板的良好条件[20]（图 25–1）。

然而，半月板仍然是一个对于修复和恢复来说具有挑战性的结构。问题是，主要在半月板内环 1/3 处的有限愈合能力是否可以通过创新的治疗策略（如生物治疗增强愈合）来克服。此外，在过去的几十年中，不同的组织工程方法成为研究的重点，以增强愈合潜力，以便尽可能多地保存或重建半月板组织，从而改善半月板治疗后的远期结果并防止发生骨关节炎。

二、半月板重建改善远期膝关节功能

1885 年，Annandale 首次对半月板缝合技术进行了描述[21]。从那时起，半月板损伤重建治疗的治疗选择有了显著进步，特别是通过关节镜技术的发展。关于半月板重建治疗后远期结果的研究和 Meta 分析，必须考虑治疗方案（开放与关节镜手术）的技术性发展。

Tengrootenhuysen 等回顾性比较了 119 例患者在平均 5 年以上的随访中，半月板缝合成功和失败后的临床结果[22]，根据 IKDC 和 Lysholm 评分，半月板的成功重建与膝关节功能的显著改善有关。

Xu 等评估半月板重建与半月板部分切除术后的长期结果[23]，根据纳入标准，本次 Meta 分析共纳入 7 项研究共 367 例患者。平均随访 84 个月后，他们发现接受半月板缝合的患者组的 IKDC 和 Lysholm 评分与接受半月板部分切除术的患者组相比有显著改善。他们总结认为，半月板组织的保留与中长期临床和功能结果的改善有关。除此之外，Stein 等显示，进行半月板重建的患者中，有 96.2% 能够在近 9 年的平均随访时间恢复到受伤前的活动水平，而接受半月板部分切除术患者的这一数字为 50%。

总体而言，目前的文献显示半月板缝合对远期膝关节功能具有显著积极影响。然而，问题仍然是半月板保留技术在多大程度上能够积极影响

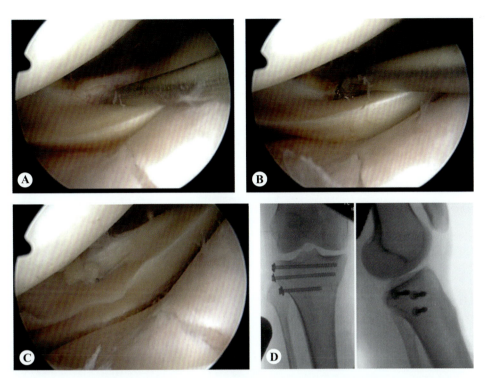

▲ 图 25–1　外侧胫骨平台骨折时，对外侧有血供部分的半月板撕裂进行半月板缝合
A. 关节镜辅助下骨折解剖复位和半月板撕裂评估；B. 半月板撕裂处的新鲜化处理；C. 外侧半
月板后角全内缝合；D. 术中 X 线

膝关节内退行性变化的发展。

三、通过半月板缝合预防远期骨关节炎

半月板的完整性对预防骨关节炎有重要影响，例如，半月板（部分）切除术通常伴随着短期症状的消失和功能的改善[24]，然而远期结果显示出退行性改变的趋势。Englund 等描述了退行性变与丢失的半月板组织量之间的关联[25]，即使半月板部分切除术没有显示出广泛的破坏，在半月板部分切除术后 16 年的随访中也记录到了骨关节炎的变化[26]。因此，Papalia 等将切除的半月板组织的量定义为骨关节炎发展的预测因素[10]。

在一项关于关节镜下半月板部分切除术后结果的系统回顾中（最少随访 8 年，平均年龄 36 岁），Petty 等发现了令人满意的功能结果[18]。尽管如此，所有纳入的研究都评估了患侧和对侧部位的骨关节炎的放射学征象，均发现半月板部分切除术后膝关节出现显著增强的骨关节炎征

象。对比内侧和外侧，尤其是外侧半月板的部分切除术对退行性变化的发展产生负面影响[8]。对此，Lee 等检查了 49 例外侧半月板次全切除患者，平均 4.5 年后进行半月板置换，作者观察到 Kellgren-Lawrence 分级骨关节炎体征的显著发展和关节线的逐渐丧失。尽管如此，半月板置换对进行性关节退化的过程可能产生积极影响[27]。

与半月板（部分）切除术相比，半月板保留技术（如半月板缝合）显示出远期的软骨保护作用。Noyes 等在平均随访 16.8 年后，通过 MRI 评估了 33 例半月板缝合患者的半月板状态。半月板重建成功后，患者的手术区未出现退行性改变，与健康的对侧部位相比，其退行性状态也未出现差异[28]。Johnson 等比较了半月板缝合 10 年后患侧和对侧膝关节的 X 线[29]，只有 8% 的患者发生手术部位骨关节炎退行性改变，而对侧完整的膝关节也有 3% 的退行性改变。此外，Tengrootenhuysen 等分析了半月板缝合成功与失

败的患者之间的差异[22]，在半月板重建成功的患者中，14% 的 X 线记录了骨关节炎的迹象；与此相反，在半月板保留治疗失败的患者中，超过 80% 的患者出现了骨关节炎的迹象。

就膝骨关节炎的发展而言，与半月板部分切除术相比，保留功能完整的半月板组织的技术显示出优势。Stein 等发现在半月板缝合近 9 年后，81% 的患者骨关节炎放射学征象没有进展，而在半月板部分切除术后，40% 的患者出现退行性进展[2]。Paxton 等也发现了类似的结果[9]，X 线检查提示在半月板重建后 78% 的患者骨关节炎状态没有进展，但半月板部分切除术后只有 64% 的患者没有检测到骨关节炎进展。进一步的研究还表明，尤其是在年轻患者中，与半月板部分切除术相比，保留半月板技术在预防骨关节炎方面具有明显优势[30]。

四、与半月板部分切除术相比，半月板缝合后的翻修率更高

目前的文献包含许多关于半月板缝合后失败率的研究。Johnson 等报道半月板修复后 10 年内的二次半月板切除率为 24%[29]。Nepple 等记录了在至少 5 年的随访期内半月板缝合失败率为 23%[31]。然而，大多数这些长期研究结果都涉及较旧的半月板缝合技术，主要通过开放手术进行。

就最近的关节镜下半月板缝合技术而言，研究描述了进一步改善的长期结果和减少的失败率。Lozano 等回顾了全内半月板缝合后的结果，发现平均失败率为 15%[32]。

在回顾文献时，一个问题是，MRI 随访结果不一定总是有意义，那么哪些应该被视为治疗失败？ Pujol 等分析了半月板缝合后 10 年的膝关节 MRI 检查结果，发现 87% 的患者经过治疗的半月板出现高信号，从而作者得出结论，MRI 不适合分析半月板缝合后的愈合状态[33]。

如果将治疗失败定义为需要再次手术，则与半月板修复相比，半月板部分切除术具有明显

的优势。在一篇综述中，Paxton 等分析了 95 项关于半月板治疗后结果和再手术率的研究[9]，在第一次半月板手术后的 0～4 年，他们发现半月板切除术组的二次手术率为 1.4%，而半月板缝合组为 16.5%。在超过 10 年的随访期内，半月板切除术的比例为 3.9%，半月板缝合术的比例为 20.7%。然而，再次手术被定义为进一步的半月板治疗。两组患者中各有多少必须接受关节置换术等其他手术仍不清楚。然而，随着时间的推移，半月板修复的翻修率更高。这是在半月板治疗前必须与患者明确讨论的事实。

另外，翻修手术不一定被归为半月板缝合完全失败。Pujol 等表明，半月板的部分恢复也是可能的[34]。他们对 37 名患者翻修期间的半月板切除量与初始撕裂进行了比较，发现在 52% 的情况下，切除量大致相同，但在 35% 的情况下，翻修术中需要切除的半月板组织更少。考虑到更多的半月板组织也意味着对周围软骨有更多的保护作用，这也可能对长期结果产生积极影响。

尽管成功的半月板修复在功能预后和预防骨关节炎方面取得了可喜的成果，但仍然需要提高半月板缝合后的愈合率。

五、半月板组织再生潜能的激发

在日常临床实践中，可以通过多种方式进一步支持半月板的再生潜力。

在每次半月板缝合前，必须对半月板撕裂边缘进行修整。可以使用不同的技术，如使用锥子或克氏针对半月板边缘进行环钻，以及通过特殊的半月板组织锉刀对缺损部位进行新鲜化。在一项比较研究中，Zhang 等分析了半月板缝合前通过环钻对半月板缺损部位进行刺激后的修复效果[35]，发现除了缝合之外，如果之前使用了环钻，半月板缝合的失败率明显降低。

除此之外，好的关节环境可以对半月板再生产生积极影响。Cannon 等检测到半月板缝合并同时重建前交叉韧带后患者的愈合率增加了 93%，相比之下，接受单独半月板缝合但未同时进行 ACL

重建的患者的愈合率为 50%[36]。这一事实导致近年来半月板缝合和前交叉韧带重建的数量显著增加。这种积极的效果可能归因于 ACL 重建钻取的股骨和胫骨隧道打开了骨髓腔。通过这些髓腔通道，间充质干细胞及支持半月板再生的生物活性物质可以到达半月板缺损部位并影响关节环境。为了模仿这种效果，一些作者还建议在半月板缝合前对髁间窝进行钻孔，以促进半月板愈合[19]。

尽管近年来在半月板修复后再生治疗方面取得了进展，但对于尤其是无血管区和临界区的半月板损伤仍然缺乏治疗措施。对于这些类型的半月板病变，生物增强方法可能是未来的前景。

成功的半月板修复需要全面考虑膝关节状况。半月板修复后取得积极成果的关键因素是解决所有并发症。因此，对受影响膝关节的力线、稳定性和退化状态进行详细分析对于发现所有病变至关重要。在决定进行半月板部分切除术或半月板修复时，应考虑所有并发症，并可能与矫正力线或韧带稳定的手术相结合，这可以计划为一期或二期手术（图 25-2）。

六、通过缝合促进半月板愈合的潜在方法

（一）生物活性物质 / 生长因子增强半月板缝合

在临床前试验和体外研究中，已确定各种因素具有积极治疗作用和增强半月板修复的潜力。PDGF、FGF-2、IGF-1 和 TGF-β 对激活细胞增殖和存活有积极作用。TGF-β 和 SDF-1 也揭示了对细胞迁移的影响。在不同的研究中，PDGF、TGF-β、BMP-7、HGF、FGF-2 和 IGF-I 等生长因子刺激了合成代谢途径，而 IL-1 受体拮抗药、TNF 抗体、MMP 抑制药和 TGF-β 抑制炎症和分解代谢途径。生物力学信号通路的激活也有助于促进合成代谢或抗分解代谢[37]。

在日常临床实践中，半月板损伤最好采用单阶段的再生治疗。临床上应用的生物活性物质或分离的生长因子，如作为生物活性物质混合物的富血小板血浆或 BMP-7 是感兴趣的焦点。然而，在临床前和初步临床研究的文献中，使用 PRP 或单一生长因子的结果是不明确的。

另一项研究评估了 PRP 和 BMP-7 对无血管区半月板缺损再生的影响。体外分析表明，PRP 在 8 天内分泌多种生长因子，BMP-7 增强了 MSC 聚集培养模型中的胶原蛋白 Ⅱ 的沉积。然而，PRP 或 BMP-7 与复合基质结合应用于体内不同形状的半月板缺损时，未能改善兔模型中无血管区的半月板愈合[38-40]。在类似的模型中，Koch 等发现在修复半月板红区撕裂的缝合处额外应用 PRP 没有效果。然而，在兔模型中，自体骨髓浓缩物增强半月板缝合线在术后改善了半月

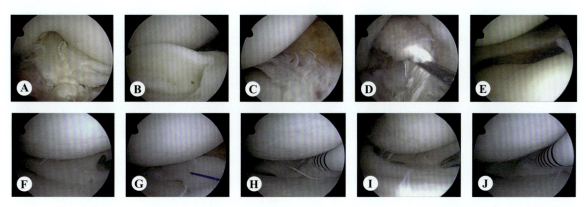

▲ 图 25-2　23 岁男性，右内侧半月板桶柄状撕裂（A 至 C），伴随 ACL 重建移植物再断（D）和首次未解决的后外侧不稳（E）；用探针（F）重新定位桶柄状撕裂，并对中间部分进行由外向内缝合（G），对后角进行两针全内缝合（H 至 J）以修复内侧半月板。在胫骨隧道骨增强和半月板重建后，第二步计划 ACL 和后外侧结构稳定手术

板无血管区撕裂的愈合 [41]。

从理论上讲，VEGF 等血管生成生长因子可能对半月板内部区域等无血管组织的再生具有积极作用。然而，有报道称，当在兔模型中重建无血管区的半月板撕裂时，VEGF 涂层的 PDLLA 缝合线失败，并且显示出比无涂层缝合线更差的结果 [42]。

需要进一步了解缺损部位的修复机制，以开发特殊的释放系统或载体，以合理应用生长因子进行生物增强来支持半月板再生。

（二）间充质干细胞增加半月板愈合

半月板损伤的修复细胞可以位于半月板组织本身或主要通过循环进入半月板。半月板损伤的内源性修复似乎取决于半月板外部和内部区域的不同血管化 [43]。可以实现血管区外的修复，但不能像半月板血管区的愈合那么好。然而，在几项研究中发现，也可以在半月板的内部区域看到再生，表明再生潜力与血管形成无关 [44]。Hennerbichler 等在试验中表明，在半月板上钻孔并将钻取的组织原位填充，在半月板血管区和非血管区的愈合能力没有显著性差异 [45]。Croutze 等试验说明，从血管区和非血管区域分离的人类半月板细胞的软骨形成能力和细胞外基质产生能力的潜力相似 [46]。

从临床的角度来看，来自半月板切除组织的半月板细胞将是基于细胞修复的理想来源。Mauck 等描述的具有区域多向分化的半月板细胞，可能会促进这种半月板再生能力 [47]。在兔子模型中，Zellner 等可以在无血管区实现成功的半月板修复 [48]。由于需要切除完整的内侧半月板以获得足够数量的细胞，并且由于这些半月板碎片细胞的分化潜力较低，因此必须找到替代细胞来源。

Matsukura 等发现，与正常膝关节相比，半月板损伤后滑膜液中的间充质干细胞水平升高，这表明滑液中的间充质干细胞可能在半月板再生中发挥作用 [49]。

临床前试验表明，应用间充质细胞可增强半月板损伤的愈合 [1, 39, 40, 50–52]。在动物模型中，局部应用经扩增的骨髓间充质干细胞在外侧半月板的无血管区实现了纵向半月板撕裂的再生，通过组织学、免疫组织化学和生物力学分析检测到分化的半月板样组织。相比之下，未经处理的撕裂、单独使用半月板缝合线或半月板缝合线与植入的无细胞生物材料相结合的对照组没有愈合征象。Ischimura 等在兔模型中显示，与单独使用纤维蛋白凝块相比，使用骨髓纤维蛋白凝块构建物可更快、更好地愈合无血管半月板缺损 [53]。

在兔模型中切除内侧半月板的中间部分后，用接种自体间充质干细胞的透明质酸 – 胶原支架治疗半月板全尺寸缺损，在体内 3 个月后缺损完全填充。与未经治疗的缺损或用无细胞透明质酸胶原支架治疗相比，只有间充质干细胞治疗能够修复这种临界尺寸的半月板缺损，并具有稳定的半月板样组织 [52]。在治疗兔模型中外侧半月板中间孤立无血管部分的半月板钻孔缺损时，检测到类似的结果 [40]。

目前尚不清楚这是基于间充质细胞的直接作用，还是由某些分泌的刺激因子介导 [54]。尽管半月板再生似乎可以通过生长因子和单核细胞进行，但迄今为止，基于细胞的策略没有多少进入临床实践 [43]。基于细胞的策略的实施主要受限在移植前扩增细胞的必要性导致的高治疗成本。

Whitehouse 等对患有严重半月板撕裂的 5 名患者进行了首次人体安全性研究。取自髂嵴的自体 MSC，扩增、培养并接种在胶原支架上。这些 MSC 胶原支架被植入半月板撕裂处，并用缝线固定在缺损处。术后 2 年，3 例患者无症状，功能改善，MRI 上无再次撕裂的迹象。约 15 个月后，2 例患者因未愈合而需要进行半月板切除术 [55]。

综上所述，局部或全身性干细胞在半月板损伤的再生过程中起着至关重要的作用，要么是直接修复细胞，要么是生物调节剂或免疫调节剂的分泌来源。然而，它们在临床中改善半月板愈合的作用和潜力需要进一步研究。

七、结论

半月板完整性是关节健康的关键。因此，每个半月板治疗的主要目标应该是尽可能多地保留半月板组织。半月板损伤后如何长期保留功能完整的半月板对于预防膝关节骨关节炎的发展具有重要意义。虽然半月板修复愈合率得到了改善，仍应针对每个半月板区和所有半月板缺损情况制定成功修复半月板的策略。由于近年来知识的增长和应用技术的改进，作者有机会在日常临床实践中实施半月板修复的生物增强技术。所有研究领域都应努力将这些方法转化为临床实践中半月板再生的标准治疗方法。

第 26 章　半月板后根部撕裂

Meniscus Root Tears

Jin Goo Kim　Dhong Won Lee　Kyu Sung Chung　著

柳海晓　潘孝云　译

半月板的作用是减震、传递负荷、关节稳定和润滑，以及对本体感觉的感知[1]。半月板的功能是通过前、后根附着到胫骨平台来实现的。半月板保护关节软骨最重要的功能是保持环行张力，以允许适当的负荷传递。半月板根部撕裂会导致环张力丧失，其生物力学环境类似于半月板全切术[2]。最终，半月板根部撕裂的膝关节生物力学会导致骨关节炎的进展[2, 3]。内侧半月板后根撕裂（medial meniscal posterior root tears，MMPRT）是一种常见的退行性疾病，常见于中年女性，而外侧半月板后根撕裂（lateral meniscus posterior root tears，LMPRT）容易与前交叉韧带撕裂同时发生[4, 5]。半月板根部撕裂的诊断有时是困难的，因为没有临床检查方法或明确症状的确诊。MRI 是诊断半月板后根部撕裂和伴随病变的重要方法，如内侧半月板外凸（medial meniscal extrusion，MME）、关节软骨及软骨下病变[6]。它是重要的方法，可以早期鉴别根部撕裂，并基于生物力学研究以恢复胫骨、股骨的生物力学[2, 7]。在这章中，我们将基于近期文献，介绍半月板根部损伤的解剖学和结构、诊断和治疗。

一、解剖学与功能

半月板发挥其作用需要半月板的前根和后根牢固地附着在骨面上，完整附着的半月板能在承受轴向载荷时防止半月板外凸[1, 8]。半月板后角的附着部位较厚，包括三个区，即软骨下骨区、钙化的软骨区和非钙化的软骨区[9, 10]。这使得后角在半月板稳定中起着主要作用[1, 11]。

Andrews 等[12] 报道，在胫骨附着部位，半月板的根部含有大的韧带样胶原束，根部还可进入半月板的外围部分，并与纤维软骨样的内缘组织交织在一起。Hino 等[13] 报道的组织学研究显示，内侧半月板后根附着部主要位于前 1/3 处。

Johannsen 等[14] 报道，内侧半月板后根在胫骨内侧髁间棘后方（9.6 ± 0.8）mm，外侧（0.7 ± 0.4）mm，距后交叉韧带的平均距离为（8.2 ± 0.7）mm，其平均面积为（30.4 ± 2.9）mm²，横向亮白色纤维的平均面积为（47.3 ± 4.4）mm²。

外侧半月板后根附着在胫骨外侧髁间棘内侧（4.2 ± 0.4）mm，后方（1.5 ± 0.7）mm，到 PCL 的距离为（12.7 ± 1.1）mm。外侧半月板后根附着体的平均面积为（39.2 ± 2.4）mm²（图 26-1）。Ellman[15] 的研究发现内、外侧半月板 4 个根部的附着部位有 3 个（后内侧、后外侧和前外侧）是含有闪亮的白色纤维，这些纤维在半月板附着根部出现率较高，同时在半月板根部的强度维持中起着重要作用。半月板内侧后根部的最终失效强度和刚度为 513.8N（388.4～639.1N）和 122.7N/mm（95.1～150.3N/mm），而内侧后根的光亮白色纤维占天然根部强度和刚度的 47.8% 和 34.2%。

Arnoczky 和 Warren[16] 发现半月板根部附着

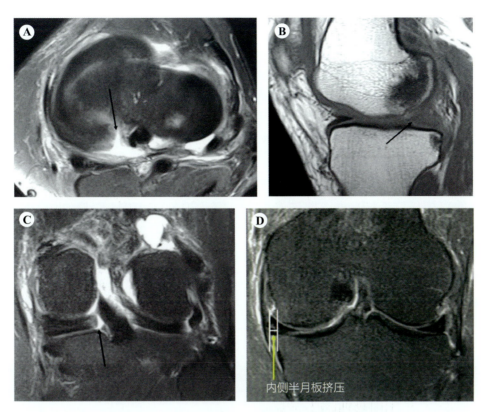

▲ 图 26-1　半月板内侧和外侧后根示意及相关解剖

A. 上视图；B. 侧视图；C. 后视图；D. 前视图（经许可转载，引自 Adam M Johannsen, David M Civitarese,Jeffrey R Padalecki, Mary T Goldsmith, Coen A Wijdicks, Robert F LaPrade. Qualitative and quantitative anatomic analysis of the posterior root attachments of the medial and lateral menisci. Am J Sports Med.2012 Oct; 40(10): 2342-2347）

体通过骨附着，从半月板周围毛细血管丛获得比半月板体部更好的毛细血管供应。

二、半月板根部撕裂的生物力学效应

半月板根部是半月板前角和后角的锚点，内侧半月板的后角移动最小[17]。内侧半月板后部相对稳定有助于关节稳定和减震，但内侧半月板后根比内侧半月板其他部位更容易受到挤压和剪切力的破坏[18]。"环向应力"的损失可由半月板根部的损伤引起，类似于半月板体部的放射状撕裂。

先前的研究表明，内侧半月板后根撕裂可导致胫股接触力学的损害[2]。半月板向外突出，导致胫股接触面积减少和胫股接触压力增加，进而引起膝关节负荷分配的紊乱。最终，引起关

节软骨缺损、关节间隙狭窄及进行性骨关节炎的发生。Allaire 等[19] 的一项尸体研究显示，与完整的半月板相比，MMPRT 导致峰值接触压力增加 25%（$P<0.001$），甚至峰值接触压力在全半月板切除术和半月板根部撕裂之间没有显著的差异。而半月板后根部修复后，负荷加载状态恢复正常。Marzo 和 Gurski-DePeri[20] 的研究表明，与对照组相比，内侧半月板后根撕脱后，内侧峰值接触压力显著增加，接触面积显著减少 [（5084±1087）kPa vs.（3841±1240）kPa，（474±79）mm^2 vs.（594±59）mm^2]。当后根部断裂修复后，加载曲线恢复到与对照组相同的值。Kim 等[21] 发现，在弯曲30°和60°时，根部撕裂和根部修复后的接触压力显著不同（P 分别为 0.04 和 0.03），他们得出结论，半月板根部

的修复虽然不能完全恢复到正常的半月板功能水平，但改善了胫骨 - 股骨接触力学。Chung 等[22]研究表明，猪 MMPRT 组的峰值接触压力显著高于正常猪膝，接触表面积显著低于正常猪膝。他们还表明，在半月板后根修复后，峰值接触压力和接触表面积迅速提高，特别是使用改良 Mason-Allen 缝合方式进行修复时。

Hein 等的生物力学研究[3]报道，内侧半月板后根撕脱后的内侧移位（3.28mm）明显大于正常的膝关节（1.60mm）和后根部修复后的移位（1.46mm）。在 0N（$P<0.02$）和 1800N（$P<0.02$）负荷时，后根损伤后所形成的间隙也明显大于其修复的间隙。Marsh 等[23]指出，MMPRT 增加了动态活动中的胫骨外移和内侧间室前后位移。他们认为，MMPRT 导致运动学发生显著变化，而这些变化受到动态活动的影响[23]。由于 MMPRT 引起这些生物力学和运动学变化，最终引起下肢内翻的增加。而内侧半月板根部的修复理论上减少了对膝关节生物力学和运动学的负面影响，并能使骨的生物力学恢复到接近正常的状态[2, 6, 19, 21, 24, 27]。

与 MMPRT 相反，外侧半月板后根撕裂的生物力学效应取决于板股韧带的状态。Forkel 等[28]证实，当板股韧带完整时，外侧后根部的附着状态在骨关节炎进展方面有较好的预后。然而，外侧半月板根部撕裂的对膝关节外侧间室的长期结果有显著影响，因为外侧半月板承担了外侧 70% 的负荷[7, 29]。外侧半月板后根在膝关节低屈曲的角度起着限制胫骨前移的次级稳定作用，在较高的屈曲角度起着限制胫骨内旋的次级稳定作用[30]。基于这些生物力学研究，前交叉韧带重建时应考虑外侧半月板后根修复，以避免残余不稳定和 ACL 移植物应力增加[30]。

三、半月板后根撕裂的诊断

（一）临床表现

内侧和外侧后根撕裂的临床特征是不同的。外侧半月板后根撕裂更容易发生韧带损伤（主要是 ACL 撕裂）。然而，大多数 MMPRT 发生在退行性条件下的轻微创伤事件（如蹲起）后。这是由于后根的老化变性，表现为纤维软骨形成增加，导致抗拉伸应力的能力下降[31]。

Matheny 等的[32]显示，LMPRT 患者比 MMPRT 患者发生 ACL 损伤的可能性高 10.3 倍（95%CI 2.6～42.5，$P=0.012$），而具有 MMPRT 的患者软骨病变的发病率是 LMPRT 患者的 5.8 倍（95%CI 1.6～20.5，$P=0.044$）。Krych 等的[5]研究表明，MMPRT 患者的年龄明显较高（MMPRT=51.4 岁，LMPRT=24.6 岁，$P<0.0001$），Kellgren-Lawrence（K-L）评分较高（MMPRT=1.3，LMPRT=0.6，$P<0.0001$），并且半月板外凸发病率较高（MMPRT=72% vs. LMPRT=20%，$P<0.0001$）。

由于多数 MMPRT 无明显的创伤原因，临床诊断一般比较困难。MMPRT 最常见的症状和体征是膝关节高度屈曲后膝关节疼痛和关节线位置的压痛。当存在其他危险因素，如年龄增加、女性、高体重指数和力线内翻时，需要高度怀疑[2, 7]。

Habata 等[33]将 MMPRT 的主要症状描述为"咔嗒感"或"冲击感"，这通常与老年患者的轻微创伤事件有关。Bae 等[34]表明，在中老年的亚洲人上，单发的一次痛性弹响感是一个高度可预测的临床体征（正向预测值），这个值阳性预测率为 96.5%，阴性预测率为 81.8%，灵敏度为 35.0%，特异度为 99.9%，诊断准确性为 77.9%。传统上，与西方生活方式相比，亚洲人的生活方式有更多的盘腿或蹲姿，这可能导致活动度较少的内侧半月板后根受到更大的冲击，由于半月板向后移动，伴深度屈曲，这种重复的撞击最终导致膝关节内侧间室和 MMPRT 的退行性变[2, 17, 35]。Lee 等[36]研究发现，超过 80% 的内侧间室退变（K-L2 级）的 MMPRT 患者（$n=38$）在 3 周内出现疼痛性弹响。因此，在初次检查时应充分了解患者当时是否有出现具有诊断意义的痛性弹响。Chung 等[37]报道，股骨内侧髁（medial femoral condyle，MFC）相比胫骨内侧髁（medial tibial condyle，MTC）有较大尺寸，可能是 MMPRT 发生的直接原因之一，有时伴有疼痛性弹响事件。

（二）成像

MRI 是无创性诊断半月板根部撕裂和伴随病变的最好方式[6]。T$_2$ 加权像（特别是冠状面）由于其最佳的灵敏度和特异度[38]，通常被认为是最有用的检测根部撕裂的方法。根部撕裂的定义是距离根部附着体 9～10mm 范围的完全撕裂，这极大地改变了后根的生物力学[4, 24, 39]。

Lee 等[40] 报道，所有 36 例 MMPRT 的 MRI 均能正确诊断，矢状位出现鬼影征的占 100%（36/36），轴位出现放射状缺损的占 94%（34/36），冠状位出现纵行缺损的占 100%（36/36）。他们发现 MMPRT 与股骨内侧髁软骨缺损（89%）和内侧半月板外凸≥3mm（67%）相关（图 26-2）。Lee 等[36] 发现，在 38 例 MMPRT 患者中，平均内侧半月板外凸、相对外凸百分比（relative percentage of extrusion，RPE）及 0° 时 MME 与 MFC/MTC 的比值分别为（2.9±1.2）mm、22.0%±10.3% 和 3.2±1.3。38 例 MMPRT 患者中，20 例（52.6%）表现为半月板外凸≥3mm，33 例（86.8%）表现为改良的 Outerbridge 分级 2 级，32 例（84.2%）表现为 K-L 分级 2 级[36]。这些结果与 Mage 等[41] 的研究一致，他们观察到 >50 岁患者的 MME 可能与半月板根部的"拉伸损伤"

有关。这些半月板主要因为退行性变，而在关节镜检查中未发现根部撕裂。由于半月板胶原纤维功能的丧失，这些半月板可能变得松弛。这使患者容易发生骨关节炎和 MMPRT[31, 41]（图 26-3）。

Choi 等[42] 证实，有 28.6%（120/419）的患者存在 MMPRT，并且 MMPRT 与年龄、内侧半月板撕裂、MME、根附着体改变、软骨病变和不完全性骨折密切相关。病理性 MME 定义为冠状面中部≥3mm 的外凸，有报道称病理性 MME 与 MMPRT 有很强的相关性[41, 43]。Choi 等的[44] 显示，内侧半月板撕裂患者中有 26.6%（66/248）发现 MMPRT，MMPRT 患者的平均 MME 为（3.8±1.4）mm[非 MMPRT 患者为（2.7±1.3）mm，$P<0.001$]。此外，MME 与 MFC 软骨病变的严重程度显著相关（$P<0.001$）。Furumatsu 等[45] 发现，在 MMPRT 出现痛性弹响后，MME 在短时间内逐渐增加。因此，术前 MME 的评估对确定病程和治疗策略很重要。Krych 等[46] 显示，在 MRI 诊断为 MMPRT 后，MME 和校正的 Outerbridge 量表评分明显向不良方向发展。在 5 个月内的亚急性组（首次成像后 12 个月内的随访 MRI），未治疗组的 MME 进展与 MFC 软骨退行性变呈正相关。Guermazi 等[47] 报道了 MMPRT 组的软骨变性相比对照组的相对风险为 2.03（95%CI 1.18～3.48），相比其他

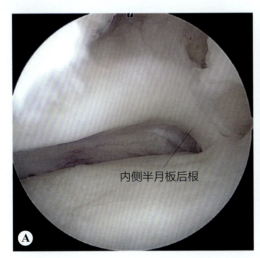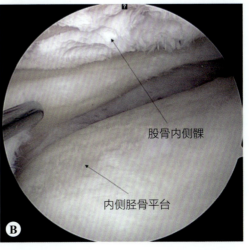

▲ 图 26-2　**A.** 左膝内侧半月板后根由于半月板胶原纤维功能丧失而松弛增加；**B.** 在这种情况下，内侧间室的骨关节炎改变先于内侧半月板后根撕裂

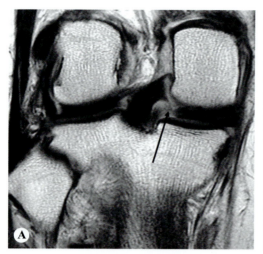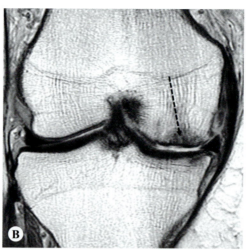

▲ 图 26-3　A. 黑箭表示右膝内侧半月板后根撕裂；B. 虚黑箭示内侧间室软骨下病变，这可能是后根撕裂后半月板功能障碍的间接表现

半月板撕裂组为 1.84（95%CI 1.32～2.58），并认为孤立的 MMPRT 与内侧间室 OA 的发生率有相关性。

　　膝关节内侧间室软骨下病变可能间接表现为后根撕裂相关的半月板功能障碍。内侧间室骨髓水肿、骨坏死和不完全性骨折在 MMPRT 存在时也很常见（图 26-4）。Umans 等[48] 发现后根附着处的骨髓水肿可能是后根部变性相关的异常应激所致，是 MMPRT 的前体表现。他们发现，在根部撕裂后，MRI 上根附着处的骨髓水肿消失，骨性病变转移到 MFC 的负重区。在 15 例患者的 MRI 诊断为 MMPRT，这些骨髓信号的改变导致了 40% 的 MME 的进展和软骨变性。Sung 等的研究[49] 显示，MMPRT 患者的 36 例膝关节中有 12 例（33.3%）发生了骨坏死，内侧半月板水平撕裂患者的 27 个膝关节中有 4 个（14.8%）发生骨坏死。此外，MMPRT 的平均 RPE 大于内侧半月板水平撕裂（46.1% ± 9.0% vs. 35.3% ± 13.2%，P=0.01）。最近的一项系统性综述得出结论，MMPRT 增加了接触压力，并使得膝关节内可能发生不完全性骨折。临床医生应该认识到 MMPRT 在内侧间室骨坏死[50] 患者中的高患病率。该系统综述推荐使用"膝关节软骨下骨不全骨折"（subchondral insuffciency fractures of

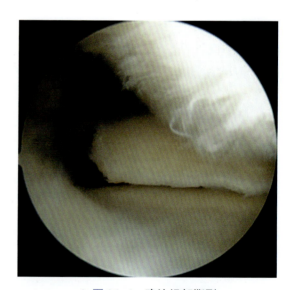

▲ 图 26-4　确认根部撕裂

the knee，SIFK）而不是"膝关节自发性骨坏死"（spontaneous osteonecrosis of the knee，SONK），因为 SONK 的病理似乎更像传统的缺血诱导骨坏死，因此可能是多因素的。在此背景下，Yao 等[51] 使用了术语"推测性的软骨下骨应力性改变"（presumptive subarticular stress reaction，PSSR），并表明 PSSR 与年龄增大和半月板水平撕裂显著相关（46.1% ± 9.0% vs. 35.3% ± 13.2%，P=0.01）。他们推测异常的机械应力（如环张力）的丧失对 PSSR 的病理发生至关重要[51]。

四、半月板根部修复的临床结果

以下展示了半月板根部修复的具体临床和放射学结果，重点关注几个因素。

1. 临床评分

表 26-1 总结了半月板根部修复后的临床结果。基于以上研究，半月板根部修复术后临床主观评分较术前有明显改善。然而，其中大多数是基于短期随访。尽管延长随访时间（至少 5 年随访），术后临床评分（Lysholm 和 IKDC 主观评分）较术前明显改善[59]。在一项 5～10 年的随访研究中，平均 Lysholm 评分从术前的 51.8 显著提高到末次随访时的 83.0。因此，半月板根部修复可以在短期和中长期随访期间显著提高临床评分。

2. 关节炎的进展

如表 26-1 所示，半月板根部修复并不能完全阻止骨关节炎的进展。术后短期随访检查发现 5%～30% 的患者出现 K-L 等级的进展。中期随访中，68% 的患者术后出现 K-L 级进展；因此，关节炎进展的风险似乎随着时间的推移而增加[59]。在软骨等级进展方面，7%～24% 的患者术后出现软骨等级恶化。我们认为这个问题可能与半月板根部修复后持续性半月板外凸和不完全愈合有关。

3. 半月板外凸

根据 Meta 分析[65]，尽管外凸在半月板根部修复术后可能会减少，半月板外凸没有完全减少。表 26-1 中，Kim JH 等[54]、Kim 等[56] 和 Lee 等[58] 的研究显示术后半月板外凸减少，而 Moon 等[53] 的研究显示术后半月板外凸增加。

半月板后根修复后持续性半月板外凸是一个长期存在的问题。较大的半月板外凸是膝关节骨关节炎变化进展的一个重要预测因素[66]。因此，半月板根部修复后，如果半月板的外凸可以消除或减少，那么发生退行性关节炎的概率就会降低。Chung 等研究了半月板外凸与半月板根部修复后结果质量的相关性（外凸增加组与外凸减少组）[67]。使用简单缝线经胫骨半月板根部修复术

在 1 年随访时，无论 MRI 证实半月板外凸状态如何，均可获得良好的中期临床评分。然而，半月板外凸减少的患者在中期随访时比那些半月板外凸增加的患者有更好的临床评分和放射学结果（Lysholm 评分，81 vs. 88；IKDC 评分，71 vs. 79；K-L 等级进展的百分比，87% vs. 50%；关节间隙狭窄的进展，1.1mm vs. 0.6mm）。要减少半月板外凸，有几个因素需要考虑。首先，推荐采用锁定方式缝合方法，如改良的 Mason-Allen 缝合法，因为它具有更好的把持力和更大的半月板 - 骨接触面积，从而提高愈合潜力[24, 50]。改良的 Mason-Allen 缝合线修复比使用简单缝合修复固定提供了更多的接触面积。在一项临床研究中，改良的 Mason-Allen 缝合修复显示半月板外凸减少，比单纯缝合修复[58] 能获得更有利的放射学结果。其次，半月板根部解剖学修复是非常重要的，它能恢复根部固有附着区的骨床。在膝关节间隙狭窄的患者中，手术操作有时很难进入半月板后根部根附着区。一项生物力学研究表明，非解剖修复会增加半月板的外凸，非解剖修复不能恢复到解剖修复的接触面积或平均接触压力，而解剖修复与正常的膝关节相比，能接近正常的接触面积和峰值接触压力[68]。因此，解剖学根部修复是减少半月板外凸的关键因素。

另一种减少半月板外凸的方法是半月板中心化技术[69-71]。半月板中心化技术是将半月板体部中央化并稳定在胫骨平台边缘以减少外凸。中央化缝合可以分担根部缝线的负荷，因此可以降低撕裂边缘缝线脱出的风险。然而，在膝关节伸屈活动时，中央化可能会限制半月板的正常运动，目前还没有关于中央化在根部修复中的临床结果的具体报道。因此，根部修复的主要目标之一是尽可能减少半月板外凸。

4. 半月板愈合

半月板根部修复的愈合情况是一个关键因素，因为它与术后半月板外凸状态和关节炎的进展有关。然而，半月板根部修复后的愈合情况仍有争议。根部修复后的愈合情况如表 26-1 所示。

表 26-1 符合纳入标准的研究的临床特征和结果

研究	研究设计（证据等级）	修复技术	撕裂部位	患者数量（例）	平均年龄（岁）	平均随访时间（月）	平均 Lysholm 评分 之前	平均 Lysholm 评分 之后	KL 分级进展	软骨分级进展 方法, %	平均半月板外凸（mm）之前	平均半月板外凸（mm）之后	愈合情况 方法, %
Jung 等, 2012[52]	病例系列研究（IV）	带线锚钉法	内侧后根	13	53.2	30.8	69.1	90.3	无数据	无数据	3.9	3.5*	MRI 完全愈合：50%（5/10）部分愈合：40%（4/10）未愈合：10%（1/10）
Moon HK 等, 2012[53]	病例系列研究（IV）	经胫骨隧道拉出法（边对边缝合法）PDS 线	内侧后根	51	59	33	48.3	83.2	无数据	MRI 7%（2/31）	3.6	5.9	MRI 完全愈合：90.3%（28/31）部分愈合：9.7%（3/31）未愈合：0%
Kim JH 等, 2011[54]	对照研究（III）（胫骨隧道拉出法 vs. 带线锚钉法）	经胫骨隧道拉出法（边对边缝合法）Ethibond 缝线	内侧后根	22	53.2	25.9	54.3	92.5	14%（3/22）	MRI 18%（3/17）	4.3	2.1	MRI 完全愈合：65%（11/17）部分愈合：35%（6/17）未愈合：0%
		带线锚钉法	内侧后根	23	52.8	26.8	55.4	93.2	9%（2/23）	MRI 21%（3/14）	4.1	2.2	MRI 完全愈合：85%（12/14）部分愈合：15%（2/14）未愈合：0%
Seo HS 等, 2010[55]	病例系列研究（IV）	经胫骨隧道拉出法（边对边缝合法）PDS 线	内侧后根	21	55.4	13.4	56.1	83	5%（1/21）	二次关节镜检查 9%（1/11）	无数据		二次关节镜检查 完全愈合：0% 松弛愈合：45%（5/11）瘢痕愈合：36%（4/11）未愈合：19%（2/11）
Kim SB 等, 2011[56]	对照研究（III）（vs. 半月板切除术）	经胫骨隧道拉出法（边对边缝合法）PDS 线	内侧后根	30	55.2	48.5	56.8	85.1	30%（9/30）	MRI 20%（6/30）	3.13	2.94	MRI 完全愈合：56.7%（17/30）部分愈合：36.7%（11/30）未愈合：6.7%（2/30）

（续表）

研 究	研究设计（证据等级）	修复技术	撕裂部位	患者数量（例）	平均年龄（岁）	平均随访时间（月）	平均 Lysholm 评分		KL分级进展	软骨分级进展 方法，%	平均半月板外凸（mm）		愈合情况 方法，%
							之前	之后			之前	之后	
Lee JH 等, 2009[57]	病例系列研究（IV）	经胫骨隧道拉出法（边对边缝合法）Ethibond缝线	内侧后根	20	51.2	31.8	57	93.1	5%（1/21）	二次关节镜检查 0%（0/10）	无数据		二次关节镜检查 完全愈合:100%（10/10）部分愈合:0% 未愈合:0%
Lee DW 等, 2014[58]	对照研究（III）（vs. 边对边缝合法）	经胫骨隧道拉出法（Mason-Allen缝合法）PDS线	内侧后根	25	55.7	24.1	57.4	87.6	8%（2/25）	MRI 24%（6/25）	4.7	4.1	MRI 完全愈合:60%（15/25）部分愈合:36%（9/25）未愈合:4%（1/25）
Chung KS 等, 2015[59]	对照研究（III）（vs. 半月板切除术）	经胫骨隧道拉出法（边对边缝合法）PDS线	内侧后根	37	55.5	67.5	52.3	84.3	68%（25/37）	无数据	无数据		无数据
Chung KS 等, 2018[60]	病例系列研究（IV）	经胫骨隧道拉出法（边对边缝合法）PDS线	内侧后根	91	58.7	84.8	51.8	83	无数据	无数据	无数据		无数据
Lee SS 等, 2018[61]	病例系列研究（IV）	经胫骨隧道拉出法（边对边缝合法）PDS线	内侧后根	56	53.3	40.6	48.7	81.5	41%（23/56）	无数据	无数据		二次关节镜检查 稳定愈合:69.7%（23/33）未愈合:30.3%（10/33）
Kim CW 等, 2019[62]	对照研究（III）（vs. 半月板切除术）	经胫骨隧道拉出法（简单或改良的Mason-Allen缝合法）PDS线或Tigerwire线	内侧后根	21	55.9	39.2	51.7	80.9	52%（11/21）	无数据	无数据	2.2	二次关节镜检查 松弛愈合:100%（21/21）

（续表）

研 究	研究设计（证据等级）	修复技术	撕裂部位	患者数量（例）	平均年龄（岁）	平均随访时间（月）	平均 Lysholm 评分		KL 分级进展	软骨分级进展	平均半月板外凸（mm）		愈合情况
							之 前	之 后		方法，%	之 前	之 后	方法，%
LaPrade 等，2016[63]	病例系列研究（IV）	经胫骨隧道拉出法（边对边缝合法）FiberWire 线	内侧后根	35	41.0	30	54	84	无数据	无数据	无数据	无数据	无数据
			外侧后根	15	32.2		35	75					
Ahn JH 等，2010[64]	病例系列研究（IV）	全内缝合法（边对边缝合法）PDS 线	外侧后根	25	28.8	18	62.3	92.9	无数据	无数据	无数据	无数据	二次关节镜检查 稳定愈合：88%（8/9）未愈合：12%（1/9）

采用 MRI 和关节镜检查来确定愈合状态，关节镜检查是一种更可靠的方法，因为它可以评估半月板附着部位的实际恢复情况。

MRI 显示术后完全愈合率为 56.7%～90.3%，部分愈合率为 9.7%～36.7%，未愈合率为 0%～6.7%[52-54, 56, 58]。有趣的是，关节镜检查的结果是有争议的。Seo 等[55] 在他们的系列报道中发现，没有完全治愈的病例，有 5 例愈合不良（45%），4 例瘢痕组织愈合（36%），2 例未愈合（19%）。然而，他们并没有做骨床出血操作，而骨床出血的操作对半月板的愈合至关重要。Kim 等[62] 报道说，他们在所有的病例中通过二次关节镜检查发现愈合不良。相反，Lee SS 等[61] 报道，经关节镜二次观察，69.7% 的患者被归类为稳定愈合组。重要的是，他们做了骨床出血的操作来促进半月板根部愈合。Lee 等[57] 报道所有病例均完全愈合。因此，通过适当的手术技术，可以获得良好的修复效果。

Ahn 等[64] 报道称，在半月板根部撕裂中，他们同时进行 ACL 重建和半月板根部修复，88%（8/9）的患者在关节镜下完全愈合。

5. 中期和长期生存率

半月板根部修复的中期和长期结果是有价值的，因为根部修复的主要目的是预防或延缓关节炎的进展。然而，很少有研究评估 MMPRT 修复患者的中长期生存率。在一项对 MMPRT 患者进行 5 年随访的半月板部分切除术和根部修复的比较研究中，修复组[59] 的 Lysholm 评分（84.3 vs. 62.8）和 IKDC 评分（73.7 vs. 49.3）明显优于半月板切除术组。在影像学结果方面，修复组的 K-L 级进展较少（K-L 级进展的患者百分比）；内侧关节间隙狭窄程度（0.8mm vs. 2.3mm）小于半月板切除术组。半月板切除术组进展为全膝关节置换术比例为 35%，而修复组没有进展为全膝关节置换术的病例。半月板修复组和半月板切除组的 5 年生存率分别为 100% 和 75%（$P < 0.001$）。Chung 等[60] 报道了 MMPRT 修复患者的中长期生存率。临床失败被定义为需要进展为

全膝关节置换术或最终 Lysholm 评分<65 或低于术前评分的病例。在 91 例患者中，4 例患者因进展为 TKA（$n=1$）或最终 Lysholm 评分<65 或小于术前评分（$n=3$）而失败，平均随访时间为 84.8 个月。因此，半月板根部修复后的总体 Kaplan-Meier 生存率在 5 年为 99%，6 年为 98%，7 年为 95%，8 年为 92%。

在至少 10 年随访的 MMPRT 患者半月板切除和根部修复的比较研究中[72]，修复组 Lysholm 评分（77.1 vs. 58.2）和 IKDC 评分（63.7 vs. 44.4）明显优于半月板切除组。半月板切除术组中 56% 的患者和修复组中 22% 的患者在随访期间转换为 TKA（$P=0.016$）。根据 Kaplan-Meier 分析，半月板切除术和修复组之间的 10 年生存率分别为 44.4% 和 79.6%（$P=0.004$）。因此，半月板根部修复术在中期和长期随访检查中显示出较高的临床生存率，是预防或延缓内侧半月板后根撕裂患者关节炎进展的有效治疗方法。

6. 预后因素

在进行半月板根部修复之前，术前确定预后因素对于选择最合适的治疗和预测术后结果是至关重要的。Chung KS 等报道，半月板外凸较少的患者在中期随访时比那些半月板外凸明显的患者有更好的临床评分和 X 线表现[67]。本研究表明，MMPRT 修复的主要目标之一是尽可能减少半月板外凸。短期随访研究结果显示患者软骨损伤 Outerbridge 3 级或 4 级比 1 级或 2 级病变的患者临床评分结果要差（IKDC 评分和 Lysholm 评分）；膝内翻大于 5° 的患者比膝内翻小于 5° 的患者的结果更差[53]。

Chung KS 等研究了根部修复后至少随访 5 年的临床和放射不良结果的预测因素[73]。Lysholm 评分的不良预后因素为 3 级或 4 级软骨病变（OR=5.993，$P=0.028$）和膝内翻（OR=1.644，$P=0.017$），IKDC 评分为 3 级软骨病变（OR=11.146，$P=0.038$）和高龄（OR=1.200，$P=0.017$）。术前软骨严重病变（3 级或 4 级）显著增加了 K-L 分级进展的风险（OR=11.000，$P=0.031$）。

临床上，Outerbridge 3 级或 4 级软骨病变、膝内翻程度高、年龄大都预示着半月板根部修复后的不良预后。这些不良预后因素应在手术决策时加以考虑。如果伴有上述问题的患者要考虑半月板根部修补，那么临床效果可能不理想的这种预期需要与患者进行讨论并获得对方的认可。

膝关节力线异常会导致不正常的压力，对后根部固定有负面影响。因此，对于有明显膝内翻 MMPRT 患者，可以考虑在行半月板根部修复的同时进行截骨矫正术治疗。

五、根部修复术式的选择

如何进行半月板根部修复有多种手术方法。基于一项有关 MMPRT 的 Meta 分析，最常见的技术是关节镜下经胫骨骨隧道拉出缝合半月板止点重建术 [65]。

（一）经胫骨隧道拉出修复与缝线锚钉修复的比较

大多数的后根部修复研究都是基于胫骨骨隧道拉出修复的技术。这两种技术之间还没有前瞻性的随机对比研究。在一项 MMPRT 的缝线锚钉修复和经胫骨骨隧道拉出修复的对比研究中 [54]，两种技术均显示症状改善，平均随访时间为 25.9 个月，Kellgren-Lawrence 分级无显著差异。在随访 MRI 中，骨隧道拉出组有 50% 的结构愈合，缝线锚钉固定组有 52% 的结构愈合。术前骨隧道拉出组的半月板平均外凸量为 4.3mm，缝线锚钉固定组的半月板平均凸出量为 4.1mm，术后平均外凸量分别为 2.1mm 和 2.2mm。因此，经胫骨骨隧道拉出修复术和缝线锚钉修复术在临床和影像学上均无显著差异。

Jung YH 等通过后入路缝线锚钉修复根部，平均随访时间 30.8 个月显示症状改善（Lysholm 评分：术前 69.1，术后 90.3）[52]。在 MRI 上，50% 的患者表现为完全愈合，40% 的患者部分愈合，10% 的患者未愈合。然而，内侧半月板体部平均外凸术前为 3.9mm，术后为 3.5mm。因此，外凸没有明显减少。

（二）前入路与后入路

大多数研究使用了前入路。前入路比后入路更容易进入后根附着区，因此更常用。然而，特别是在内侧间室狭窄的患者中，很难观察和使用器械来处理半月板病变。在紧绷的膝关节中，打开内侧间室所需的力量可能会导致不必要的并发症，如 MCL 断裂或骨折。因此，需要对远端 sMCL 进行骨膜剥离或对 sMCL 进行网格状松解，以获得内侧间室的空间。Chung KS 等报道，在根部修复过程中，sMCL 远端止点的松解不会导致残留的不稳定和并发症 [51]。然而，一些外科医生可能担心 sMCL 损伤，不愿实施 sMCL 松解。在这种情况下，后入路是一种无须 sMCL 松解手术即可进入并观察后根区域的替代方法 [61]。

（三）非锁定缝合与锁定缝合对比

带有锁定机制的缝合模式在膝关节循环应力加载过程中，失效的最大载荷更高，位移更低 [74]。在四种不同的缝合技术（简单缝合、水平褥式缝合、改良 Mason-Allen 缝合和改良环状缝合）中，改良 Mason-Allen 缝合技术在循环载荷和载荷 – 失效试验中具有最好的生物力学性能 [74]。

一项生物力学研究比较了简单缝合和改良 Mason-Allen 缝合在胫骨骨隧道拉出修复中的胫股接触力学，发现无论采用何种固定方法，固定后的峰值接触压力和接触表面积均有显著提高。然而，与简单缝合相比，改良 Mason-Allen 缝合提供了更好的接触表面积 [19]。

一项简单缝合与改良 Mason-Allen 缝合行根部修复的临床比较研究显示，平均随访时间 24 个月后，两组患者 Lysholm 评分和 IKDC 评分均有明显改善 [58]。尽管末次随访时两组临床结果无差异，但随访 MRI 显示改良 Mason-Allen 缝合组术后半月板外凸减少 0.6mm，而简单缝合修复组术后半月板外凸增加 1mm。关于放射学结果，改良 Mason-Allen 缝合组在 K-L 级和软骨变性方面没有显著进展，而简单缝合组两项指标均显著增加。因此，改良 Mason-Allen 修复表现为半月板外凸减少和更有利的放射结果 [58]。

（四）不可吸收缝线与可吸收缝线对比

在一项比较四种不同缝合材料的生物力学性能（循环载荷和载荷－失效试验）的生物力学研究中采用 2 PDS™（Ethicon，Somerville，NJ，USA）、No.2 Ethibond™（Ethicon，Somerville，NJ，USA）、No.2 FiberWire™（Arthrex，Naples，FL，USA）、2mm FiberTape™（Arthrex，Naples，FL，USA）分别用于 MMPRT 经胫骨骨隧道拉出修复，PDS™ 显示了最大负载和刚度的最低值，而 FiberWire™ 显示了最大负载和刚度的最高值[75]。因此，FiberWire™ 可以提高愈合率，并避免胫骨骨隧道拉出修复后半月板的进行性外凸。然而，不可吸收的缝线材料在最大力度拉出缝线时，会损伤半月板组织。因此，外科医生在固定过程中需要小心。

六、资深医生推荐的内侧半月板后根撕裂修复方法

最近，我的首选技术是关节镜下使用带有锁定机制的改良 Mason-Allen 缝合进行经胫骨根部修复[24, 50]。关节镜通过前外侧入路引入，操作器械通过前内侧入路引入。关节镜检查通常用于确认是否存在根部撕裂或其他关节内结构异常。

如果关节镜检查证实为 MMPRT，则松解内侧副韧带浅层以获得足够的操作空间。sMCL 的松解是通过骨膜剥离器实现的，该剥离器通过胫骨近端前内侧方向的 3cm 纵向皮肤切口指向 sMCL 的远端附着区。sMCL 的远端附着通过两个方向的骨膜下剥离完全松解，即远端（从鹅足肌附着点下方到 sMCL 的远端胫骨附着点）和后内侧（后斜韧带胫骨附着点下方的胫骨近端胫骨后内侧嵴和 sMCL 的近端附着点），同时保留深层内侧副韧带、sMCL 近端和后斜韧带。

在 sMCL 松解获得更大的操作和观察空间后，应通过关节镜检查确定根部撕裂（图 26-4）和与内侧半月板根部止点相关的标志，包括 PCL 止点、胫骨内侧髁间棘和胫骨平台关节缘。用半月板切除器和刨削去除纤维组织，使半月板组织新鲜化。

接下来，通过 AM 入路插入一个 8mm 大刮匙，再在根部附着点做骨床成型（图 26-5）。骨床正好位于后交叉韧带内侧和胫骨内侧髁间棘的后侧[76]。骨床成型是一个重要的过程，使半月板骨愈合获得一个更大的骨床接触面积，以提高愈合潜力。

接下来使用缝合钩（Linvatec；Largo，FL，USA）装有 1-0 PDS 线（Ethicon；Somerville，NJ，USA），通过 AM 入路置入。缝合钩的尖部在内侧半月板后角撕裂边缘内侧 5mm 处从股骨侧到胫骨侧垂直方向穿入（图 26-6）。将 1-0 PDS 线通过缝合钩推至胫骨侧，用抓钳从 AM 入路取出。继续使用 Maxon™ 缝线（Covidien；Minneapolis，MN，USA）以便与 PDS 线区分，以相同的方式，通过相同的入路，将其放置在第一根缝线内缘（图 26-7）。在通道外部将两根缝线的上端系紧，并将 Maxon™ 缝合线拉出，即采用穿梭接力法，利用 Maxon™ 缝线与 PDS 线交换完成水平褥式缝合（图 26-8）。将装载 1-0 PDS 的缝合钩再次穿过 AM 入路，在水平缝线上进行单纯垂直缝合（图 26-9）。通过 AM 入路将缝线两端取出，所得到的交叉形缝合构成改良的 Mason-Allen 缝合。如果半月板根部组织质量不好或水平缝合线环太靠近根的撕裂边缘，可能需

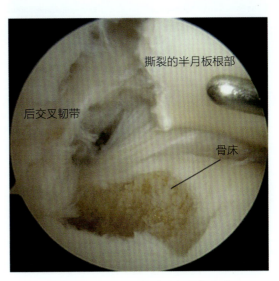

▲ 图 26-5 在后根部止点制作骨床

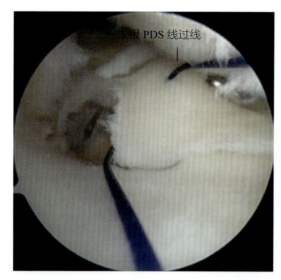

▲ 图 26-6 使用缝合钩置入 PDS 线

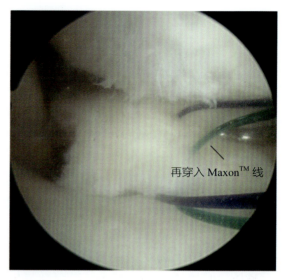

▲ 图 26-7 使用缝合弯钩置入 Maxon™ 缝线

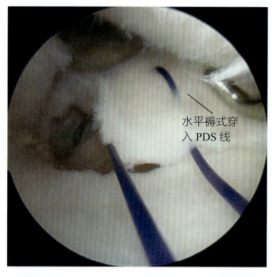

▲ 图 26-8 将 Maxon™ 缝线与 PDS 线交换，从而完成水平环

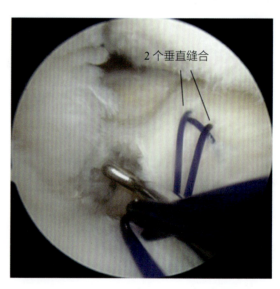

▲ 图 26-9 单纯垂直缝合（水平缝线重叠交叉）

要进行额外的垂直缝合。

接下来，将切口处软组织分离，松解 sMCL，准备胫骨隧道。前交叉胫骨隧道导向器（Linvatec；Largo，FL，USA）通过 AM 入路插入，其尖端与半月板根部的正常附着部位接触。将一根克氏针穿过导向器，并用关节镜直接观察克氏针穿出（图 26-10）。克氏针的尖端应位于骨床的偏外侧和后交叉韧带的内侧。确定隧道位置合适后，将克氏针从隧道取出。

然后，将一根带环的金属导引线穿入胫骨隧道（从胫骨隧道的前方开口穿入），直到可以看到其顶端，用抓钳将其从 AM 入路取出。

下一步，在金属导引线环内穿入 PDS 线后，将金属导引线连同 PDS 线的末端从胫骨隧道中取出。通过胫骨隧道在合适的张力下拉动缝线的末端，以复原并稳定半月板（图 26-11）。

在膝关节屈曲 0° 时，将缝线末端系在带襻钢板（endobutton）（Smith & Nephew；Andover，

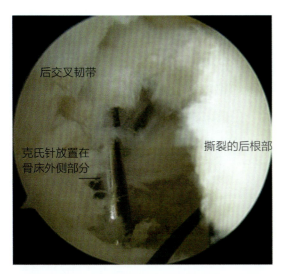

▲ 图 26-10　关节镜观察克氏针的位置。克氏针尖应位于骨床远外侧，后交叉韧带内侧。确定合适的隧道位置后，将克氏针取出

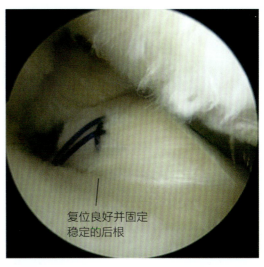

▲ 图 26-11　通过胫骨隧道在合适的张力下牵拉固定缝线的末端，以复原并稳定半月板

MA，USA）上，并将该带襻钢板放置在覆盖胫骨前内侧皮质的骨膜下。

最后，再次使用关节镜评估，以确认撕裂的半月板后根和整个内侧半月板的状况。

关于伴随的截骨矫形手术，通常在膝关节内翻大于 5° 的患者中考虑进行。在 Moon 等 [53] 之前报道的一项研究中，内翻大于 5° 被认为是根部修复后的独立不良预后因素。当需要同时进行截骨术时，在截骨术之前，通过相同的方式置入 PDS 线。分别进行矫正截骨和内固定程序。同时进行截骨矫形手术最关键的问题是金属螺钉可能会干扰建立经胫骨拉出修复的骨隧道。为了解决这一问题，在制作骨隧道时，如果骨隧道的起点正好在锁定钢板的后面（而不是在钢板的前面），则隧道与螺钉重叠的可能性很小。另一种方法是使用比通常更小的锁定钢板。之后，剩下的步骤可以按照此前描述的方式完成。

七、术后康复

术后即刻开始使用拐杖进行脚趾触碰负重，支具固定以保证术后前 3 周膝关节完全伸展。3 周的固定后，开始关节活动度（range of motion，ROM）练习，直到术后 6 周达到屈曲 90°。术后 3 周开始渐进式部分负重练习。术后 6 周允许进行全负重和渐进式闭链运动强化训练。3 个月后可以参加慢跑，6 个月后可以参加体育比赛。应建议所有患者进行生活方式的调整，以避免极度膝关节屈曲。

八、结论

半月板后根撕裂是环周纤维的连续性完全破坏，导致环周张力的丧失，分担负荷的能力的丧失，以及不可接受的峰值压力的增加，这可能导致退行性关节炎。然而，根部修复可以恢复半月板的环张力及其缓冲力，与半月板切除术相比，这可以显著延迟关节炎的进展。

基于这些令人鼓舞的结果，在过去 10 年里，研究者对半月板根部修复的兴趣逐渐增加。

然而，未来还有几个挑战需要解决以达到良好的结果，包括如何获得完全愈合，如何减少半月板外凸，如何处理伴随的软骨问题，以及何种程度的机械力线是可接受的。面对这些挑战，我们应继续完善半月板根部修复患者的手术及围术期管理，以挽救半月板，最终恢复正常的膝关节功能。

第 27 章　半月板移植

Meniscus Substitution

Francesca de Caro　Jonas Grammens　Wouter Van Genechten　Rene Verdonk　Peter Verdonk　著
柳海晓　潘孝云　译

一、异体半月板

半月板异体移植物移植（meniscal allograft transplantation，MAT）于 1984 年首次进行 [1]。

如今，即使该手术估计仅在 1/100 万患者中进行，也不能再将其视为实验性手术，而且最近已经编写了 MAT 的使用指南 [2, 3]。

半月板异体移植的目的是改善半月板缺失的负面影响 [4-6]。

这种治疗的主要适应证是疼痛的半月板缺损患者，并且尚未发展为晚期骨关节炎。Stone[7] 和 Lee[8] 最近的研究表明，半月板同种异体移植作为挽救性的治疗措施，在中晚期 OA 患者中也可达到良好的中期结果。不幸的是，虽然术后临床评分与接受标准适应证治疗的患者没有差异，但在晚期 OA 患者中，挽救性手术组的移植物存活率明显较低。这类患者解剖学上的变化消除了胫骨平台和股骨髁之间的三角形空间，导致半月板移植物外凸。此外，不建议对无症状患者进行同种异体半月板移植，因为这种手术的软骨保护作用仍有争议，并且再次手术率可高达 32%[9]。因此，建议对严重半月板缺失又无症状的年轻患者，提供密切的临床和（或）影像学随访，以明确和预防骨关节炎的发生。半月板移植的其他禁忌证包括肥胖、骨骼不成熟、滑膜性疾病、炎症性关节炎及既往感染病史。

半月板同种异体移植联合 ACL 重建的指征是合并内侧半月板缺失的不稳定膝关节。半月板和前交叉韧带在膝关节生物力学中发挥协同作用，内侧和外侧半月板共同起到限制前后移动和旋转的作用 [10, 11]。许多临床研究已经证实了半月板对 ACL 重建后取得良好效果的重要性 [12]。对于半月板缺失的患者，在 ACL 重建或翻修术中联合 MAT，特别是内侧半月板移植，可能有助于改善预后 [13]。

除了稳定性外，如果存在对线不良 [14] 和孤立的软骨病变，对愈合和结果都是有影响的。对年轻患者行股骨远端截骨和外侧半月板移植也可取得良好的效果，其目的是尽可能推迟更有创伤性的手术，如膝关节置换术。因此，患者的选择、术前咨询和期望是最重要的，以确保最佳疗效 [15]。

最近一项来自 Amendola 等 [16] 的 Meta 分析表明，即使是经常运动的患者也能接受这种手术，77% 的运动员和经常运动的患者在 MAT 治疗后能够恢复一定程度的运动，特别是那些参与低强度运动的患者。对于参与高强度和剧烈的活动的问题，应仅在部分选定的患者中谨慎考虑和讨论。

关于移植物的获取和准备，国际半月板重建专家论坛（International Meniscus Reconstruction Experts Forum，IMREF）建议提供未经辐照的冷冻或有活性的同种异体半月板移植物，并要求周围半月板 – 胫骨韧带保持完整。新鲜有活性的半月板移植物可能是保持细胞活力和细胞外基质完整性的最有效的选择。Verdonk 等报道了半月板移植长期随访的良好临床结果，10 年随访时，内侧和外侧半月板移植物的平均存活率为 72%（图 27-1）[17]。然而，由于获得存活移植物的成本高且难度大，一些作者使用了低温保存，尽管他们知道在所有的存储程序中，低温保存是最容易改变组织性质的方法之一。此外，由于移植物萎缩的发生率较高，冷冻干燥法已被放弃。

术前最重要的评估之一是移植物尺寸的测量。较小的移植物可能会增加生物力学负荷，导致早期的失败[18]。另外，过大的移植物由于其突出的位置会导致关节软骨的持续超负荷。尽管如此，我们还是建议使用大号而不是小号进行移植，因为大号可以通过手术部分矫正。

目前，尚未确定测量半月板大小的最可靠方法。最常用的是 Pollard 方法，它依赖于校准的正侧位 X 线[19]。尽管该方法被广泛应用，但它包含了一些主要影响外侧同种异体移植物尺寸的问题，从而有学者提出了新的基于对侧膝关节 3D MRI 的测量方法。作者建议最好采用 MRI 测量方法来确定受累间室的前后向和内外向边对边的尺寸及边对髁间嵴的大小。

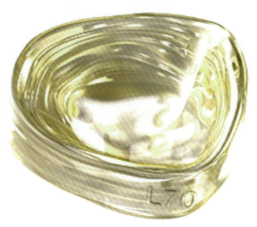

▲ 图 27-1　具有盘状可变形结构的 NUsurface®
无锚定半月板垫片

除了尺寸，还必须考虑受体和移植物内侧前角的解剖结构。在有 3 型半月板的膝关节中，将同种异体半月板移植物固定与胫骨前缘后方（1 型或 2 型）可能会导致前部关节腔的过度填充、伸直障碍和移植物应力增加[21]。最后，在手术中使用骨块相较软组织固定需要更高的尺寸精度。

目前，还没有哪种外科技术明显优于另一种（骨块与软组织）的观点被接受[2]。74% 的外科医生更喜欢使用骨固定，而 26% 的外科医生更喜欢使用软组织固定。更具体地说，在外侧间室更倾向采用骨槽技术，在内侧则是采用骨栓的方法。

由于对半月板同种异体移植物需求的增加，而移植物供应是有限的，具体来说是较大的外侧移植物和较小的内侧移植物的数量不足，可能成为一个现实的问题。

二、半月板支架

尽管 MAT 是一种已建立且有效的手术方式，仍需要考虑有关半月板支架的问题[22-24]。

半月板支架是一种生物相容性的结构，当存在节段性半月板缺损时，为软骨组织再生提供了三维支撑。到目前为止，欧洲已有两种脱细胞半月板支架。第一种是胶原半月板移植物（collagen meniscus implant，CMI）（Stryker，Kalamazoo，MI），它是一种牛胶原来源的构建物，完全由纯化的牛跟腱 1 型胶原蛋白组成，是一种高度生物可吸收（12～18 个月）和多孔支架[25]。

第二种较新的支架（Actift®，Orteq Ltd.，London，UK）由多孔的聚己内酯和聚氨酯组成（图 27-2），它的目的是通过提供新组织生长的结构以恢复失去的半月板组织和功能，其生物降解缓慢，降解时间为 4～6 年[26]。

与 MAT 相比，半月板支架的适应证仅限于半月板边缘和半月板角完整前提下的节段性半月板缺损，因此该支架不用于治疗完全或接近完全的半月板缺损。

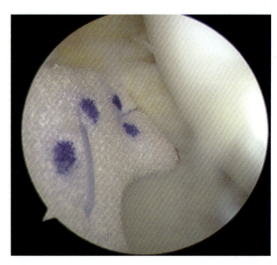

▲ 图 27-2　Actift® 多孔聚己内酯和聚氨酯半月板支架

半月板支架置入的理想指征是具有完整稳定边缘的节段性半月板缺损、ICRS<3 级的年轻患者，并且没有对线不良或膝关节不稳定。BMI 35 是一个明显的禁忌。半月板切除术后出现典型的股骨髁方形化是另一个严格的禁忌证[27]。

这两种支架的手术技术都包括关节镜下切除半月板病变，清理范围直至有血供的区域，同时要注意不损伤半月板边缘。它可以用微骨折打开血管通道，也可以用针刺的方法，以促进愈合。清理完成后，用半月板尺测量病变范围。修剪支架，注意需比测量尺寸多 3~5mm，因为缝合可能会导致自然收缩。可以在支架表面标记头部和尾部，然后使用抓钳从前内侧或前外侧入路引入支架。从后缘开始，通过水平全内缝合将移植物缝合到原先半月板上[28]。

即使科学文献的数量有限，但聚氨酯和胶原半月板支架的短期和中期临床结果现已确立[27-29]。大多数作者报道了临床评分（包括疼痛和膝关节功能）的显著改善，证明了支架的有效性和耐久性。这些临床结果随着时间的推移保持稳定，尽管很少有研究报道长期临床结果[30-32]。术前软骨状态被认为是临床结果的一个预测因素。已经证明，为获得可预测的结果，不管植入哪种半月板支架，软骨损伤都不应超过 ICRS 2 级。此外，同时进行其他手术似乎会对临床结果产生负面影响，影响患者的康复进程[33]。

对于在初次半月板切除术时，是否有在急性期置入支架的指征仍存在争议。这些有争议的发现可以解释为简单的半月板切除术即可提供快速的临床改善，但目前的证据倾向于支持使用半月板支架治疗慢性病变，长期随访中具有更好的临床结果[34]。

与临床总体良好的结果相比，MRI 结果是令人失望的，它显示支架尺寸减小，高信号随着时间的推移趋于减弱，但从未达到正常半月板组织的水平[35]。然而，这些影像学的结果与良好的临床结果并不相关。至于影像学评价，只有 Zaffagnini 等[32] 报道 CMI 置入患者内侧关节间隙狭窄明显较少。根据现有的影像学数据，不能确定半月板支架对软骨的保护作用[36]。

只有少数研究报道了组织学的资料。已有文献报道人类半月板的基本结构、支架内组织长入和再生的证据[26, 31]。

虽然半月板支架已被证明是一种安全、简单的半月板组织再生技术，但在支架制备、手术技术和生物学增强方面仍有进一步的改进空间[37]。

三、半月板移植

对于疼痛性内侧半月板功能不全的患者，最先进治疗方法是 NUsurface®（Active Implants Ltd., Netanya）半月板移植物（图 27-3）。

NUsurface® 移植物是一种具有盘状可变形结构的非锚定半月板垫片。它是专门为内侧间室设计的，具有 7 个尺寸。该移植物具有一定的蠕变特性，因此能够适应每个患者的膝关节空间。该移植物被认为是微创半月板修复和膝关节置换术之间的方法。

移植物是由聚氨酯聚碳酸酯（polycarbonate, PCU）制成，具有优秀的耐磨性、柔韧性和高抗拉伸强度。此外，该移植物周围由超高分子量聚乙烯纤维加强。这种复杂的结构使得接触力在膝关节中的分布与自然半月板相似。移植物具有生物惰性，在体内既不被吸收也不被降解[38]。

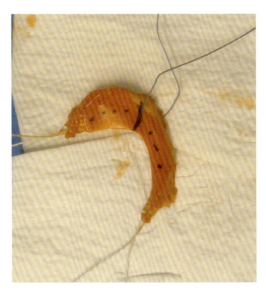

▲ 图 27-3　准备新鲜活半月板移植物

使用该垫片的主要指征是由内侧半月板退行性、不可修复的病变引起的内侧膝关节疼痛。此外，它适用于那些由于先前的半月板部分切除术引起的慢性膝关节疼痛、年龄在 50—70 岁、软骨磨损极小的患者。经临床研究证明，在这些病例中使用的目的是延缓骨关节炎的进展和改善临床功能。

术前确认内侧半月板边缘至少有 2mm 完好是很重要的。活动性感染、肥胖、对线不良、膝关节不稳定和影像学显示关节迅速退变或骨吸收是明确的禁忌证。该禁忌也包括膝关节滑液不足的患者，如 Sjögren 综合征患者。如果股骨髁方形化，以及存在较大的 ICRS 4 级局灶软骨病变，也不应使用该假体，因为这些会引起磨损。

该手术技术在关节镜下进行，在到达稳定边缘之前，切除病变和不稳定的半月板组织而不损害健康的关节软骨是至关重要的。目的是在半月板边缘创建一个 2～4mm 厚的垂直壁，从而允许在没有任何固定的情况下支撑移植物。关节成形

术可以确保移植物的外侧壁有足够的空间，这样可以使其在膝关节活动范围内自由滑动。

关节镜检查结束后，屈曲膝关节，沿髌腱内侧缘行 4～7cm 纵向切口，打开膝关节囊，进入内侧间室。此时，内侧半月板前部的半月板切除术可以完成，保持半月板间连接完整。植入试模以检查尺寸和潜在的骨质缺损。必要时做内髁外侧壁的成形术，以适应内侧间室的移植物。通过关节切开术或关节镜从外入路观察膝关节的整个屈伸运动范围。此外，试模是不透明的，并且在必要时可以用图像增强器动态观察。这可以评估试模相对于胫骨边缘和切口的尺寸，以排除关节空间内有任何"撞击"。当所有的措施都完成，尺寸确定后，就可以取出试模，植入最后的半月板假体。

NUsurface® 半月板假体的主要优点是无须固定于骨或半月板组织。这意味着不需要高质量的半月板组织，并且不会发生内源性组织的损伤，同时无须在股骨或胫骨做部分切除，因此不会影响后续可能的膝关节手术操作。即使在移植物失败的情况下，如断裂，移植物的取出和更换非常容易，此外替代手术治疗也不是一个大问题。

不同的动物研究已经证明了该装置如何在内侧半月板不全的情况下保护进一步的软骨磨损[39]。Verdonk 等的一项初步研究通过开放式 MRI 评估了置入人造聚碳酸酯 - 聚氨酯假体的三个膝关节的静态运动学和运动模式。该装置不影响股骨滚动和胫股接触点，但前后的移动略有不同[40]。

最后，PCU 半月板移植物的首次临床评估的初步结果显示，61 例患者在随访 1 年后膝关节疼痛明显减轻，活动水平增加。该产品已获得欧盟的 CE 认证，目前在欧洲的临床实践中使用。一项大型 FDA IDE 试验目前处于最后阶段。

第 28 章　同种异体半月板移植的适应证、技术和结果的最新进展

Update on Indications, Techniques, and Outcomes of Meniscal Allograft Transplantation (MAT)

Trevor R. Gulbrandsen　Alan G. Shamrock　Seth L. Sherman　著

薛星河　李梦轩　潘孝云　译

半月板是一种重要的关节内结构，对膝关节的运动能力，包括下肢运动和整体关节健康起着重要的作用。膝关节半月板动态地参与多种关节功能，包括载荷分配、关节润滑、保护软骨、关节营养、二次稳定和本体感觉。半月板损伤导致力学改变和进行性关节功能障碍，最终可能导致膝骨性关节炎过早发生[1-5]。

自从 20 世纪 70 年代人们错误地认为半月板是一个无用的结构以来，半月板疾病的管理已经有了明显的模式转变[6]。目前的理解使我们尽可能地采用保留半月板的策略[7, 8]。对于仍然有症状的半月板缺陷患者，通过同种异体半月板移植替换整个半月板已成为解决这一具有挑战性的临床问题的可靠外科解决方案。

MAT 手术的最终目标是恢复半月板的自然生物力学特性，从而重建膝关节功能，减轻疼痛，改善患者的生活质量，并可能延缓骨关节炎[9-11]。然而，外科医生和患者都需要做好准备，因为成功的 MAT 需要详细的术前准备和术后管理。外科医生有必要了解正确的手术技术，包括如何及为什么要进行每一步手术。有关管理的其他关键方面包括选择合适的患者，术前对患者期望的讨论（特别是长期期望），彻底的术前计划，以及对术后康复方案的遵守。通过严格的准备和周密的计划，外科医生可以为患者提供可靠的手术，并将并发症的风险降至最低。尽管争议仍然存在，但自 1984 年第一次半月板移植以来[12]，随着更多循证的适应证和技术有助于改善 MAT 的长期结果，已经有了实质性的进展。

一、适应证

尽管最近对半月板保存重要性逐渐有了深入理解，半月板功能障碍仍然很常见[13]。半月板功能障碍可发生在修复失败、无法修复的撕裂模式或激进的半月板次全切的情况下。半月板切除术后综合征的临床表现，包括单间室性疼痛，以及先前损伤持续存在或半月板切除术后复发的疼痛伴积液。最初的治疗，包括保守治疗（即非甾体抗炎药、生物注射、减少负重的支具、行为改变、康复计划）等。然而，当症状持续存在时，应考虑 MAT[9, 14-16]。

同种异体半月板移植历来适用于较年轻的患者（年龄 15—50 岁），在既往的半月板次全切除或功能性半月板切除术后出现有症状的半月板功能障碍。禁忌证，包括肥胖、吸烟、骨骼不成熟、晚期骨关节炎、炎症性关节病、近期或远期

感染性关节炎病史[17-19]。在考虑 MAT 时，需要解决所有并发的病理问题。

然而，最近的文献继续对 MAT 的具体适应证和禁忌证进行讨论。目前，半月板缺损的症状性软骨损伤是 MAT 的重要指征。MAT 的好处可能有利于改善症状性软骨病变的结果[20, 21]。Lee 等根据目前的软骨缺损等级来研究 MAT 移植的存活率。患者被分为股骨和胫骨关节面的低级别病变（ICRS 2 级），一处关节面（股骨或胫骨）的高度病变（ICRS 2 级或 4 级），以及股骨和胫骨两处关节面的高级别病变，不包括弥漫性显露的软骨下骨。在 MAT 手术前已矫正力线。研究报道，术后三组之间的患者报告结果（patient-reported outcomes，PRO）评分没有显著差异。然而，在两个关节面上有高度软骨病变的组（62.2%）与其他两组［低级别组，93.8%；高度级别病变（胫骨或股骨），90.9%］相比，移植物 5 年的总体存活率显著降低（62.2%）。与性别、受影响的间隔室、力线异常或伴随的手术操作无关[22]。Stone 等调查了软骨缺损对运动恢复的影响。在平均随访（8.6±4.2）年的 49 例接受 MAT 的 Outerbridge 3 级或 4 级患者中，73.5% 能够恢复体育活动[23]。

预防性 MAT 的作用仍然是一个有争议的话题。已经证明，半月板功能障碍与进行性关节间隙变窄有关[24]。然而，临床症状很少与影像学发现相关[5, 25]。由于这些发现的不可预测性，MAT 不常规用于无症状半月板缺乏症。国际半月板重建专家论坛在对骨科医生进行调查后发表了一份报告。在这份报告中，42% 的人表示他们不会在无症状情况下进行 MAT。然而，18% 的人报告说他们会治疗外侧半月板功能障碍而进行预防性 MAT[26]。可以考虑预防性 MAT 的一个具体案例是在外侧半月板全或次全切除后患有外翻畸形的活跃女性。由于外侧间室的解剖学和生物力学特征，外侧半月板缺损的外翻畸形可导致外侧间室软骨疾病的快速进展和外翻畸形恶化[15, 27]。因此，早期手术干预，包括力线矫正（内翻截骨术）

结合 MAT 被认为有助于减轻疾病进展的破坏性影响。

慢性前交叉韧带不稳定或半月板缺损型前交叉韧带重建失败是 MAT 的另一个指征[28]。内侧半月板对胫骨前移位起辅助稳定器的作用，而外侧半月板在轴移过程中提供旋转稳定性。因此，对于有明显半月板功能障碍的患者，在重建前交叉韧带时可以使用 MAT 作为辅助，以提高稳定性并降低前交叉韧带移植物失败的风险[2, 28]。对于具有高度矢状面不稳定性（Lachman Ⅲ B 级）和（或）严重Ⅲ度轴移的人来说尤其如此。需要注意的是，这些患者可能会出现慢性关节不稳，以及局限于半月板的缺损间室的痛性积液。

总体而言，实施 MAT 的决定应该在个案的基础上做出，在年轻的有症状的患者中实施 MAT 的门槛较低。然而，至关重要的是，患者必须彻底了解手术的风险和益处，包括失败的风险，以及未来需要额外翻修的可能。

二、外科解剖学应用

内侧半月板和外侧半月板具有不同的解剖学和生物力学特征，会影响手术决策，包括手术时机、是否需要同期进行其他手术，以及所采用的特殊手术技术（图 28-1）。

内侧间室由一个凹陷的胫骨平台组成，半月板覆盖了 60%～65% 的关节面。内侧半月板平均承担 50% 的负荷，因此半月板切除术在这个间室通常是可以接受的，因为它推迟症状出现并减少了伴随软骨修复的需要[29, 30]。此外，内侧半月板天生较外侧半月板更稳定，因为内侧半月板通过板胫（冠状）韧带与内侧副韧带深层相连。因此，强烈建议在进行内侧 MAT 期间考虑修复这些重要附属结构。内侧半月板是胫骨前移的次要稳定器，因此在伴有半月板功能障碍的 ACL 翻修或慢性 ACL 重建时，通常有进行内侧 MAT 的指征。

内侧半月板根部止点广泛分布，并在横断面上有取向性地斜形排列。内侧半月板前角的解剖

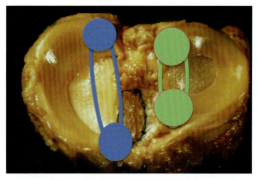

▲ 图 28-1　内侧半月板和外侧半月板的比较

内侧半月板根部附着点分布广泛，在轴面上呈倾斜方向（蓝色），而外侧半月板根部附着点较窄，在轴面上呈垂直方向（绿色）

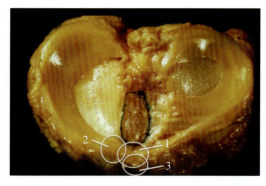

▲ 图 28-2　内侧半月板前角附着的不同类型

1 型，平坦的髁间前方区域。2 型，关节平台前内侧向下倾斜且在髁间内侧。3 型，胫骨内侧平台斜坡向下止于髁间（1型）前部

结构存在变异，此前文献已经描述了三种类型（图 28-2）：1 型止于胫骨髁间棘外侧、胫骨前缘后方，2 型止于胫骨髁间棘内侧，3 型止于胫骨前缘前方[31]。据推测，将 3 型前角的内侧半月板同种异体移植物固定于胫骨前缘后方会导致内侧间室过度拥挤并增加失败风险[19]。此外，与矢状位上定位错误相比，根部止点在冠状位上的定位错误对 MAT 术后半月板外凸的影响更大[32]。由于内侧半月板的这些独特的解剖特征，在内侧间室中通常采用骨栓或单纯软组织固定[27, 29, 30, 33]。这是由于上述方法具有保留骨量的优势，有利于伴随的 ACL 重建，并避免破坏原生 ACL 足印区。

胫骨外侧关节面是凸起的，外侧半月板覆盖了 80%～85% 的关节面，承担了 70% 的载荷[33]。这些明显的解剖学特征导致外侧半月板切除术后症状发生率较高。此外，与内侧半月板切除术相比，伴有临床症状的软骨退变风险更高[5]。因此，在有症状的外侧半月板缺失的情况下，通常需要同时进行软骨修复。外侧半月板呈 O 形，根部狭窄且垂直于横断面。由于根部之间的距离固定且在术后即刻固定强度较高，许多外科医生更喜欢将骨槽技术用于外侧 MAT[16, 27, 34]。然而，仅软组织或骨栓技术也可用于外侧。

三、伴随性病变的治疗

膝关节是一个高度集成的器官，作为一个机械单元发挥作用。因此，膝关节环境的优化是 MAT 术后取得良好效果的关键。必须识别包括高级别软骨缺损、韧带功能不全和下肢力线不良在内的情况，一期或分期处理。与单纯 MAT 相比，一期或分期治疗这些伴随问题将取得更好或相当的结果[1, 21, 35, 36]。

分期关节镜手术是准确识别半月板和关节病理情况、粘连松解的一种有益的方法，在进行复杂手术的规划时也是有用的。此外，在分期关节镜手术期间，可以进行包括关节外截骨术在内的下肢力线矫正手术。在第一阶段还可进行前交叉韧带隧道植骨以应对骨隧道扩大。关节内手术包括韧带重建和软骨修复，应在 MAT 期间进行。

前交叉韧带、后交叉韧带、内侧副韧带、后外侧角等韧带功能不全是半月板修复和 MAT 失败的危险因素。传统上，韧带手术是与 MAT 同时进行的，同时重建前交叉韧带对 MAT 术后的结果没有负面影响[16, 37, 38]。

同样，软骨修复与 MAT 相互促进，应该在相同的环境中进行（图 28-3）[39]。软骨修复的具体技术和移植物选择因损伤类型而异，但可以在关节镜或关节镜辅助 MAT 后进行开放式手术。未经治疗的半月板功能不全是单纯软骨修复的禁忌证，未经治疗的Ⅲ～Ⅳ级软骨病变是单纯 MAT 的禁忌证，然而同时手术已被证明可以产生良好的结果[21, 39]。Getgood 等发表了一系列接受 MAT

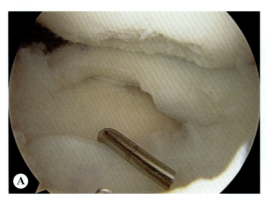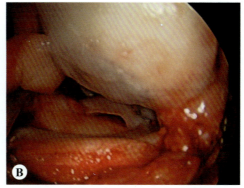

▲ 图 28-3　关节镜下 MAT 联合软骨修复

联合胫骨同种异体骨软骨移植的病例，报道了 5 年和 10 年生存率的良好结果，MAT 组分别为 78% 和 69%，同种异体骨软骨移植物分别为 73% 和 68%[40]。

在下肢力线偏移超过 3° 的情况下，将机械轴矫正到中间或轻度内翻是有益的[41]，应特别注意避免过度矫正。外侧开放或内侧闭合楔形股骨远端截骨术通常是外翻畸形的治疗选择，而内侧开放楔形胫骨高位截骨术用于矫正内翻畸形（图 28-4）。此外，机械轴矫正可以显著缓解疼痛和 MAT，并且对于力线重排后无症状的患者，可以避免其他关节内手术。

然而，关于截骨术的整体益处的争论仍在继续，包括 MAT 联合截骨术是否与单纯截骨术相比提供了更好的结果。Bloch 等最近进行了一系列前瞻性病例系列研究，调查了 240 例接受 MAT 的患者。该队列包括 5 组：A 组为软骨表面良好的患者，B 组为同期截骨的软骨表面良好的患者，C 组为软骨表面良好并行同期前交叉韧带重建组，D 组为单极全层软骨磨损组，E 组为双极全层软骨磨损组。他们报道说，与 D 组和 E 组（软骨明显受损）相比，A 组至 C 组（无明显软骨损伤）的总体存活率更高（5 年存活率分别为 95% 和 77%）。他们得出结论，只要关节软骨完好，单纯 MAT 与同期进行包括前交叉韧带重建和矫正性截骨在内的伴随手术的患者的结果没有差异[42]。

四、移植物的大小

术前规划，包括移植物的大小，从生物力学的角度来说，对于取得正确结果是必不可少的。目前已有几种不同的技术来确定半月板的大小，包括利用 X 线、CT、MRI 和人体测量数据[19]。对于内侧 MAT，通常使用 Pollard 射线照相方法来获得半月板的长度和宽度[43]。对于外侧 MAT，通常首选 Yoon 方程计算长度、人体测量法计算宽度。与前后尺寸相比，内外侧尺寸更重要[44]。利用对侧膝关节 MRI 在特定病例中可能是有益的。尺寸不准确会导致症状持续存在、半月板外凸和最终的失败[17]。移植物的大小应在自然半月板的 10% 以内，移植物过大会增加移植物外凸或早期失败的风险。因此，如果可以选择，较小的移植物比过大的移植物更可取。然而，尺寸过小的移植物在实验中增加了生物力学负荷和剪切力，导致同种异体移植物破裂和撕裂的风险增大[17, 19]。因此，正确测量和使用可靠的组织至关重要。

五、半月板移植：手术选择

与 MAT 最相关的主题之一是使用的固定方法。在过去 20 年里，外科技术有了显著的进步。理论上，理想的 MAT 技术应包括微创、保留骨块、提供处理移植物不匹配的方法、提供解剖半月板足印区修复、确保术后即刻足够强度的固定，并最终有可重复性。目前，在 MAT 固定中

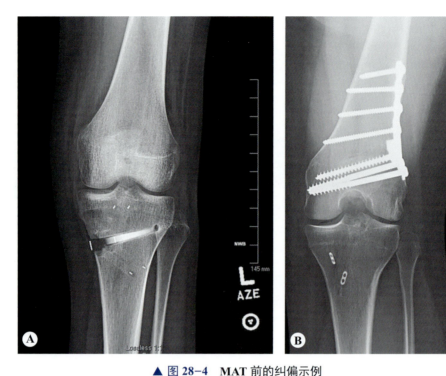

▲ 图 28-4　MAT 前的纠偏示例

A. X 线显示利用胫骨高位截骨术矫正内翻畸形；B. X 线显示外侧开放楔形股骨远端截骨术以纠正外翻畸形

实施了三种标准技术：单纯缝合、双骨栓和骨槽（骨桥 / 骨槽）。有越来越多新的混合技术的使用证据，但围绕着哪种 MAT 固定方法能提供最佳长期效果仍有争议。

六、骨栓技术

　　传统的 MAT 骨栓技术包括准备每个根部附有一个 7～9mm 骨栓的移植物。在彻底清理所有天然半月板的残余物后，制作两个 8～10mm 的胫骨插槽。在根部通过栓子进行骨 - 骨固定，而半月板角和体部用缝线固定[45]。这种技术通常在内侧间室中是首选的（图 28-5）。

　　这项技术显著地保存了骨量，其他优点包括减少手术时间，能适应移植物大小不匹配，不需要半月板移植的"翻转"（就像在骨槽技术中一样），并尽可能避免了破坏 ACL 足印区。该技术也使用了熟悉的关节镜下的骨槽准备方法和周围半月板修复方法。缺点包括完全固定深达 8～10mm 的骨栓是富有挑战的，术后即刻缺乏固

定强度可能使术后早期康复复杂化。此外，在外侧间室由于半月板前后根部的止点非常接近，因此有隧道合并的风险。

　　固定距离的重要性、前角和后角附着体的正确放置已有报道[28, 46-48]。骨栓技术允许适当的解剖位置固定半月板角附着体，并允许在需要时通过调整固定位置处理移植物不匹配，同时还可能使翻修的挑战性变小。

　　后续研究表明，使用骨栓技术的 MAT 治疗效果良好，许多患者能够恢复到伤前的活动水平[26, 49, 50]。

七、骨槽技术

　　骨槽（骨桥）技术是外侧间室 MAT 的首选技术。在这个手术中，一个高 10mm、宽 10mm 的骨桥在异体半月板上建立。在胫骨上准备一个骨槽，供同种异体移植物"楔入"到位（图 28-6）[51]。该技术具有优点，包括较强的即刻固定强度，以及保持前、后半月板根解剖位置接近

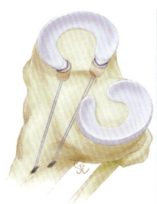
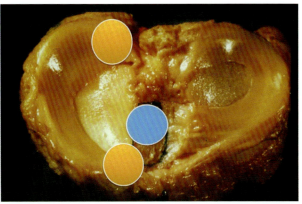

▲ 图 28-5 由于内侧半月板根部的倾斜方向（轴向平面）（橙色），骨栓技术是内侧 MAT 手术的理想选择。此外，它不会干扰 ACL（蓝色）

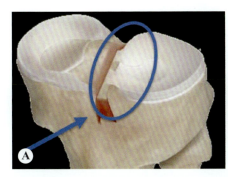
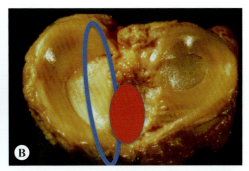

▲ 图 28-6 A. 由于外侧间室的外侧半月板根部在垂直方向（轴向面）上的定位，以及对相邻结构的干扰有限，因此更倾向于使用骨槽技术；B. 如果在内侧间室执行，它将干扰内侧半月板根部的解剖定位并破坏前交叉韧带胫骨止点的内侧部分（红色区域）

的能力。然而，骨槽技术有几个缺点，包括技术难度大（将半月板"翻转"到合适的位置），处理移植物不匹配/尺寸问题的能力降低，胫骨下骨量丢失，以及更大的 MAT 翻修难度。在移植过程中避免对外侧半月板移植物的过度约束是必要的，因为天然的外侧半月板具有更强的可移动性，而没有额外附着在外侧副韧带或腘肌腱裂孔上。因不必要的边缘固定缝合而产生的非生理张力可导致移植物外凸和失败。由于需要精确匹配的移植物，该技术包括严格的术前尺寸和可靠的异体移植物库。最近，Kim 等研究了采用骨槽植入技术行外侧 MAT 时与非解剖半月板角位置相关的风险[52]。这项研究表明，在 214 例单独的外侧骨槽 MAT 队列中，11.1% 的非解剖组经历

了早期失败（在 MAT 的 1 年内），而只有 3.1% 的解剖组经历了早期失败（OR=3.88，95%CI 1.13～13.26）。

八、纯缝合技术

这种纯缝合的技术只使用软组织移植物。留置缝线用于固定半月板体部和前后角，而根部则通过经胫骨隧道以半月板根部修复的方式固定。从技术上讲，这是最简单的选择，而且术前对移植物大小的要求不像涉及骨固定的技术那样苛刻。然而，移植物外凸一直是单纯缝合固定的一个问题。最近的研究表明，与缝合固定的 MAT 相比，用骨栓固定的 MAT 外凸的发生率更低[53-55]。Abat 等研究发现，与骨性固定相比，单

纯缝合的同种异体半月板移植物，不仅半月板体部外凸的程度明显更高，而且移植物撕裂率也较高[56]。然而，研究表明，尽管移植物外凸是常见的，但尚未证据证明它对临床和功能结果有相关影响[57]。尽管如此，目前单纯缝合固定在美国以外的地区更为常见。

九、联合技术

一种利用可调环皮质固定结构的新兴技术最近得到了积极的结果。可调环悬吊皮质缝合由 5 号超高分子质量聚乙烯（ultra-high molecular weight polyethylene，UHMWPE）线环实现，提供不依赖于固定距离的四点无结锁定系统。移植物具有较小的骨栓（直径 9mm，深度 3mm）定位于解剖骨槽中，因此无论用于内侧或外侧间室，都保留了骨量（图 28-7）。此外，每个根部只需要一个可调环皮质固定装置。

该技术还使用了熟悉的关节镜下制备骨槽的方法。一种著名的钻孔技术是使用 RetroCutter 或小直径空心钻在前、后根止点处创建胫骨骨槽（直径 9.5mm，深 5～10mm）。可调节环很容易通过骨槽，并通过一个 8mm×12mm 开槽的金属纽扣系统（Arthrex）固定在胫骨皮质上。在关节镜下将 MAT 放入关节内并暂时固定根部后，后角采用全内技术（1～2 个固定点），中间半月板采用由内向外技术（3～4 个固定点）进行周围半月板修复（6～8 个固定点），前角由外向内的技术固定（1～2 个固定点）（图 28-8）。

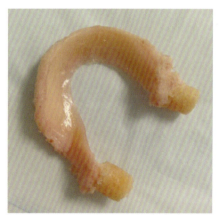
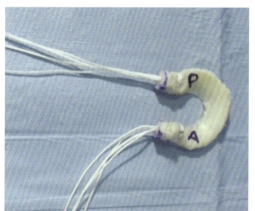

▲ 图 28-7　使用解剖骨槽和悬吊皮质固定技术为关节镜下的 MAT 准备同种异体骨移植（直径 9mm，深度 5mm）

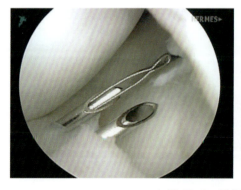
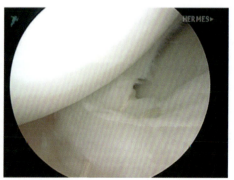

▲ 图 28-8　进行混合半月板固定
共 6～8 个固定点，后角全内固定（1～2 个固定点），中间半月板由内向外固定（3～4 个固定点），前角由外向内固定（1～2 个固定点）

这种混合技术结合了其他三种技术的优势。该方法完全采用关节镜技术实现，更容易执行（仅类似于单纯软组织缝合），但具有很强的固定能力（类似于骨槽技术）而不会丢失过多骨量，并且可以适应移植物不匹配（类似但比传统的骨栓技术更容易）。它还提供了其他好处，包括减少手术时间和处理临时外周固定（可调节环皮质固定）后移植物外突的能力（图 28-9）。

十、对青少年群体的思考

青少年参加竞技运动的比率增加，这导致这一人群的半月板损伤增加[58]。青少年未成熟的半月板功能不全将导致早期退行性关节疾病和未来并发症风险的显著增加。盘状半月板撕裂是一个额外的问题，因为可能会不可避免地进行外侧半月板切除术[59, 60]。在这个年龄段[61]，确定适当的适应证和管理方法是具有挑战性的。

如果选择密切观察半月板缺损，具有骨骺未闭的半月板缺损的青少年患者至少需要每年进行临床评估，以寻找疼痛性积液，采用 X 线（包括下肢全长 X 线片），并考虑进行 MRI 评估以监测关节软骨情况[19]。如果出现症状或有进展性关节恶化的证据，可能需要进行 MAT[61]。尽管对于骨骼未成熟患者的 MAT 仍存在争议，但研究表明，在儿童人群中 MAT 的翻修率较低，并且具有安全和可重复的结果[62, 63]。当前的 MRI 是必要的，因为由于移植物缺乏生长功能，所以 MAT 的大小是关键。然而，由于潜在的软骨保护作用，MAT 不应该被推迟。随着更多骨骼未成熟的患者接受 MAT 治疗，实践指南和建议将继续改变[19, 64]。

十一、新的结果

对于有症状的半月板切除术后综合征，MAT 是一种有效的治疗方法，可以提高患者的满意度，具有良好的存活率和预后[63, 65-67]。在一项前瞻性研究中，LaPrade 等发现 MAT 显著减轻了接受半月板切除术患者的疼痛，减少了与活动相关

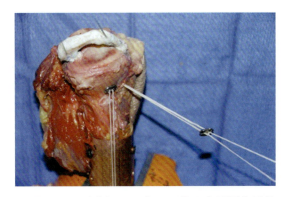

▲ 图 28-9　内侧 MAT 中可调节环皮质固定结构的大体表现

的积液，并改善了功能。在 2 年的随访中，91% 的患者在疼痛和功能方面均有显著改善[10]。

McCormick 等回顾了 178 例患者，其中单纯植骨 MAT 占 41%，同期植骨占 60%；内侧植骨 127 例，外侧植骨 71 例，双侧植骨 2 例。至少 2 年的随访发现，只有 8 例患者（4.7%）需要随后进行 MAT 翻修或膝关节置换术，这表明同种异体移植物存活率为 95%。虽然 64 例（32%）需要在 MAT 后进行额外的手术，但大多数（59%）的手术是关节镜清理术[68]。

当前有兴趣的研究领域是确定最有效的移植物固定方法。多项研究表明，不同固定方式对移植物存活的影响相似[9, 48]。多项研究表明，在内侧半月板移植中，骨栓固定优于单纯缝合固定，而且骨栓固定可以恢复最佳的关节接触力学，在动态载荷下具有更好的载荷分布[54, 69, 70]。

Abat 等比较 MAT 单纯缝合与骨性固定的临床和放射学结果。他们发现临床结果没有差异，但确实报道了单纯缝合技术中外凸的半月板组织的比例明显更高。他们还发现了两种技术在并发症发生率上的显著差异。在仅采用单纯缝合技术的患者中，包括关节纤维化、感染和移植物撕裂在内的总并发症发生率为 33.3%，而骨栓组仅为 16.4%[71]。

预后取决于正确的患者选择和充分的术前规划。患者选择和预期结果的一个重要方面包括评估软骨损伤的程度。如前所述，Bloch 等进行了

一项前瞻性研究，包括 240 个膝关节[42]。而无软骨磨损的 MAT 在 5 年的存活率为 95%，全层软骨磨损的膝关节的存活率仅为 77%。然而，Frank 等评估了 100 例单独接受同种异体骨软骨移植（osteochondral allograft transplantation，OCA）患者。在这些患者中，有 50 例同时接受了 MAT 治疗。他们报道的临床结果、并发症或失败率没有差异，并得出伴随 MAT 治疗 OCA 的良好结果[72]。

在目前注重成本效益、价值导向的氛围中，应考虑财务因素。Bendich 等评估了 MAT 在延缓骨关节炎进展方面具有成本效益的因素[73]。使用 Markov 模型，通过比较既往半月板切除患者进行 MAT 和非手术治疗来评估成本效益。这项研究的结论是，与非手术治疗相比，MAT 治疗需要在延迟骨关节炎方面提高 31% 的效率，才能达到成本效益。这项研究还表明，MAT 在 20—29 岁的患者中性价比最高，但在肥胖患者（BMI 30～35kg/m² ）中性价比较低。

关于 MAT 后重返运动的文献很少。一些低质量的研究表明，恢复受伤前的活动是可能的。Zaffagnini 等最近报道，89 例（74%）接受 MAT 治疗的患者中有 66 例在经过 8 个月的严格术后康复后恢复了运动。这个特殊的队列能够回到相当高要求的运动，包括篮球、足球、橄榄球和垒球。然而，只有 44 例（49%）恢复到与受伤前相同的水平[74]。类似的结果也有报道，病例系列研究显示 MAT 后 75%～85% 的重返运动率[75, 76]。然而，同种异体移植物在重复负荷下的长期耐久性尚不清楚。目前，IMREF 不推荐参加接触 / 碰撞运动的运动员接受 MAT[26]。因此，有必要进行充分的患者教育并讨论术后预期。

在 MAT 之后，没有标准的循证康复方案来指导支具使用、负重和 ROM。有些外科医生建议患者在术后早期就开始完全负重和 ROM 恢复。然而，其他外科医生建议早期使用支具限制负重，并逐步调整或延迟 ROM 恢复。Lee 等研究了延迟康复对移植物外凸的影响，其中 53 例患者接受了外侧 MAT，25 例患者接受了标准康复，28 例患者接受了延迟康复，其中包括 3 周的固定，以及之后 9 周的减重支具[77]。平均随访 2 年，延迟康复队列显示移植物外凸量和相对百分比降低。此外，延迟组关节间隙变窄和关节炎进展较少，这为延缓康复可能的益处提供了额外的证据。一般来说，康复还取决于是否需要伴随治疗，零时固定强度，并可能受到其他患者因素的影响。

MAT 的软骨保护作用尚未确定。历史报道显示，缺乏证据表明 MAT 减少了骨关节炎的进展和关节间隙变窄[9]。然而，Jiang 等发表了一项为期 4～6 年的随访研究，比较了即时和延迟 MAT。8 例患者在半月板切除术后立即接受 MAT 治疗，10 例患者接受 MAT 延迟手术（平均延迟 35 个月）。虽然 PRO 没有差异，但在半月板切除术后立即接受 MAT 的患者在 X 线和 MRI 上显示软骨退化较少[78]。然而，由于样本量小且长期结果有限，无法确定结论，骨科医生必须根据具体情况确定手术治疗[79]。

十二、结论

MAT 已被证明是一种安全有效的治疗方法，适用于有症状的半月板缺损或以前手术失败后的患者。随着我们继续研究合适的适应证和技术，该领域将继续取得进展。然而，目前仍有很多争论，需要进一步的研究来阐明 MAT 的适应证、合适的手术技术和总体长期结果。正确的患者选择和术前规划是 MAT 成功的关键。作为补救干预，MAT 的主要目标是提高生活质量。恢复到受伤前的体育活动水平可能是无法实现的次要目标。因此，充分的患者教育和调整患者期望至关重要。患者需要明白，这不是一个一劳永逸的手术，未来需要更多的治疗。

第 29 章　基于细胞的软骨修复的技术
Technique Corner: Cell-Based Cartilage Repair

Joshua Wright-Chisem　Andreas H. Gomoll　著
薛星河　李梦轩　潘孝云　译

膝关节软骨损伤是一种非常常见的病理现象，在膝关节镜手术中的患病率超过60%[1]，其他研究报道称，近20%的患者在关节镜手术中发现存在局限性全层软骨或骨软骨缺损[2]。虽然在这些损害中，许多可能是无症状的，但有症状的缺损是一个难以治疗的问题。如果不进行治疗，膝关节的局限性软骨缺损和骨软骨损伤可能会导致逐渐加重的疼痛和骨关节炎[3]。

治疗膝关节软骨缺损的手术干预可分为姑息性、修补性、复原性和重建性手术[4]。本章的重点将放在修复过程上，即基于细胞的软骨修复。修复性软骨手术的目标是创造一层透明软骨层[5]。先前的研究表明，这些修复手术后形成的关节表面在机械性能方面比以前的手术更好，但仍然低于天然软骨[6]。研究表明，基质联合自体软骨细胞移植（matrix-associated autologous chondrocyte implantation，MACI）的临床结果与前几代自体软骨细胞移植（autologous chondrocyte implantation，ACI）相似，而MACI被发现止血带和手术时间更短[7]。

一、背景

基于细胞的软骨修复是20多年前首次提出的。自体软骨细胞移植由瑞典开发，是美国FDA批准的第一种基于细胞的软骨修复形式[8]。它被批准用于治疗股骨滑车和股骨髁的全层软骨缺

损；然而，它也经常被用于治疗髌骨和胫骨平台的软骨缺陷，作为一种适应证外的用途[9]。第一代ACI与自体骨膜补片联合使用，以确保软骨细胞的原位固定。取下补片后，将其缝合到缺损处附近正常、稳定的软骨上，并在补片下引入软骨细胞。这种方法并不是没有缺陷，因为术后移植物肥大是常见的，最常见的是在髌骨[10]。第二代ACI出现了标准化的胶原膜，而不是第一代的骨膜。这一发展改善了患者主观和客观结果，并降低了肥大率[11]。然而，虽然第二代开发产品带来临床结果的改善，但还有尚未解决的技术挑战，包括植入后软骨细胞渗漏，以及软骨细胞在缺损区内分布不均的潜在可能。这导致了第三代也是当代ACI产品（基质联合自体软骨细胞移植）的发展。2017年FDA批准后，作为治疗软骨病变的工具，MACI在外科医生中越来越受欢迎。这归因于几个因素，包括患者较少的供区病变、易用性和术后并发症的减少，同时显示出持续的良好结果。

MACI是一个两阶段的手术，通常是在诊断性关节镜检查过程中，从软骨活检开始。活检后，在实验室中分离软骨细胞，在培养中扩增，并嵌入到胶原支架上，该支架由猪的Ⅰ型和Ⅲ型胶原双层膜组成。在第二个过程中，将胶原支架及其伴随的软骨细胞植入软骨损伤处，并用纤维蛋白胶固定到位。这种简化ACI的易用性是具有

一定市场的原因之一[12]。

二、临床评估

膝关节软骨损伤的患者可能会在急性创伤后到急诊室就诊，也可能在出现症状后至门诊就诊。这些患者经常出现与活动相关的膝关节疼痛，而这种疼痛在参加运动时可能会加剧。例如，在髌骨脱位后，患者可能会出现膝关节疼痛、肿胀并伴有关节积血，因为研究表明，骨软骨骨折可能占急性创伤后关节积血病例的5%[13]。必须对这些患者进行全面的病史和体格检查，以排除其他病理因素。评估内侧和外侧关节线的潜在半月板疼痛，以及任何其他半月板激发试验，包括但不限于McMurray试验。滑车或髌骨的软骨损伤并不少见，应仔细评估髌股关节疼痛。应该评估MPFL的完整性，并确定髌骨的移位。此外，必须评估交叉韧带和侧副韧带的稳定性（图29-1至图29-3）。

三、成像

放射学研究在膝关节软骨损伤的处理至关重要。最初的评估从膝关节的X线片开始，包括站立前后位、四肢后前位（PA，Rosenberg）、膝关节侧位和髌骨轴位片。重要的是要评估下肢力线，我们建议对线不良的患者应进行下肢全长

（髋关节到脚踝）的X线检查。软骨损伤在X线片上经常被漏诊；然而，X线可能显示出进展期骨关节炎的证据，这是修复软骨手术的严格禁忌证[14]。MRI是诊断软骨损伤的金标准，在软骨损伤调查病因期间，必须获得所有患者软骨损伤信息。重要的是，MRI将有助于更好地描述和识别软骨损伤，同时还可以评估相关的软组织病理，包括半月板和韧带功能障碍[15]。MRI检查有利于评估软骨病变的大小、软骨质量，以及软骨下骨受累的大小[16]，这是非常有用的，因为对决定每个患者的干预有重要作用[17]。

虽然MRI是评估关节软骨缺陷的有用工具，但它可能低估了病变的大小。研究发现，MRI可能有高达70%的概率低估关节软骨损伤的大小[18]。随后的研究还表明，关节镜诊断出的软骨病变比MRI上看到的要大60%左右。出于这个原因，关节镜检查仍然是评估关节表面的金标准，应该先于任何干预程序。

四、适应证

在确定患者是否能从MACI的软骨修复中获益时，对适应证的清楚理解是至关重要的。这些指征包括症状、全层软骨和骨软骨缺陷，病变大小超过2cm²[19, 20]。从解剖学上讲，这些损伤可能位于膝关节的任何地方，可能继发于急性创伤性

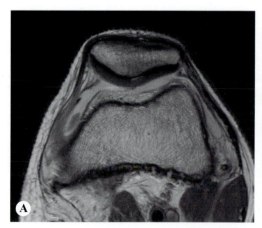
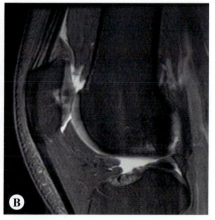

▲ 图 29-1　横断面 MRI（质子密度）显示中央正中嵴分离软骨面的髌骨软骨下水肿；B. 上覆关节面矢状面 MRI 信号改变（脂肪抑制，反转恢复序列）

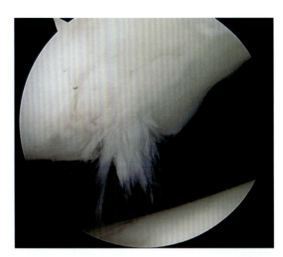

▲ 图 29-2　关节镜图像显示膝关节中央软骨磨损

损伤、剥脱性骨软骨炎或反复微创伤造成的局灶性缺陷[19]。尽管没有严格的年龄界限，但大多数研究都包括了年龄在 15—60 岁的患者[20, 21]。

晚期骨关节炎是 MACI 的绝对禁忌证[19]。冠状面力线不良、半月板功能不全和韧带不稳会导致膝关节软骨磨损和退行性改变，必须在任何软骨修复手术之前或同时处理[19]。BMI 升高也被认为是 MACI 的禁忌证，因为肥胖患者在 MACI 后的功能结果评分方面并未显示出显著改善[22]。

五、外科技术

MACI 手术分为两个阶段，首先进行关节软骨的活检，然后将处理后的软骨细胞作为第二阶段植入。

（一）活检获取技术

患者被安全地仰卧位置于标准的手术台上，小心地保护所有的骨性突起。在（全身或局部）麻醉诱导后，手术肢体近端绑上未经灭菌的止血带。接下来，在麻醉下进行彻底的检查，仔细评估韧带的完整性、关节活动度和任何其他病变。最后，在止血带水平放置一个侧向支撑。

然后，以传统的无菌方式为患者做好准备并铺单，并进行术前核对，确定手术部位、术前抗

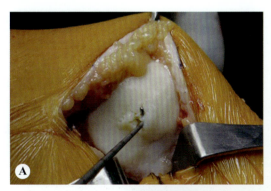
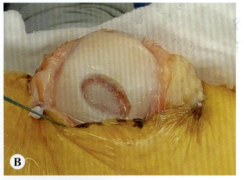
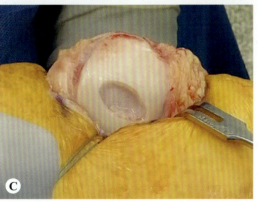

▲ 图 29-3　A. 术中图像显示髌骨中央软骨面不稳定；B. 术中影像显示清创后的缺陷恢复稳定的肩部；C. 术中图像显示置入 MACI 移植物和纤维蛋白粘接后的缺陷

生素的使用和手术程序。随后，进行常规的诊断性关节镜检查，注意评估所有关节表面，以及髌上囊和后关节凹陷是否有游离体，并探查交叉韧带和半月板的完整性。使用关节镜刨削，在不显露软骨下骨的情况下，轻轻清理损伤的边缘以去除不稳定软骨瓣。使用探钩测量病变的长度和宽度，并记录测量值以供保险审批。

接下来，通过内侧入路引入一个关节镜圆凿，用于进行软骨活检。活检在膝关节非负重区进行，通常是在髁间切迹，也可能在包括近端滑车在内的其他非负重区上执行。进行软骨活检然后将其放入无菌容器中，理想情况下取出200～300mg的软骨样本[23]。样本被送去处理。关闭切口，患者在可耐受的情况下负重，不受任何活动范围的限制。

（二）植入

来自活检样本的软骨细胞经过处理并在 –80℃下保存，最多可保存5年。一旦获得保险批准，就会安排置入手术，样本将被解冻并培养，以备手术之需。

所使用的切口取决于病变的区域，如果病变位于外侧髌骨关节面或股骨外侧髁处，采用外侧髌骨旁关节切开术。如果病变位于内侧髌骨关节面或股骨内侧髁，则采用内侧髌骨旁关节切开术。皮肤切口处使用10号刀片，注意避免破坏半月板。切开下方的支持带和关节囊，用电刀进行温和的剥离。用15号刀片剥离缺损处周围所有受损或不稳定的软骨。目前已有各种大小和形状的切割工具，可以用来清理出缺损的轮廓和准备移植物。使用刮匙和咬骨钳，清除包括钙化层在内的软组织，并小心地保存软骨下板。清理后就将开始植入。过去，使用的是无菌缝合线包中的一块铝箔。将箔片放在清创区域上，使箔片的有色部分面向软骨下骨。利用钳子或钝器，将箔片沿着缺陷轻轻贴合，以作为模板。修剪任何剩余的箔片，以确保移植物在植入时不会凸出。如果使用切割工具，则不需要执行此步骤。

MACI移植物采用无菌包装。助手从塑料袋中取出并打开容器。手术团队的一名成员用注射器将培养液转移到后面桌子上的无菌培养皿中，使用无齿镊将移植物放入培养皿中。接下来，先前制作的铝箔模板彩色一面朝上放置，并用 Steri-Strips 固定到 Tegaderm（3M 公司的一种医用品）上。将注意力放在膜上。在该设施的加工过程中，移植物的一部分被移除以进行无菌和质量测试。当细胞面朝上时，缺失的区域在左下角，这有助于在大小调整和置入时适当地定位膜。膜被放置在箔模板上，注意确保细胞层朝上。根据下面的箔片模板用精细手术剪修剪薄膜。触碰移植物会降低细胞存活率，因此应尽可能避免。

另一种方法是，用同一个切割工具将缺损线切割出来，然后修剪移植物。

作为一种黏合剂，纤维蛋白胶被添加到显露的软骨下骨的缺损底部。将细胞层朝下放置在膜上，并用手轻压。再次修整移植物，以确保去除任何凸出的边缘，并根据需要沿边缘添加额外的纤维蛋白胶，以固定 MACI。如果对稳定性有顾虑，必要时可以添加 6-0 Vicryl 缝线。通过膝关节的全角度运动来评估移植物的稳定性。

然后按照常规缝合切口，术后使用铰链式膝关节支架（hinged knee brace，HKB），将患肢锁定在完全伸展状态。一般不鼓励使用引流。

六、术后方案

术后的康复将根据缺损处的位置而有所不同，而保护移植物和成熟组织、恢复全面运动和力量的目标对所有患者来说都是相同的。

所有患者都使用持续被动运动（continuous passive motion，CPM）装置6周，因为研究表明，被动运动有助于维持运动范围和减轻疼痛，并可能促进组织成熟[24]。CPM 从膝关节屈曲40°开始，目标是在2～4周内达到90°。股四头肌等长练习和踝泵训练立即开始，并在最初2周内保持不变。可以进行有限的核心强化和侧抬腿来激活臀肌。冷敷治疗设备有助于控制肿胀和疼痛。第

1 周使用完全伸直锁定的膝关节支架用于睡眠，6 周用于步行。电刺激可能会有帮助，最初可控制疼痛，随后可辅助肌肉再训练。

股骨髁部病变的患者 4 周（较小的完好的缺损区）至 6 周（较大的缺损区）内需要部分负重，之后可以耐受完全负重。病变位于髌骨或滑车的患者可以立即完全负重，除非同时进行胫骨结节截骨术，在这种情况下，患者仍需部分负重 4~6 周以保护截骨部位。

6 周后，患者可进行全角度的活动，届时 HKB 将被解锁，以便行走。当患者在无辅助装置的情况下行走感到舒适时，HKB 将被完全停用。

治疗在 6 周内进行，此时患者可以开始进行阻力最小的轻度活动，如静止骑自行车，可以慢慢进阶。开始进行脚踝抬高和步态训练。在 12 周时，活动量增加，康复工作更侧重于核心加强、单侧平衡、臀肌加强、股四头肌渐进加强和股二头肌等长训练；椭圆机可以纳入训练，除非有大的髌股关节双侧的移植。6 个月后，根据疼痛和肿胀情况，所有活动都可以按照耐受性进行，增强式训练和冲击训练除外。根据进展、病变大小和缺陷位置，患者经常在 9~18 个月时可以恢复完全活动。一般来说，较大的多发性缺损，尤其是髌股关节的缺损，比股骨髁的小缺损需要更长的康复时间和更长的时间恢复活动。

七、手术结果

文献报道在 ACI 和 MACI 后总体功能结果良好。Kreuz 等证明了在 MACI 之后，IKDC、Lysholm、Koos 和 Noyes 评分都有了显著的提高[25]。此外，他们发现，在超过 70% 的患者中，MRI 显示了软骨缺损获得了中度到完全的填充，MRI 评估和功能结果评分之间存在显著的相关性。Ebert 等评估了 MRI 综合评分提高和更高患者满意度的预测因素[26]，发现术前症状持续时间和移植物大小都是术后 5 年 MRI 评分的显著预测因素。值得注意的是，8 周而不是 12 周恢复完全负重的加速康复方案与显著增高的患者满意度相关。Krych 等在 750 多例患者中调查了 MACI 的长期结果。他们发现，超过 80% 的患者有成功的长期结果。在这项研究中，患者年龄的增加，以及大于 $4.5cm^2$ 的缺损与较高的再手术率和失败率相关[27]。

八、结论

MACI 是治疗膝关节局灶性软骨缺损的一种较好的修复方法。该过程分为两个阶段，首先进行关节镜检查和软骨组织活检，然后置入经培养的软骨细胞。术后康复方案是根据患者和病变的特点而定的，对成功的结果至关重要。通过正确的患者选择和细致的手术技术，患者可以预见到 MCI 后疼痛和功能的改善。

第 30 章　骨髓刺激和增强的技术
Technique Corner: Marrow Stimulation and Augmentation

Eric D. Haunschild　Ron Gilat　Theodore Wolfson　Stephanie Wong
Nolan B. Condron　Joshua T. Kaiser　Brian J. Cole　著
陶正钢　周晓波　译

一、微骨折技术

（一）病史 / 体格检查

对于任何软骨缺损需要外科治疗的患者，应在初次接诊时进行全面的病史询问和体格检查。局灶性软骨缺损患者通常表现为肿胀、活动相关疼痛和跛行[1]。任何膝关节外伤史，以及患侧膝关节病症持续时间和既往手术史，也应该被询问。在触诊体检中，膝盖局部区域的积液和压痛提示软骨损伤可能，但不是软骨损伤的特异性表现。应彻底评估任何韧带不稳定或肢体对线不良，因为任何软骨损伤需要微骨折时都表明可能伴随着韧带或力线的改变。

（二）适应证和禁忌证

所有孤立、有症状、面积小于 3cm² 的全厚度 Outerbridge 3～4 级软骨病变的患者需要微骨折手术的评估都应该个体化[2]。膝关节存在较大的软骨损伤或弥漫性退行性骨关节炎改变的患者进行微骨折手术效果不佳，因此应考虑替代疗法。患者年龄和活动水平是微骨折手术的相对适应证，因为 40 岁以下活动较多的患者比年龄较大、活动较少的患者表现出更好的结果[3, 4]。微骨折最适合于股骨髁或滑车的孤立性病变，由于疗效较差，在双极和髌骨病变的治疗中相对禁忌。此外，有明显软骨下骨受累（ICRS 4 级）的病变应在个体化的基础上进行评估，因为植骨可能更适合解决软骨下骨不足的问题。

（三）术前影像学检查与评估

对所有需要外科手术的患者进行基本评估时，都需要 X 线和 MRI 评估。立位前后位、侧位和髌骨轴位 X 线可以识别骨关节炎或骨异常。此外，站立屈膝 45° 后前位摄片也可用于帮助识别关节间隙狭窄[5]。MRI 对于评估软骨厚度和软骨下骨状态及伴随损伤至关重要。尤其是软骨的变化，包括硬化、软骨穿孔、变薄和局部缺损，可以表明软骨疾病的严重性和微骨折作为修复技术的适用性[6]。如果临床需要，可以拍摄下肢全长 X 线片，以评估肢体轴线和任何随后需要进行手术调整力线的情况。

（四）手术技巧

1. 关节镜定位与诊断

作者的首选技术已经在前面描述过[7-9]。患者仰卧在标准手术台上，由外科医生决定放置和使用非无菌大腿止血带。以标准无菌方式准备并覆盖腿部，并使用 11 号手术刀片建立标准前内侧和前外侧孔切口。有时，软骨损伤可能无法通过标准入口处理。在这些情况下，在有或没有脊柱腰穿针的帮助下定位病变部位后，可以建立一个入口。应使用标准诊断性关节镜检查，以评估感兴趣区域的关节软骨损伤、是否存在任何软骨游离体或其他病理病变。

2. 缺损的预处理

一旦确定软骨损伤，在进行微骨折手术前通常需要进行广泛的预处理和软骨成形术（图30-1A）。4.5mm关节镜刨削器通常用于清理任何不稳定的软骨碎片。应探查软骨缺损边缘，清除不稳定的软骨，以建立完整稳定的关节软骨边缘。接下来，通过刨削器或刮匙在软骨病变边缘周围建立健康软骨边界。在这些操作的时候，应注意不要去除多余的软骨。使用刮匙去除钙化软骨层，而不破坏下面的软骨下骨。在这一步骤中也应特别小心，因为充分去除病变钙化层可以实现最佳修复，而过度去除可能会导致软骨下囊肿的形成[10, 11]。在进行微骨折之前，用刨削器清理完所有软骨游离体和软骨碎片。

3. 微骨折

微骨折就是使用不同角度的尖锥或电钻在软骨缺损区域打孔到软骨下骨。最近，资深作者首选的设备是商用的微钻骨髓刺激系统（PowerPick™，Arthrex Inc.，Naples，FL）。该系统具有30°和45°的角度导向装置，允许理想的垂直钻入病灶，钻孔宽度为1.5mm，深度为4.0mm。从软骨缺损的边缘开始，朝着缺损的中心，大约每3毫米进行一次微骨折，直到整个缺损完成钻孔（图30-1B）。应注意确保微骨折孔不连通，关节镜水流停止，以允许骨髓在软骨缺损区域积聚。

4. 技术精要

虽然锥子最早被用于微骨折，但越来越多的证据表明，微钻展示了几种重要的效果[12-15]。与微钻产生的较小直径和较深孔相比，锥子产生的较大直径和较浅孔导致软骨下骨小梁压实、囊肿形成和硬化机会增加。此外，微钻技术还显示出更大的能力，可以创建开放的骨髓通道，这些通道被认为在干细胞向软骨缺损的迁移过程中发挥重要作用，从而分化为软骨细胞。在最近的一项调查中，Naveen等发现，与传统的微骨折锥子技术相比，在术后6个月时的功能结果和术后3年内的翻修率方面，微钻显示出优越的结果[16]。此外，在6个月时，微钻组达成具有临床意义的显著性差异的实现率更高。技术的选择也可能影响微骨折手术失败后的治疗。与之前没有微骨折的患者相比，微骨折患者术后软骨下骨的变化与随后接受ACI手术的疗效降低有关[17-19]。对于那些需要后续ACI的患者，钻孔技术如果能尽量减少软骨下骨损伤，对ACI手术会有更有利的结果。由于这些原因，这位资深作者在进行微骨折时不再使用锥子，而是专门使用微钻。

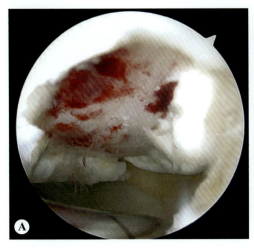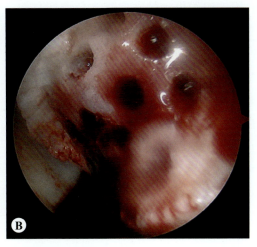

▲ 图 30-1 局部软骨缺损的微骨折

A. 在微骨折之前，经常有需要进行清理的软骨磨损和不稳定边缘；B. 在整个缺损中，微骨折孔应间隔 3mm

二、微骨折增强技术

文中介绍了几种基于微骨折增强术原理的几种产品和手术技术。微骨折增强术具有吸引力，因为它们利用了一线治疗中新兴的基于细胞和无细胞修复结构的功效。对于许多患者来说，这是一个有吸引力的建议，因为他们希望避免与多步骤修复程序相关的并发症。另外，由于其研究探索性的特点，这些技术可能不在医疗服务支付方的覆盖范围内。因此，在决策过程中必须包括与患者就自费成本进行交流。由于缺乏直接比较不同增强技术的研究，因此无法就最佳选择提出明确的建议。除了患者偏好外，外科医生在考虑实施这些技术时，还应评估产品的可用性，以及他们对使用技术方面的舒适度。资深作者在实践中使用了文中详述的每种方法。由于每种治疗方式的新颖性和对结果的有限研究，使用的相关适应证和禁忌证与传统微骨折术基本相同。在应用产品之前，每种增强技术都从标准微骨折术开始。

（一）骨髓抽吸浓缩物

骨髓抽吸浓缩物（bone marrow aspirate concentrate，BMAC）是一种生物疗法，利用骨髓作为获得间充质干细胞（mesenchymal stem cells，MSC）、细胞因子和生长因子的手段，它们可能具有影响组织再生的抗炎症和免疫调节作用。BMAC 含有高水平的 IL-1 受体拮抗药（IL-1ra）、IL-8、VEGF 和 PDGF[20]。BMAC 的软骨生成潜能使其成为一种有吸引力的治疗方法，以增强微骨折等手术。

BMAC 可以从各种不同骨骼供区获得。对于膝关节的局灶性软骨缺损，BMAC 通常从胫骨近端获取，其细胞群与髂嵴相似[21]。如果从胫骨近端取出，膝盖将进行标准无菌准备和覆盖。触诊胫骨近端的前内侧，距离膝盖内侧关节线 5～6cm 远，从前到后以胫骨前内侧为中心。锋利的套管针穿过皮肤，直接进入骨骼。套管针的方向略向近端，朝向股骨头，目的是将其

引入胫骨近端的髓管。用榔头将套管针向前推进 2～3cm，在此期间，套管针穿过胫骨中心进入髓腔时，应能感觉到阻力消失。取下套管针的中心部分，并将预载肝素的注射器连接到外套管针上。抽取骨髓，每 5～10 秒回撤并旋转套管针 1/4 圈，以破坏小梁结构并优化产量[22]。抽取的骨髓量取决于使用的特定系统，但通常收集约 60mm。根据制造商规范，将骨髓抽吸物送至工作区域进行处理。处理后，BMAC 被装入无菌注射器。一旦手术的微骨折部分完成，排空膝关节镜的灌洗液，BMAC 被注入膝关节腔。临床研究鼓励使用 BMAC 加强膝关节软骨缺损的治疗。

对 11 项使用 BMAC 治疗膝关节局部软骨缺损和早期膝关节骨关节炎的研究（2～4 级证据）进行的系统性回顾得出结论，BMAC 是安全的，总体疗效良好[23]。一项针对 23 例局灶性软骨缺损患者的病例系列研究显示，无论病变大小，6 年后 BMAC 在透明质酸支架上治疗的结果评分（Tegner 评分、VAS 评分和 IKDC 评分）均有改善[24]。一项前瞻性队列研究比较了微骨折与微骨折 +BMAC 后距骨骨软骨缺损的结果，结果显示 BMAC 增强组的翻修率较低（12.2% vs. 28.8%，P=0.014）[25]。两组患者在疼痛评分、生活质量评分、参与日常生活和体育活动的能力方面均有显著改善。据我们所知，文献中没有直接比较微骨折与微骨折 +BMAC 治疗膝关节局灶性软骨缺损的研究。然而，使用 BMAC 支架增强术的早期研究显示了良好的结果和生存率[26, 27]（图 30-2）。

（二）富血小板血浆

在其最近的发展之后，PRP 已经作为包括微骨折在内的一系列骨科手术的辅助手段进行了试验。与 BMAC 一样，PRP 含有大量关键的软骨生长因子，如 VEGF、PDGF 和 TGF-β[28]。这些生长因子被认为是软骨细胞增殖和软骨生长所需的软骨基质生成的关键调节剂。此外，PRP 还被发现可刺激 MSC 向软骨细胞分化。这些因素被

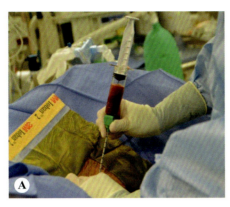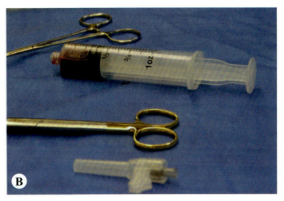

▲ 图 30-2　骨髓抽吸浓缩物增强微骨折

A. 骨髓可以用套管针从髂嵴或胫骨近端抽出，图片显示了从髂嵴中提取骨髓的过程；B. 按照制造商规范进行处理后，BMAC（如注射器中所示）可在微骨折结束后注入缺损区域

认为会促进局部缺损上的透明软骨沉积，而不是传统微骨折产生的纤维软骨沉积，后者被认为会导致微骨折的长期结果不佳。尽管如此，在早期调查中，PRP 增强术的结果好坏参半，一些研究[29, 30]发现在膝关节使用效果有限。其他研究表明，在踝关节使用时，效果显著改善[31-33]。这些好坏参半的结果部分归因于缺乏标准化的 PRP 制备过程。

PRP 增强微骨折的技术可以使用几种商业化 PRP 产品中的任何一种，包括 Angel® 系统（Arthrex Inc，Naples FL），作者首选该系统，将手术时采集的外周血离心分离 PRP、白细胞和红细胞等成分。在微骨折完成后，排空膝关节镜的灌洗液，然后将 PRP 注入微骨折缺损区域。

（三）脂肪源性注射物

脂肪来源间充质干细胞（adipose derived stromal cell，ADSC）是一种有吸引力的骨髓间充质干细胞替代来源，用于增强微骨折。脂肪组织因为易获取性、供区并发症有限，以及 MSC 的丰富性，而成为 MSC 的一个具有吸引力的来源[34-36]。此外，脂肪拥有相对高浓度的多能干细胞和成软骨细胞，富含抗炎症细胞因子和生长因子，受年龄影响最小[37-42]。微片段化技术已成为一种有前途的新型非酶技术，需要在商用全封闭系统中通过轻度机械性作用使自体脂肪抽吸物破碎分离（Lipogems®，Norcross，GA）[43, 44]。微片

段化保留了关键的 ADSC 特性，并已安全有效地广泛用于临床[37, 41, 42, 45-47]。尽管关节内注射微片段脂肪有望单独治疗膝关节软骨病变[48-50]，但越来越多人对利用该技术增强骨髓刺激技术表现出兴趣。

使用自体 ADSC 增强微骨折仍在研究中，尚未建立严格的使用标准。总的来说，ADSC 是其他细胞疗法的可行替代品，具有一些独特的优势（表30-1）。使用微片段技术在体内获取、处理 ADSC 并注入的过程已经在先前的文献中描述[48-54]。首先，根据患者的体态和姿势从下腹部或臀部乳化并获取脂肪组织（图 30-3A），然后用商业化装置（Lipogems®）处理脂肪抽吸物，该装置可逐渐减小脂肪组织簇的大小，过滤杂质，并分离基质血管组分（stromal vascular fraction，SVF）和 ADSC 以供注入。最终处理过的脂肪抽吸物被转移到 10ml 注射器中，以便进行后续注射（图30-3B）。在微骨折手术完成后，排空关节镜灌洗液，显露软骨损伤部位。将该产品直接注射到缺陷处，也可以与纤维蛋白胶混合，作为支架结构[54]。剩余的脂肪抽吸物被留在关节内，并及时关闭关节镜切口以防止外渗。术后限制和康复与标准微骨折方案相同。在采集部位使用弹性压缩带或腹带，以限制出血和瘀斑。

一些研究已经证明，在小动物模型中，脂肪微片段技术增强的微骨折对软骨缺损有效[45, 55, 56]。

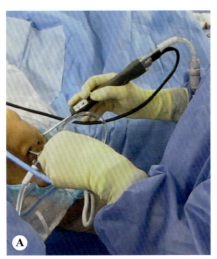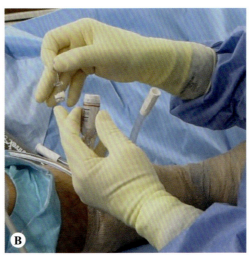

▲ 图 30-5　在微骨折术中收集切碎的自体软骨

A. GraftNet™ 设备连接到带有吸引器的标准关节镜刨削器上；B. 从清理的软骨碎片和游离体中提取的粉碎的自体软骨被收集在组织过滤收集器中，然后可以在注射前将其混合到标准的 Biocartilage-PRP 混合物中

者在术后 6 周内保持不负重，然后在 8 周时逐渐达到完全负重。若手术处理髌股关节，允许患者在手术后支具保护下立即完全负重。当不进行主动康复时，在停止前的前 2 周内，在保持伸直锁定角度下支撑。从手术当天开始，术后 6 周，每天使用关节持续被动运动仪 6h。CPM 在 0°～40° 开始，并在可耐受的情况下每天增加 5°～10°。力量和本体感觉训练是在物理治疗师的监督下进行的，包括从最初的等长肌肉练习发展到允许的闭链活动，最后允许的开链练习。假设康复的进展顺利，没有任何挫折，患者最快可以在手术后 8 个月恢复运动。

四、结论

传统的微骨折仍然是治疗小范围的局灶性软骨缺损的首选治疗方法，还有越来越多的旨在促进软骨生成和改善微骨折术后长期结果的新型增强方法。其中许多治疗方法的效果甚至超越了现有临床上的有效证据，其初步结果鼓舞了不断增长的骨髓刺激技术的理念。

第31章　颗粒化软骨的应用技术
Technique Corner: Particulate Cartilage

Theresa Diermeier　Ben Rothrauff　著

叶永志　周晓波　译

一、颗粒化软骨

自体软骨移植术的缺点是需要两阶段手术，特别是老年患者。因此，目前软骨治疗的目标之一是发展一种单阶段软骨修复技术。

颗粒软骨是目前单阶段软骨移植的方法之一。将现成的同种异体颗粒软骨置入软骨缺损处，用纤维蛋白凝胶固定，而不需要在之前的手术中获得自体软骨进行软骨细胞的分离和扩增。在体外研究中，与成人软骨（＞13岁）[1]相比，幼年颗粒软骨（＜13岁）在单层培养中生长更快，蛋白多糖含量更高。

置入颗粒软骨前，首先从诊断性关节镜检查开始，评估膝关节软骨缺损的大小和状态。手术根据软骨缺损的位置和大小在关节镜下或微创关节切开下进行，受损的软骨用刮匙或手术刀去除。在缺损周围形成稳定的软骨墙很重要，周围需要有正常或接近正常的软骨。此后，应去除钙化层，不要损伤软骨下骨，否则会引起出血[2]。缺损区的准备类似于软骨细胞植入[3]。创面有出血时，使用肾上腺素浸泡的棉球和（或）纤维蛋白凝胶止血[2]。

然后，将一个无菌铝箔压入已清创的软骨缺损区来创建一个三维阴模[2]。在铝箔模具完成之后从缺损区去除。颗粒软骨在模具中铺一层，间隔1~2mm。在模具中颗粒软骨的顶部涂抹纤维蛋白凝胶并固化5~10min。在软骨纤维蛋白凝胶复合物植入之前，在受区软骨缺损底部加入一层新鲜的纤维蛋白凝胶。之后，软骨纤维蛋白凝胶复合物被压入软骨缺损区，并使用纤维蛋白胶固定，再固化10min。软骨纤维蛋白胶复合物应低于周围的正常软骨，使剪力和边际效应最小化[2]。

在没有箔模的替代方案中，首先在清理好的缺损区域的底部铺上一层薄薄的纤维蛋白胶，然后，颗粒软骨以上述相同的方式直接铺在纤维胶层上，再涂上另一层纤维蛋白凝胶固定覆盖[4]。

二、粉碎软骨

与同种异体软骨类似，使用来自非负重区关节软骨的自体粉碎软骨是一种新兴的软骨修复技术。如前所述，在膝关节镜下确定软骨缺损的特征，并治疗任何并存的病灶，然后置入自体粉碎软骨。清理前需测量缺损大小，确定获得的供区软骨的大小。从髁间窝的低负重区域获取软骨，平均需要三个圆柱的软骨。

用刀片切除软骨缺损的表面，用环形刮匙进一步清除缺损区域。整个缺损区域应被健康的软骨包围[5]。

去除钙化层，同时避免损伤软骨下骨引起出血。用铝箔制作一个缺损区的阴模，并根据这个模具切割一块略微小于缺损区尺寸的Chondro-Gide膜（商业化胶原膜）。膜水合膨胀约为原始面积的 115%。

　　同时，在桌台上处理获取的骨软骨柱。首先，将软骨从供区骨软骨栓中取出。用新的 10 号刀片将软骨切成小于 1mm × 1mm × 1mm[6, 7] 的碎片。为了更好地处理软骨碎片，建议加水悬浮。在缺损软骨区边缘刮取的软骨可用于制备软骨碎片[5]。切碎的软骨应该呈糊状[5]。植入前，软骨糊需要完全干燥。在缺损区的底部铺一层薄薄的纤维蛋白凝胶，然后填充切碎的软骨糊，把缺损区填满[7]，高度应达到周围软骨或稍低于软骨。第二次使用纤维蛋白凝胶封闭移植物。在纤维蛋白凝胶完全干燥之前，将 Chondro-Gide 膜放置在顶部，并缝合到周围的健康软骨上。该膜与软骨层之间将会产生黏合。根据外科医生的喜好，可以在膜上放置另一层纤维蛋白凝胶，使其达到水封效果。

　　最近，已开发一种机械设备，可以自动切割软骨，并将手术转变为全关节镜技术。

三、康复

　　软骨修复后的康复过程可分为移植物整合、基质再生和成熟[8]三个阶段。在术后 24h 内，不允许进行任何运动。之后，前 6 周的方案包括使用拐杖进行部分负重，根据修复缺损区的特性来限制活动范围，以及在这些范围内使用关节持续被动活动[9]。

第 32 章　同种异体骨软骨移植
Osteochondral Allograft Transplantation

C. W. Nuelle　C. M. LaPrade　Seth L. Sherman　著

孔劲松　周晓波　译

膝关节软骨和骨软骨损伤会导致明显的疼痛、功能障碍和活动减少。为了使患者恢复到以前的功能水平，防止骨性关节炎的潜在进展，关节表面的恢复对重建整个关节力学和生物学至关重要[1-3]。新鲜同种异体骨软骨移植将同种异体软骨下骨和关节软骨移植到软骨或骨软骨缺损上。OCA 的大小与患者相匹配，并转移活的软骨细胞，形成 II 型透明软骨，与患者自身的关节表面相匹配。由于移植的是软骨下骨和成熟透明软骨，因此 OCA 比其他软骨修复技术（如清创、微骨折 / 骨髓刺激和表面细胞修复、自体软骨细胞植入）具有明显的优势，特别是对于非包容性的或较深的软骨或骨软骨缺损[4-9]。清创、微骨折和骨软骨自体移植（osteochondral autograft transplantation，OAT）要么不实用，要么对于缺损＞2cm² 时长期结果不佳[10-14]。ACI 对较大缺损的结果是可接受的，但需要两次分期手术，并且在软骨下骨质丢失、失败的骨髓刺激或基于细胞的疗法，以及软骨缺损周缘缺乏厚度的情况下，ACI 治疗困难。OCA 移植为治疗骨软骨缺损提供了单次治疗方法，并已被证明可得到出色的中长期结果，恢复活动和恢复运动的概率很高[15-25]。

既往移植物储存、细胞凋亡、细胞活力和大小匹配方面的问题使得合适的 OCA 获取困难。新的贮藏方法增加了保持软骨细胞活性的时间。研究表明，非原位移植（即股骨外侧移植物移植至天然内侧股骨髁缺损）具有出色的临床效果[26-30]。以上进展都大大提高了移植物的可及性。对于大面积缺损，以往操作比较麻烦，有时需要将多个移植物如同"雪人"一样堆叠在一起。手术导板的进步，使它们尺寸更精巧，外形更好，大大降低了技术要求。

一个被认为是 OCA 潜在不良反应的因素是对移植物的免疫反应的可能性。然而，关节软骨不会引起体液免疫反应，研究表明，透明软骨作为免疫特权组织，没有组织学证据显示排斥反应[31-34]。软骨下骨，更具体地说，移植物的骨髓成分可引起免疫反应。这种潜在的影响可以通过在移植前对所有骨髓进行彻底的灌洗来减轻。这种技术结合细致的移植物置入，使免疫反应的风险降到最低。

上述所有因素的综合作用，使以前的 OCA 移植成为许多外科医生的补救性手术，但目前它可能作为标准的关节恢复治疗方法的一部分作为一线治疗。

一、适应证和禁忌证

膝关节大小匹配的 OCA 移植的主要适应证是大的（＞2cm²）、有症状的全层软骨或骨 – 软骨缺损，作为以前失败的软骨修复手术的补救，或在严重的软骨下骨丢失或骨异常（骨坏死、创伤后）的情况下。剥脱性骨软骨炎、缺血性坏死或创伤后变性等情况也经常导致可能适合于OCA移植的大病变。对于较小的缺陷，自体骨软骨移植可能不容易进行，或者外科医生希望避免自体骨软骨移植的并发症，也可以进行骨软骨移植。新鲜、预先切割的同种异体移植物是孤立的直径为10～16mm的缺损的可行选择（图32-1）。这些移植物不需要大小匹配，因此更容易获得。此外，它们可以在一个手术中完成，而不需要事先进行关节镜检查。

OCA的其他适应证包括需要半髁或整个髁表面置换的非常大的缺损，如创伤后退行性膝或肿瘤切除的患者，不适合细胞治疗的非包容性损伤或多灶性缺损。

OCA移植的主要禁忌证包括患者不愿意接受同种异体组织，患者不愿意听从术后康复限制，以及炎性关节病和弥漫性退行性关节病的患者。从以往看，髌骨缺损，特别是双极"对吻损伤"，会导致同种异体移植物移植的不良结果[36-38]。尽管双相损伤，无论是在髌股或胫股间室，与局灶性、单发性损伤相比，仍然会导致预后下降，但先进的内固定和固定技术改善了这些患者群体的整体预后。特别是生理上年轻和活跃的患者，需要髌骨或滑车软骨表面的完整性，OCA是一个很好的考虑。没有绝对的年龄限制，但是在大于50岁的患者中有较差的预后报道[36, 37]。

二、同时进行的操作

当同时进行韧带重建或修复、半月板移植或肢体力线矫正等手术时，OCA移植已显示出良好的效果[39-43]。对每一种潜在的病理情况进行彻底的识别和管理，无论是与OCA移植同时进行，还是分阶段进行，对OCA手术的长期成功至关重要。关节稳定性（稳定的韧带）、关节形合度和减震能力（稳定的半月板和关节软骨面）、正常，或者接近正常的力线是成功的长期预后的重要组成部分。肢体力线的矫正尤为重要，需要进行截骨矫正力线以减少移植物的负荷。各种类型的截骨术已被描述，但典型的是胫骨高位楔形开口截骨术用于纠正肢体内翻畸形，股骨远端楔形开口截骨术用于纠正肢体外翻畸形。对于髌股关节，胫骨结节截骨可能是必要的，以减少髌股关节的移植物的负荷和（或）纠正髌骨轨迹不良[42, 43]。伴随的病变和后续处理列于表32-1。

三、OCA移植手术技术：小型缺损

患者仰卧在手术台上，区域神经阻滞后进行全身麻醉。不需要止血带。当处理股骨髁缺损时，外侧立柱和足部挡板或腿部固定器有助于稳定腿和保持膝关节的屈曲。如果既往未进行关节镜检查，则进行诊断性关节镜检查以解决任何伴随的病变。对于较大的缺损，从髌骨上极至关节

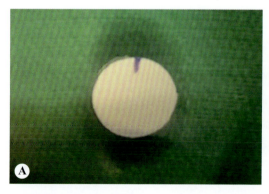
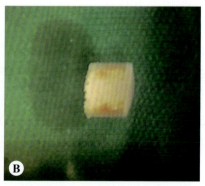

▲ 图32-1　A. 术中图像，一个新鲜、预先制备好的同种异体骨软骨块，观察在移植物上标记为12点位置的关节软骨；B. 从侧面观察新鲜预切的同种异体骨软骨移植块，可见软骨下骨的厚度

表32-1 与同种异体骨软骨移植同时进行的其他操作	
术 式	**适应证**
韧带重建	ACL、PCL、PLC、PMC、MPFL 功能不全
半月板移植	半月板病变
胫骨截骨术增加外翻	• 不对称膝内翻≥3° • 合并内侧间室病变
股骨截骨增加内翻	• 不对称膝外翻≥3° • 合并外侧间室病变
胫骨结节截骨术	髌骨缺损伴异常 TT-TG，异常 Caton-Deschamps 比值
外侧延长	髌骨缺损伴固定髌骨倾斜和外侧支持带紧张

ACL. 前交叉韧带；PCL. 后交叉韧带；PLC. 后外侧角；PMC. 后内侧角；MPFL. 髌股内侧韧带

线行标准正中皮肤切口，然后行内侧或外侧髌旁关节切开术以显露受影响的间室。对于多病灶或多间室缺损，可作较大的皮肤切口和关节切开术。

对于小的、孤立的骨软骨缺损，可以采用关节镜或小切口开放技术来进行 OCA 移植。在膝关节容易到达的区域（股骨髁中部、滑车中部、髌骨中部）较小的缺损最适合这种方法。在充分评估缺损尺寸后，可以开始受区部位准备。首先，在病灶中心垂直钻入一个导针。选择与缺陷直径相等的铰刀，对受区扩钻 6～8mm 深度。在 3 点钟、6 点钟、9 点钟和 12 点钟位置测量扩孔的深度。使用刨刀清除槽内任何残留碎屑或隧道周围任何松动软骨，以确保置入过程中移植物契合。如果缺损底部有硬化或囊性骨，则用直径 2.0mm 钻头钻孔，形成多个小的骨髓刺激孔道。

在器械操作台上取出 OCA 移植物。如使用预制备的新鲜骨软骨块（图 32-2），则在移植物上标记 12 点钟位置以确定方向。用尺子和标记

笔在相应的时钟位置标记移植物的长度，以匹配之前测量的受者骨槽的深度。使用摆锯和小咬骨钳精确地去除多余的骨，直到移植骨长度合适。植骨的较厚的边缘可以用锉刀锉平，以便于植入。脉冲冲洗至少 2min，将供体骨髓成分从移植物的软骨下骨部分全部冲洗出来。在移植物的背面（骨）部分可以制备多个小的钻孔隧道，以促进原生骨髓的长入和融合。将移植物浸泡在骨髓浓缩液或富血小板血浆中。

受区再次清创以确保移植物的顺利植入。在关节镜下进行手术时，可以使用内径相当于或略大于移植物直径的空心管将移植物送入膝关节的植入部位。用顶棒将移植物通过导管推入置入部位。可在移植物边缘用小的顶棒轻敲，以确保移植物完全平滑，过渡平稳，但应注意不要对移植物本身施加太大的力。如果移植物不平整，可以将其取出，受区可以用夯实工具稍微扩大，或者将移植物的边缘在重新插入之前用锉刀轻轻削成斜面。移植物的最终位置应与周围关节面紧密贴合。它可以压低 1mm，但相对于周围的软骨不应显得凸起。

四、手术技术：较大的髁部缺损

对于较大的局灶性髁部缺损，首选的外科治疗方法也是压配技术。对于圆柱形缺陷，可以使用与前文所述的处理小缺损类似的圆柱形扩孔系统来匹配直径为 10～35mm 的受体缺损区。然而，许多髁部缺损为椭圆形，与髁部的形状相吻合。在这种情况下，可以使用 Bio-Uni 专用的切割导向和准备系统。这个切割导向系统和 OCA 放置的步骤如图 32-3 所示。

首先，采用尺寸合适的弧形（与髁突轮廓相匹配）模板导向器将缺损完全覆盖。在进行任何骨切割之前，将该导向器放置在操作台的移植骨上，以确保轮廓和大小匹配。如果匹配良好，则开始移植准备。在移植物的适当位置放置与弧形模板导向器内外、上下长度完全相同的导向器。一枚克氏针穿过导板顶部（高于切割部分）以固

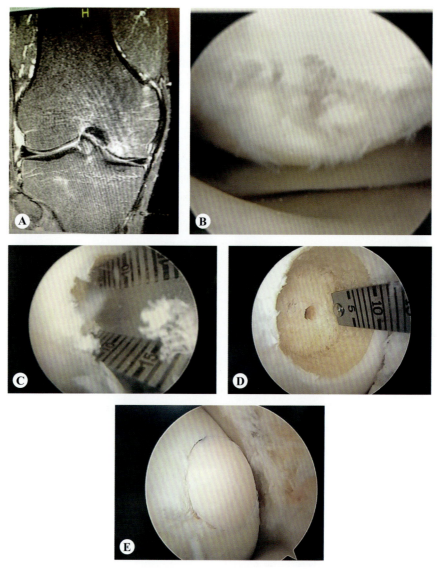

▲ 图 32-2　术中图像显示同种异体骨软骨移植单栓技术
A. 膝关节冠状 MRI T_2 加权像显示股骨内侧髁骨软骨缺损；B 和 C. 扩孔前和扩孔时者
股骨内侧髁缺损的术中图像；D. 术中钻骨槽扩至 6~10mm 深度时测量；E. 关节镜术
中的骨槽照片显示供体 OCA 已被压入受体缺损骨槽中

定导向器。用锤子将弧形切面打入移植物骨软骨表面。一旦达到适当的深度，切割导向块留在原处，但手柄从切割导向器上移除，装上一个切割夹具，然后软骨下骨就被平整地切割下来。这将在移植物的截骨面形成光滑、平整的表面，而关节软骨面的弧度则依然与股骨髁相匹配。将截好后的移植物取出，并放置在一个深度测量装置中。如果移植物并不平整，可以使用小锉刀修整。在移植物的背面（骨面）钻出多个小的隧道，以促进植入后受体骨髓的渗入和融合。最后用脉冲冲洗彻底清洗移植物，清除血液和骨髓细胞，以降低宿主免疫反应的风险。移植物在操作手术台面上浸泡在骨髓浓缩液或富含血小板的血浆中。

弧形导向器再次放置在受体缺损区上，并通过导针钻两个中心导针垂直于股骨髁。移除导向器，安装带有限深的环形骨锉。根据之前的深度测量，选择合适的磨锉深度停止点，如 0mm、

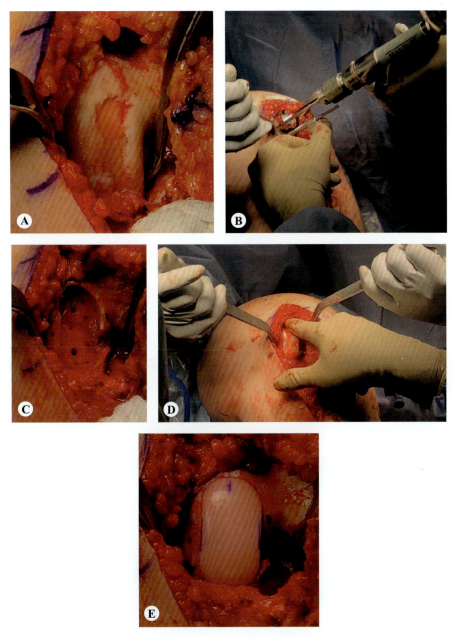

▲ 图 32-3　术中图像显示左膝同种异体骨软骨移植用于较大的股骨髁缺损
A. 全厚股骨内侧髁软骨缺损；B. 术中显示骨锉已磨锉至缺损部位基底部；C. 图像显示磨
锉完成的基底部用小钻头在软骨下骨中建立骨髓刺激通道；D. 利用压配技术将同种异体
骨软骨移植物植入到受体缺损部位；E. OCA 移植完成后的最终图像

+1mm 或 –1mm。利用磨锉对缺损部位上方进行
磨锉，完成后再在下方进行磨锉，到位后移除，
然后用盒型截骨器去除中间残存的骨碎片。彻底
冲洗受体部位，然后用 2.0mm 的钻头在缺损基
部钻孔，形成间隔约 3mm 的多个小骨髓刺激孔。
最后，将 OCA 移植物取出，使用压配技术移植

到受体部位。可以使用一个顶棒打压以确保移植
物的边缘与周围的关节软骨平齐。
　　对于较大的髁部缺损，则可能需要一次以上
的压配 OCA 骨移植物。这种"雪人技术"允许
使用第二个骨栓覆盖更大的髁部缺损。在这种技
术中，第一个移植物的放置如前所述。在准备和

植入第二个移植物之前，先用克氏针避开软骨层，斜行穿过软骨下骨将骨栓临时固定，或用小型生物加压螺钉固定，以防止脱出。其余缺损部位的准备工作与之前一样进行，磨锉范围与先前放置的移植物重叠，要确保缺损部位均得到覆盖。重叠移植物比在移植物之间留下空隙更可取，因为任何移植物之间的空隙都可能导致纤维性软骨的形成或关节面不平整。使用压配技术放置第二个移植物后，重新评估其稳定性。通常情况下，一旦放置第二枚骨栓移植物，整个结构就具有极佳的稳定性，如果还存在任何残留的不稳定性，可以在移植物的软骨下部分增加生物加压螺钉以提高稳定性（图 32-4）。

五、手术技术：滑车

滑车的 OCA 可采用以下两种方法之一：使用圆形铰孔技术（类似于髌骨或髁部）或壳体技术。对于铰孔技术，铰孔的内侧和外侧深度将远比近端和远端深度深。必须有足够的近端和远端深度来进行压配移植物，但不能太深而延迟移植物的融合。图 32-5 显示了滑车铰孔步骤的一个例子。

对于涉及整个髁部或整个滑车病变的挽救性手术，或那种非包容性、软骨厚度明显不足的病损，可以采用壳技术（图 32-6）。这种技术需要获得整个髁部，或者在许多情况下，整个股骨远端。首先将徒手切割受体区，深达 6～10mm，制作成一个基本形状（如梯形或矩形），这样就方便与 OCA 移植物的大小和形状相匹配。将移植物准备好放在后面的操作手术台上。测量移植物的四个边缘，然后在切割夹具中固定。用微型电锯将移植物的底部切至适当的深度，以便与受体部位完全匹配。在最初切割移植物时，最好在一开始将移植物修剪稍大，因为随后可以根据需要将其减容。移植体可以被雕刻成最适合的形状，然后用多个生物可吸收螺钉或金属螺钉斜行固

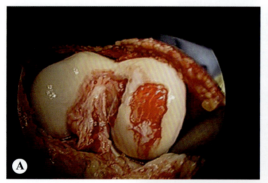
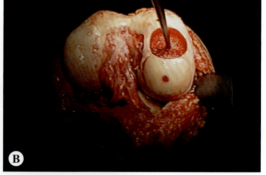
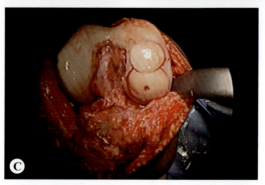

▲ 图 32-4　**A.** 内侧髁缺损的术中照片；**B.** 照片显示"雪人技术"的上方开孔，重叠先前放置的 OCA，以确保最终构建可以覆盖全部缺损面；**C.** 最后构建"雪人技术"，采用压配固定技术稳定 OCA，确保覆盖整个内侧股骨髁的缺损

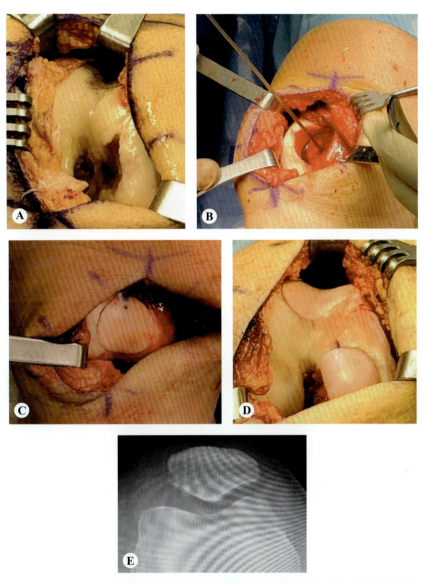

▲ 图 32-5　**A.** 右膝术中图像显示股骨内侧髁和滑车的多灶性单极骨软骨缺损；**B.** 带有中央导针的滑车部位经环形骨槽钻取后的图像；**C.** 滑车骨软骨供体植入后的外观轮廓；**D.** 最终的滑车和内侧股骨髁同种异体骨软骨植入后的外观；**E.** 术后的膝关节髌骨轴位 X 线片显示滑车轮廓

定，避开关节软骨。

六、手术技术：髌骨

对于主要位于髌骨中心或软骨边缘完好的边缘性小病变，可采用同样的圆柱形铰孔和压配技术治疗骨缺损（图 32-7）。对于累及大部分髌骨的缺损或边缘的软骨条件不佳，可以采用整个髌骨关节面的壳技术。在这种技术中，使用微型电锯在整个髌骨关节侧进行水平切割，同时作为供体的同种异体移植物的底部也要做水平切割。然而，无论是自体髌骨还是供体移植物，都不能去除太多的骨质，以便有足够的厚度能使用螺钉固定。应测量取出自体骨后的供区深度，并将供体做成相应的厚度。重要的是移植物不能过厚而高于受体表面，否则会使髌股关节过度填塞，增加移植物的交界处应力。将移植物以骨面对骨面的

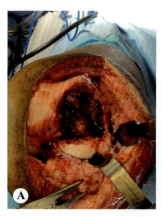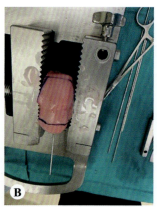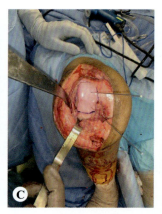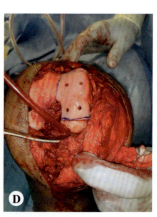

▲ 图 32-6　A. 左膝枪击伤后滑车和外侧股骨髁缺损的术中图像；B. 滑车和外侧股骨髁的同种异体骨软骨移植物（OCA）的移植壳制备，同时在切割夹具中稳定；C. OCA 的大小与受区部位匹配，最初用克氏针固定；D. 斜行放置无头金属螺钉固定 OCA，避开关节软骨

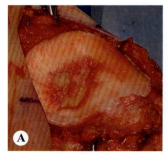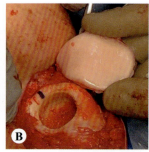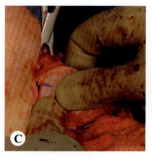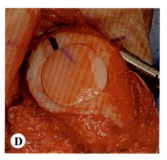

▲ 图 32-7　术中图像显示骨－异体软骨髌骨移植技术

A. 受体部位骨软骨缺损；B. 缺损基底扩孔后，异体髌骨供体在原生髌骨旁；C. 髌骨 OCA 压配植入受体部位；D. 髌骨 OCA 移植后的最终图像，12 点处的线与移植物对应

方式植入到受体髌骨上，并用生物可吸收螺钉或金属螺钉固定。通常，使用 2～3 枚螺钉以确保移植物足够的旋转稳定性，螺钉从前到后放置。应注意确保螺钉不侵犯软骨关节面，但要足够深，以便在软骨下骨中有足够的固定。

七、术后康复

OCA 移植后的术后康复分阶段进行，不同部位的病变有不同的负重限制，但初始阶段侧重于 0～6 周的移植物保护。

目的是避免移植物承受过大的压力或剪切力。对于髌股关节损伤，通常在伤口愈合后使用支具将膝关节锁定在完全伸直状态下，在可耐受的情况下承重。一些作者建议在前 4～6 周对髌骨或滑车移植后的患者进行逐步膝关节屈曲，以限制移植物的过度压力。对于股骨髁或胫骨平台移植物，在术后 X 线显示移植物愈合的早期迹象之前，患者被限制在足部负重＜10% 体重。对于小的、边缘完整的损伤，最早可以在 4 周后开始逐步负重或部分负重的负重方案。对于较大的病变或边缘不完整的病变，应实行较长的负重限制（6 周或更长时间）。一般情况下，患者可以在踝部病变的耐受范围内活动。负重和运动限制的范围也可能根据伴随修复手术而改变（如韧带重建、半月板移植、截骨术）。对于需要长期保护的患者，可考虑使用康复治疗，以减少肌肉萎缩的风险。

无论负重状况如何，早期的活动范围在 OCA

移植后是至关重要的。早期运动既支持关节软骨活力，又可防止关节纤维化。在术后早期使用持续被动运动装置可能会对患者恢复有所帮助，特别是当负重受到限制时。CPM 的经典使用设置为每天 6h，从 0°～40° 开始，每天增加 5°～10°，视耐受性而定。重力辅助 ROM 也是鼓励的。

第二阶段（6～12 周）的主要目标是使日常生活活动正常化，并进行缓慢而稳定的力量训练。在能充分控制股四头肌且肌力恢复后，停止使用任何支具。一些作者主张使用减压支具来减轻受累间室的负荷，但尚未证明这可以改变长期结局或移植物存活率 [43, 44]。无论如何，目标是让患者进展到完全活动度、步态正常化和力量增强。此阶段进行低冲击的活动（即游泳、骑自行车、椭圆机）。

术后康复的最后阶段（>12 周）根据患者个人的目标和期望而定。一般来说，这个阶段的重点是增强力量、耐力，恢复功能性和职业性活动。对于相对久坐的患者，可以过渡到家庭锻炼计划和日常生活活动。在运动员中，可以进行高级本体感觉和针对特定运动的训练。然而，应提醒运动员，术后 9～12 个月应该避免高冲击力的活动。运动员应该有影像学（最好是 MRI）证据证明移植物完全融合，无积液或明显疼痛，完全膝关节活动度，韧带稳定，完全的动态力量和耐力恢复后才能重返比赛。完全恢复比赛应该由运动员和外科医生进行个案评估。

八、潜在并发症

手术的固有风险（感染、关节僵硬）可能会发生，通常使用标准的预防措施来预防。使用小切口关节切开术（或关节镜技术）和早期活动有助于避免关节僵硬。同种异体移植物相关的并发症，如疾病传播或免疫原性反应，非常罕见，但已有文献报道 [50, 51]。移植物延迟或不愈合、移植物碎裂和（或）塌陷可能发生，特别是在骨质量差的患者中。这可能是由有限的血运重建导致移植骨不完全愈合所致。对受区进行骨髓刺激，在供骨的软骨下骨钻孔，有助于血管重建过程。最后，使用小心、边对边的压配技术有助于避免移植物塌陷和（或）最终碎裂和失败。最后，无论移植物愈合或融合如何，其他基础疾病过程（缺血性坏死、骨关节炎）都可能导致持续关节症状。

九、结论

新鲜同种异体骨软骨移植是治疗膝关节大、全层关节软骨缺损（不论是否涉及骨）的最佳治疗选择。它可以作为较大缺损的一线治疗方案，用于广泛软骨下受累的缺损，并且是以前失败的微骨折或其他软骨修复手术的理想的挽救性治疗方案。OCA 移植为缺损区提供有活力的成熟透明软骨，使其具有良好的移植强度和整个关节的修复效果。半月板病损的治疗、韧带不稳定的重建和肢体力线的矫正是 OCA 移植成功的关键。术后康复遵循软骨恢复过程的一般原则，并根据伴随病变和患者特定目标进行调整。移植物的储存能力改善，异位移植物的使用，以及专门的切割导向器，大大改善了移植物的可及性和对手术技术要求。总体而言，一系列 OCA 移植的中长期研究显示了良好的预后和移植物存活率（表 32-2）。未来的基础科学和临床研究将继续完善适应证、移植物愈合、整合及手术技术。

表 32-2 同种异体骨软骨移植结果

研 究	损伤部位	诊 断	平均随访时间（年）	膝盖数（个）	失败率（%）	移植存活率（%）	术后评分（术前评分）
McCulloch 等[8]	多部位	创伤，骨关节炎，骨软骨炎，缺血性坏死	2.9	25	N/A	4	• Lysholm: 67（39） • IKDC 总分: 58（29） • SF-12: 40（36）
Raz 等[15]	股骨髁	创伤，骨软骨炎	22	58	22	91%（10 年），84%（15 年），69%（20 年），59%（25 年）	• 改良 HSS: 87
Abrams 等[39]	股骨髁	孤立的 ICRS 3 级或 4 级股骨髁软骨缺损	4.4	48	46	64%（5 年），39%（10 年）	• IKDC 功能: 7（3.4） • IKDC 疼痛: 4.7（7.5） • KS-F: 84（71） • 改良 d'Aubigne-Postel: 16（12）
Wang 等[45]	股骨髁	先前失败的软骨修复术后的缺损	3.5	32	25	N/A	• Lysholm: 64（42） • IKDC: 55（33） • IKDC: 63（43） • SF-12: 47（44）
McCarthy 等[19]	股骨髁	特发性，创伤，大于 2cm 的骨软骨炎缺损	5.9	43	9	91	• SF-36: 84（61） • IKDC: 69（46） • Cincinnati: 6.5（4.6） • Marx: 6.0（4.4） • OCAM-RISS: 10.1
Meric 等[36]	双极性，髌股关节	退变性，创伤，骨关节炎，失败的 OCA，骨软骨炎，慢性病变	7.0	13	0	100	• Lysholm: 64（41） • IKDC: 63（38） • Tegner: 4.5 • Marx: 5.7 • SF-12: 44（35） • 重返运动: 77%

（续表）

研　究	损伤部位	诊　断	平均随访时间（年）	膝盖数（个）	失败率（%）	移植存活率（%）	术后评分（术前评分）
Levy 等[19]	股骨髁	大于 2cm 的骨软骨炎、缺损、创伤、缺血性坏死、骨关节炎	13.5	129	24	82%（10 年），74%（15 年），66%（20 年）	• Merle d'Aubigne 和 Postel：16±2.2（12.1±12.1） • IKDC 疼痛：3.8±2.9（7±1.9） • IKDC 功能：7.2±2（3.4±1.3） • Knee Society 功能：82.5（65.6）
Krych 等[46]	股骨髁，滑车，多部位	创伤性、非创伤性、骨软骨炎	2.5	43	0	100%	• 受限返回运动：88% • 返回运动到受伤前水平：79% • IKDC：79.29±15（46.27±14.86） • KOOS ADL：82.82±14（62±15.96） • Marx 活动：8.35±5.9（5.49±6.35）
Gracitelli 等[37]	髌骨	特发性、创伤性、退行性	9.7	28	29	78%（5 年，10 年），56%（15 年）	• IKDC：67（37） • KS-F：81（65） • 改良 d'Aubigne-Postel：15（12）
Sadr 等[47]	股骨髁，滑车，多部位	骨软骨炎	6.3	149	8	95%（5 年），93%（10 年）	• 改良 d'Aubigne'-Postel：82（44） • KS-F：96（72）
Briggs 等[48]	多部位	骨软骨炎、缺血性坏死、骨关节炎、创伤	7.6	61	18	89%（5 年），75%（10 年）	• 改良 d'Aubigne'-Postel：16.5（12.6） • IKDC：80（37） • KS-F：90（67） • KOOS 症状：85（59）
Cameron 等[49]	滑车	骨软骨炎、骨关节炎、创伤	7.0	29	21	100%（5 年），91.7%（10 年）	• 改良 d'Aubigne'-Postel：16（13） • IKDC：72（39） • KS-F：85（66） • UCLA：7.9

第33章 自体骨软骨移植的技术
Technique Corner: Osteochondral Autograft

Alexander Hundeshagen　Benedikt Brozat　Daniel Guenther　著
左永祥　周晓波　译

根据软骨缺损大小、位置和患者特异性因素，已经创建了几种治疗关节软骨缺损的手术方法。大多数方法都难以恢复天然透明软骨的组成、结构及表面形态。自体骨软骨移植旨在通过将自体软骨和其支撑结构软骨下骨转移到缺损处，通过稳定的骨-骨愈合来解决这一问题。早在20世纪50年代中期，OAT技术便已开始应用，但从90年代开始，随着技术的发展和设备改进，OAT应用越来越多，效果也越来越好。OAT已成为治疗软骨缺损的有效标准方法。

所有方法的成功都取决于正确的适应证。OAT通常适用于0.5～3cm²的软骨缺损。因为对邻近软骨的负荷分布不造成影响[1]，较小的缺损可以通过骨髓刺激方法成功治疗，如微骨折技术。对于较大的病变，由于供体部位的不足，OAT受到限制。缺陷超过3cm²最好采用同种异体移植物或两阶段再生软骨细胞移植方法。这种两阶段法采用无支架或基质（ACI/MACI）的再生软骨细胞移植与髂骨或胫骨近端松质骨移植相结合。比较这些方法中关于天然透明软骨的比例，OAT在软骨成分上更优越[2]。

一、适应证和禁忌证

（一）适应证
- 局灶性全层骨软骨病变（Outerbridge/ICRS 3～4），未形成软骨下囊肿。

- 剥脱性骨软骨炎（osteochondritis dissecans, OD）。
- 病变大小为0.5～3cm²。
- 较年轻、活跃的患者（<50岁）。
- 骨髓刺激技术失败的患者。
- OAT也被建议用于无骨累及的软骨缺损。在这些病例中，作者更喜欢包含支架的软骨细胞移植手术。

（二）禁忌证（绝对和相对）
- 既往关节感染（除非被培养阴性排除）。
- 膝关节不稳定或下肢力线不良（除非在同一手术中得到纠正）。
- 退行性骨关节炎（Kellgren-Lawrence≥2）。
- 对向全层软骨缺损（对吻损伤）。
- 类风湿关节炎。
- 合并疾病（糖尿病、免疫抑制等）。
- 吸烟。
- 老年患者（生理年龄>50岁）。
- BMI>40kg/m²[3]。

二、临床评价

局灶性骨软骨损伤通常见于年轻患者，无论是有外伤史还是剥脱性骨软骨病。患者主诉疼痛、肿胀、卡顿感并伴有异响。完善临床检查是必要的，以排除内翻/外翻畸形和任何韧带不稳定。

三、影像学

（一）X线

• 标准正、侧位片和髌骨轴位片以评估关节间隙、囊性灶、游离体等。

• 作者通常建议做一个负重的下肢全长X线片，以排除内翻或外翻畸形。

（二）MRI

• MRI是一种可靠的骨软骨病变筛查工具，尽管只能估算病变大小。相关联的骨髓水肿区域能进一步确定应力分布失衡的范围。人们应该意识到，软骨缺损范围在MRI上经常被低估，手术中应该准备有相应的替代方案。

• 半月板撕裂应得到重视。

• 可以评估前后交叉韧带、副韧带和髌股韧带。

（三）CT

• CT不是常规进行的，但对准确确定软骨下损伤的程度非常有帮助。

额外的成像可能在特殊情况下有用，如怀疑股骨或胫骨旋转畸形或评估韧带不稳定。

四、外科技术

（一）关键原则

取同侧膝关节非负重区自体圆柱形骨软骨移植物，并植入软骨损伤的区域。柱状移植物可以使附着在软骨下板上最重要的透明软骨替代原来的软骨病损，并即刻形成稳定的骨 – 骨整合。

一些预先配置的系统已经商业化，以促进准确和方便的获取和定位移植物。这些装置包括测量装置、圆柱形环锯、不同直径的钻头和植入套件等。

在OAT手术前，必须处理任何韧带不稳定和骨性畸形，以减少移植失败和过度负荷。这些操作将在相应的章节中进行描述。

（二）体位

患者仰卧位，足部和大腿外侧均放置支撑挡板，这样膝关节可以术中无论在伸直位、屈膝90°和120°等位置均可得到稳定固定。有些作者更喜欢用腿架，然而我们的经验是，腿架不仅限制膝关节显露，而且妨碍膝关节屈伸位置的改变。术中使用大腿止血带，以常规的方式进行消毒准备和铺巾。

（三）股骨髁软骨损伤的OAT

股骨髁软骨损伤是最常见的OAT适应证。下面案例概述了治疗股骨软骨病变的OAT手术步骤（图33-1），可细分为以下5个主要步骤。

1. 关节镜检查

创建两个标准的入路（前外侧和前内侧），进行全面关节镜检查。应特别注意排除和处理任何半月板或韧带不稳定或撕裂。所有的软骨区域都应用探勾进行检查和触诊，以确定退变的程度和确定手术指征。接下来，对骨软骨缺损进行定位并检查受损区域，任何不稳定的邻近软骨必须用刮匙彻底清创，不要低估缺损的大小。如果病变直径超过OAT手术的适应证，可以采用同种异体移植或ACI，并能保证随时执行。如果适应证符合并满足上述标准（缺损大小≤3cm²），根据外科医生的偏好，可以移除关节镜，将手术转换为小切口开放手术。

2. 供区和受区显露

根据我们的经验，大多数位置可以很容易地通过内侧或外侧髌旁小型开放切口进入，如果需要（很少），入路可以纵向延伸。

3. 受区准备

在适当的显露后，检查病变的部位。通过测试选择最佳的移植物直径和数量。直径10mm内的圆形病变可以被一个单体移植物覆盖。对于更大的或狭长形状的病变，应该选择几个较小的移植体，以马赛克方式或8字融合（雪人技术）方式植入（图33-2）。

必须考虑的是，单柱移植物压配被证明比多个移植柱组合更稳定。一些作者更喜欢鹅卵石式的排列，留下骨窝壁以增强稳定性。这些多柱移植的间隙充满软骨修复的初级纤维组织。虽然受区不一定需要完全覆盖，但我们认为，不仅是骨

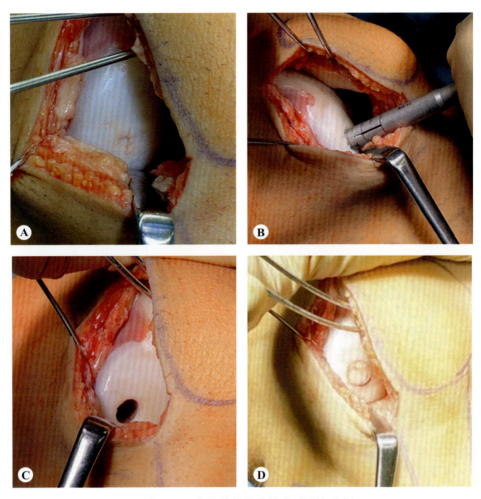

▲ 图 33-1　自体骨软骨移植术（开放手术）

A. 右膝股骨外侧髁上的骨软骨损伤；B. 环锯垂直骨软骨面钻取病变区域软骨；C 和 D. 在产生的骨洞（C）中植入自体移植物（D）以恢复光滑的关节表面

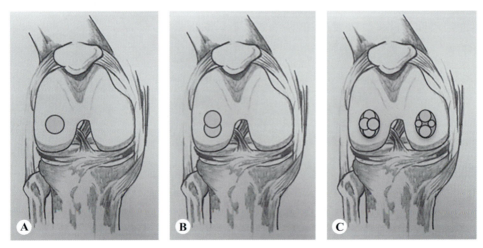

▲ 图 33-2　多种不同形态的移植物

A. 单柱移植物用于较小病变≤10mm；B. 8 字雪人技术应用于纵向缺损；C. 马赛克植骨应用于软骨缺损较大的病变。如互相重叠以获得最佳覆盖（外侧髁），或鹅卵石排列以获得优良的移植物稳定性（内侧髁）

性边缘，还包括软骨边缘的压配，可以稳定移植物，以及减少移植物的退变。因此，在准备受区部位移植时，作者会选择一个略大于受区的移植体，以获得严密的软骨边缘和稳定的垂直边缘。

接下来，根据受区情况选择相匹配的环锯，以保证精确地覆盖缺损区域。准备受区最重要的是将环锯垂直于软骨表面。为了确保准确的定位，大多数环锯有环形刻度线可与软骨边缘对齐时测量穿透深度。在轻轻推动环锯穿过软骨层建立骨接触后，应在所有平面上评估环锯的对齐，以确保垂直骨面，随后，环锯被多次轻柔的锤击到 10～20mm 的深度。接下来，将环锯顺时针和逆时针旋转 180°，使移植物从下面的松质骨中断开。小心地扭动拔出环锯，无须转动取出。病变区的骨质不要丢弃，保留备用。用刻度校验棒验证受区孔洞的深度和合适角度。

4. 移植物的获取

根据低负重区域和与受区表面形状匹配度，通常建议有三个不同的供区位置。对于股骨髁上的缺损，从股骨滑车最内侧或最外侧边缘取骨与其轻微凸出的轮廓最匹配。滑车内的凹形缺损与髁间窝上外侧的移植物形态非常相似（图 33-3）[4, 5]。对于髌骨软骨病变，移植物的选择取决于病变的位置（中部和内侧的凸起形状及外侧的凹面）。供区的选择进一步取决于个体的解剖差异和可及性。一些作者建议选择与病变部位相对的供区位置，这样在随访期间，有利于区分供区和受区部位哪一个是术后症状的潜在来源。

与上述受区部位准备类似，使用环钻采集移植物，环钻直径应选择比受体部位略大（约 1mm），移植物长度略长（1～2mm），以确保移植物与受区压配。获取移植体技术与上面描述的完全相同，如确保环锯垂直进入，轻轻敲击环锯进入骨质，顺时针和逆时针旋转，扭动取出移植物。

建议回填供区部位，以避免过度出血和增加邻近软骨的负荷力。作者更倾向于利用保存的受区骨栓，做一个反向移植。另外，也可以使用同

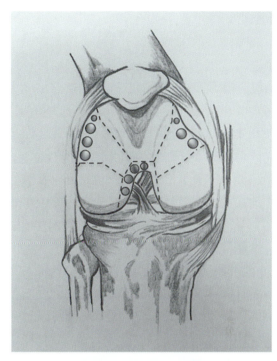

▲ 图 33-3 供区位置
滑车的上外侧和内侧上边缘，上外侧髁间切迹

种异体骨，或商用的几种合成、生物可降解的复合材料（如磷酸钙）。

5. 移植物植入

植入前，移植物长度应修整至比受区腔体稍长（1～2mm），因为在移植物嵌入时松质骨会轻微压缩。移植物的末端可以修整为锥化，以方便插入。调整移植物的方向以最佳匹配表面轮廓，随后将移植物插入受区腔体。使用顶棒轻轻将移植物锤入骨腔，直到软骨表面完全契合。必须轻柔敲击缓慢推进移植物，因为压力增加已被证明会导致软骨细胞活力降低[6]。使用直径大于移植物的顶棒可以防止软骨局部压力过大和移植物下沉凹陷。一些商用 OAT 系统配备了一个传送管，通过螺旋下压推进移植物，而不是轻敲来避免峰值压力。

如果需要多次移植，建议在准备下一个移植物并重复前面所述的整个过程之前，先完成第一次移植物移植。如果打算进行 8 字组合移植，这条尤其适用。在这种情况下，第一个移植物必须

再次部分切除（图 33-2）。

通过现有的入路，整个手术也可以在全关节镜下进行（图 33-4）。股骨髁和髁间切迹可以通过改变屈膝角度获得垂直操作。如果移植物要从髌旁内侧或外侧上部摘取，则需要额外的入路，可使用 20 号针确保垂直可及性后放置。如果无法完成垂直通道，则应转换小切口开放入路。

只要有可能，作者所有 OAT 及必要的伴随操作均按照一次原则执行，以避免重复的术后制动限制。通过完善的术前计划和严格的时间管理，这通常可以完成的。

（四）髌骨软骨面 OAT 和髁间病损

髌骨病变具有挑战性，无论是技术要求，还是更高的髌股压力和剪切力会导致疗效不确定。同样，还存在髌骨骨软骨移植供受区软骨厚度不匹配，以及由此带来的软骨下骨不齐。尽管需要一个更大的关节切开术来外翻髌骨，髌骨骨软骨移植操作步骤依然需要严格遵循前述原则。在内

侧髌旁切开后，从内向外水平打入两枚 2.0mm 克氏针，向外翻转髌骨。小心不要穿透髌骨软骨，也不要穿出外侧外缘，以免在操作划伤股骨软骨。现在，膝关节的所有间室都可以进入，包括髌后区域和整个股骨髁。对于髌骨关节面损伤，更重要的是受区的钻取深度可能受到髌骨厚度的限制。由于高密度的软骨下骨板，髌后受区的环钻圆柱状提取可能是困难的。这可以通过扩孔来解决。使用一个稍小的钻头来钻孔，仔细钻到最大深度，而不穿透对侧骨皮质。在测量骨腔深度后，从髁间切迹取足够的移植物，准备并植入缺损。同样，软骨表面必须贴合。必须意识到，放射学评估可能会产生误导，移植物由于软骨层较薄而出现偏斜。

（五）胫骨平台病变的 OAT

近年来，基于良好的效果[7]，OAT 越来越多地应用于胫骨软骨缺损。采用一些技术来解决胫骨平台有限的可及性问题，不过必须放弃垂直环

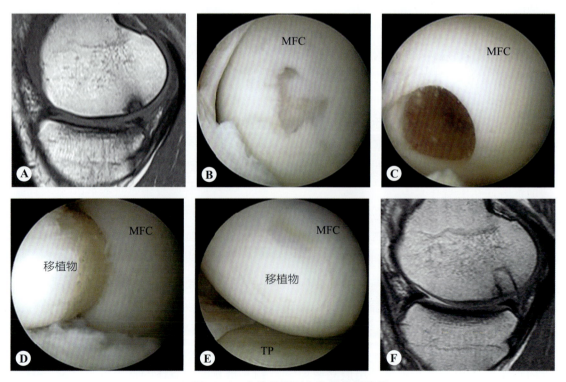

▲ 图 33-4　全关节镜下自体骨软骨移植
左膝内侧髁的骨软骨损伤（A 和 B），受区部位准备（C）。移植物植入（D）并逐渐推进至贴合（E）。术后MRI 显示移植物稳定，软骨层恢复，软骨下骨齐平（F）。MFC. 股骨内侧髁；TP. 胫骨平台

钻的基本原则，而以逆行植入的方式实现移植物植入（图33-5）。

关节镜清创和测量缺损后，使用导向器（最好是点状导向器）斜行打入一枚克氏针到缺损中心。钻取隧道尽可能垂直陡峭，以免弱化胫骨平台结构强度。使用适当大小的空心钻头，沿克氏针钻取隧道。钻孔隧道和胫骨平台之间的角度可以通过将扩张器插入隧道[8]在透视下测量。接下来，从股骨滑车中获取移植物。在这一步骤中，将匹配的环钻斜行放置是至关重要的，以模拟胫骨隧道的角度。将移植物旋转到正确的方向，使移植物的软骨表面平行于胫骨平台。移植物被轻轻敲入隧道，直到软骨面与胫骨平台软骨契合。制作胫骨隧道形成的松质骨颗粒或人工合成骨可以用来固定和稳定移植物。

（六）OAT 治疗更大的缺损

非常大的骨软骨缺损，超过5cm²（直径2.5～3.5cm）可以通过将股骨后髁移植来覆盖缺损处。这种技术改良自被称为 Mega-OATS（Arthrex，Naples，Fl.）的一种压配技术。关节切开术后，膝关节完全屈曲，通过后内侧或后外侧平股骨皮质截取非负重区骨质（相当于医源性Hoffa骨折Ⅰc型，CT分类）。随后，截骨块被固定到一个特殊的工作台上进行适配植骨准备。病变部位通过中置克氏针磨到所需深度，然后植入准备好的移植物并敲击压配。有关详细的技术描述，读者请参考相关文献[9, 10]。虽然这种技术可以很好地恢复股骨髁的曲面，但由于供体部位的大范围缺损，可能产生的不良影响尚未完全明确（软骨和半月板后角的损伤、无法跪下、阻碍未来的假体置入等）。因此，作者没有将Mega-OATS应用于自体移植，而是建议将其作为使用同种异体移植[9, 11]时的一种补救措施。

（七）提示和要点

• 骨软骨移植成功的关键是充分显示病灶和供区部位，以确保垂直通路。如有困难，应进行关节切开术和开放性手术。

• 应先准备受区部位，以正确评估所需的移植

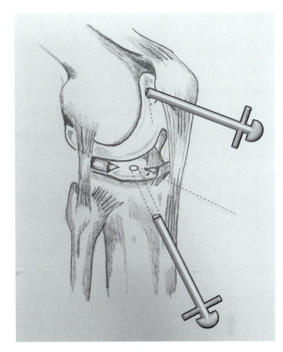

▲ 图 33-5　自体胫骨·骨软骨移植术
在缺损部位钻出一条陡峭的隧道。确定隧道和胫骨平台之间的角度（通过目测或X线），并以完全相同的角度进入供体部位采集移植物。这确保了移植物逆行植入后的软骨贴合

物大小，并随后获取移植物。这样可以避免移植物不匹配。

• 环钻应该被敲击到骨头里，而不是钻孔以避免热坏死，扭动取出环钻。精心处理移植物，避免对软骨细胞的损伤。

• 移植物必须与周围软骨契合，确保其不突出。如果表面是倾斜的（由于移植物/受腔准备的角度），宁可让移植物略下沉，也不要有任何凸出，以避免移植物松动、对吻损伤和持续的症状[12-14]。

• 如果要获取多个移植体，单个采集点之间应至少间隔2mm，以避免腔体跨越。如果发生这种隧道重叠的情况，由于每个隧道垂直取骨，会导致移植体末端变短。

• 对于全关节镜手术，作者更倾向于从髁间切迹的上外侧部分取出移植物。该区域易于操作，具有良好的表面曲度，供区部位影响小。

• 对于大的缺损，所需的镶嵌成形术对技术要求较高。由于移植物潜在的不稳定性和不一

致，以及移植物之间的纤维软骨间隙增加，结果可能会有所不同。作者建议，如果用一个移植物（≤10mm）或最多三个移植物（≤8mm）修复缺损，可以进行 OAT 手术。对于较大的病变，应采用其他技术，如同种异体骨软骨移植、自体基质诱导软骨移植术或自体软骨细胞联合松质骨移植术。

（八）危险和陷阱

• 垂直进入供区和受区部位对于避免松动或不匹配至关重要。

• 完美的压配是基本的要求，以避免移植物退变或松动。对于移植物不匹配的情况，建议采取以下补救策略。

• 如果移植物太短，受区的松质骨可以帮助减少腔体深度。

• 如果移植物偏小，在腔体内松动，可以取第二个小的移植物，按照 8 字法植入邻近位置以确保压配固定，或者，也可以将受区取出的骨质楔入边缘来增加稳定。

• 如果移植物太大，受区腔体可以扩大。如果在移植物敲入后发现不匹配，应仔细敲击直到与受区基座融合。如果失败，补救是困难的，必须考虑用同种异体移植物或再次取自体移植物替代。

• 植体下沉可以容忍到 1mm[13]。更深的移植物下沉很难纠正。有时克氏针可以用来调平表面。环钻辅助的再拔除和移植物再插入通常会切割腔体，给外科医生留下松动的移植物。

• 在准备病变受区部位时，必须根据术前影像学预测足够的环钻深度，以完全切除病变骨或硬化骨。如果腔体底座并没有达到正常松质骨位置，可能的补救策略如下。

• 重新插入环钻，并进一步挖掘基底。

• 用小型克氏针［如 0.045 英寸（1.14mm）］在持续液体冷却下对腔底进行超微骨折处理，以优化后期的植骨整合。

• 大的软骨下囊肿可导致移植物"漂移"，应从胫骨近端或髂骨取松质骨填塞。

（九）术后护理

对于所有软骨治疗术后，需要减少负荷促进移植区稳定，同时加强运动，以分别改善受区营养和供区的分化。

从这个意义上说，作者遵循了一个相当保守、克制的术后方案。

• 股骨或胫骨 OAT 手术后，6 周内限制患侧负重（15kg），随后负重逐渐在可耐受范围内增加，通常在 8 周后达到完全负重。活动范围不受限制，持续被动运动手术当天即可由物理治疗师协助开始。

• 在髌后或滑车缺损修复后，用可调节功能支具将 ROM 限制在 30°、60° 和 90°，各维持 2 周。CPM 可在这些限制范围内应用。术后即可在支具保护下伸直位完全负重，6 周后恢复正常步态。

• 重返运动需要 4 个月以获得足够的能力和肌肉稳定（至少 90% 的对侧力量）。

如有其他同时进行的手术，这种术后方案必须更严格遵循。

更自由的方案可能适用，这些方案允许患者 2～4 周完全负重[15]。

（十）结果

OAT 是一种成熟的治疗膝关节骨软骨损伤的选择。结果证明，在短期和长期随访[16]的临床评分量表上均有持久的显著改善。运动员的重返运动率高达 88%[17]。组织学和 MRI 研究进一步证明了软骨修复和保持[2,18]的有效性。

因为患者特性、病变位置和大小，以及同时进行的其他手术等方面的差异，OAT 与其他手术技术仍然难以比较。总体上，OAT 优于微骨折，特别是在长期结果[16]方面。

对于股骨髁小至中等缺损的年轻患者，OAT 可以获得最佳的效果，并且在进行必要的同期手术[19]时，疗效会进一步提高。

第 34 章　外侧关节外肌腱固定术
Technical Corner: Lateral Extra-Articular Tenodesis

Frederique Vanermen　Koen C. Lagae　Geert Declercq　Peter Verdonk　著

郭　翱　周晓波　译

前交叉韧带断裂是膝关节最常见的损伤之一[1]。尽管许多专家认为现代技术对前交叉韧带重建效果良好，但我们仍需关注完全恢复前外侧旋转稳定性和控制轴移的问题[2]。最近，前外侧复合体因其在控制旋转稳定性方面的关键作用而备受关注[3-6]。ALC 包括 ITB 的骨关节层和前外侧韧带[3, 7, 8]。近年来，Claes 等关于 ALL 的发现，以及对 Kaplan 纤维的重新关注，让我们对 ALC 在控制旋转稳定性方面的重要生物力学功能有了新的认识[3, 9]。虽然大多数文献主要关注 ALL 作为控制旋转的重要稳定结构，但最近的一项尸体研究表明，ITB 的深层纤维比 ALL 对防止胫骨内旋的贡献更大[9, 10]。多项尸体研究、系统综述和 Meta 分析结果显示，利用 ITB 带穿过外侧副韧带进行外侧关节外腱固定术结合全内 ACL 重建是一种非常有效的恢复旋转稳定性的方法。与 ALL 重建相比，重新固定位置的 ITB 带能有效地限制胫骨外侧前移[4, 10-13]。历史上，多个技术被描述为 LET[14-17]。

本章我们将描述一种结合关节内前交叉韧带重建和外侧关节外腱固定术的技术，我们称之为单环技术。这种技术基于先前描述的方法，是一种以自体 ITB 带作为移植物的改良术式。尽管目前仍未就 ACL 初次重建或翻修的确切适应证达成共识，但我们通常选择以下类型的患者进行单环 LET 重建（mLET）：关节高度松弛、胫骨高度后倾、高度轴移、有高运动量或竞技运动要求者、年龄在 25 岁及以下的患者及所有的 ACL 翻修手术（表 34-1）。

表 34-1　mLET 适应证

- 轴移试验高度阳性
- 关节高度松弛
- 胫骨高度后倾
- 年龄在 25 岁及以下
- 有高运动量或竞技运动要求者

一、前外侧复合体解剖学

如 Herbst 等所述，ALC 包括 ITB 浅层和深层、ITB 的关节囊 – 骨层和前外侧关节囊。浅表 ITB 止点范围广泛，从前侧的 Gerdy 结节到向后的胫骨近端前外侧和外侧部分。ITB 的深部主要位于 ITB 的后部并与股骨外上髁远端的 ITB 浅部汇合。它的胫骨止点，连同浅层 ITB 的后方纤维，止于 Gerdy 结节的后面。Kaplan 纤维是深层的一部分[18]。这些纤维将 ITB 固定在股骨远端，并根据其解剖方向和生物力学特性，对缺乏 ACL 的膝关节进行静态约束，防止胫骨内旋。

ITB 的关节囊 – 骨层可以认为是 ITB 的一个明确的层，是 ITB 最后方和最内侧的部分。它呈一个三角形，胫骨止点比股骨侧宽。在它的近端，与腓肠肌外侧筋膜合并。在它的后部，由股二头肌筋膜加强。在 ITB 深面，是前外侧关节囊。前外侧关节囊的浅表层包围着 LCL，而深层则从外侧副韧带深面经过。在前部，两层并为一个连续层。而 ALL 则如 Claes 等 [3] 所描述，是一种独特的韧带结构，其主要的股骨起点位于股骨外上髁的隆突，位于 LCL 起点的前方，在腘肌腱止点处的近端偏后。胫骨止点位于 Gerdy 结节后方，与 ITB[3] 无最直接纤维相连。

二、患者准备、术前查体和关节内手术

所有患者都使用全身麻醉，取仰卧位。划刀前在麻醉状态下检查患者的膝关节稳定性（轴移）和活动范围。患者消毒后，并以标准的方式铺巾。Ioban 敷料应用于整个手术部位。在手术开始前，使用压力为 250mmHg 的止血带。首先，进行关节镜检查以评估 ACL，并检查是否合并软骨或半月板等损伤。如果存在，应在准备和放置 ACL 移植物前处理这些病变。在我们医院，通常采用四股自体腘绳肌腱移植结合可调节襻钢板固定（Infinity system，Conmed linatec，USA，Tampa）进行股骨固定。在胫骨侧，使用胫骨桩和生物可吸收挤压螺钉进行固定（Matrix，Conmed linatec，USA，Tampa）。完成关节外腱固定术后再进行胫骨侧固定。

（一）第一步和第二步：入路及 ITB 带获取

屈膝 60°，触诊并标记 Gerdy 结节和 ITB（图 34-1）。在膝关节外侧做一个 8~10cm 的弧形切口，起自膝关节 Gerdy 结节近端，止于 ITB 远端 1/3 处。当膝关节伸直时，切口会变直。接下来，进行皮下解剖，广泛显露 ITB 带，切口近端的 ITB 可以通过手指钝性分离完成。

第一个标志是在切口近端的 ITB 的后缘，位于其下的股外侧肌水平（图 34-2）。后缘实际上代表 Kaplan 纤维在 ITB 浅层与股骨后外侧髁的连接。用 15 号刀片在 ITB 后缘前 1cm 处，在下方股外侧肌水平切开 ITB 带，跨过外侧髁长约 5cm。

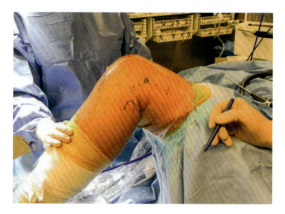

▲ 图 34-1　膝关节 60° 屈曲，触诊并标记 Gerdy 结节和 ITB 带

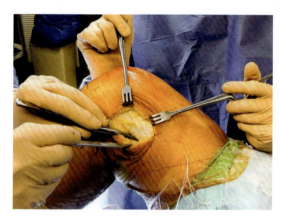

▲ 图 34-2　ITB 显露，判断其后缘

下一步，做一个与之前的切口平行、更偏前的切口，宽度为 8~12mm（取决于患者体型大小）的条带（图 34-3A）。用组织剪将这两个切口在皮下向近端延长约 5cm（图 34-3B 和 C）。随后在近端将前后相连，形成 ITB 带（图 34-3D）。在远端，用 15 号刀片和手术剪靠近 Gerdy 结节后部附着处切开 ITB。由于 ITB 前方纤维倾向于向髌骨和髌骨肌腱移行，因此可能导致 ITB 远端条带过宽，因此应注意将 ITB 前、后切口朝向 Gerdy 结节。这样就可以制作出一条大约 15cm 的 ITB 带。条带应继续附着在 Gerdy 结节上，远端游离，为下一步操作提供必要的空间（图 34-4）。

（二）第三步：识别 LCL

当膝关节屈曲 90° 时，通过 ITB 带的空缺所

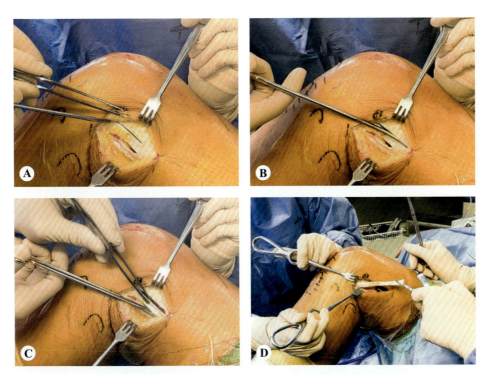

▲ 图 34-3 A. 做两个平行切口，第一个在 ITB 后缘前 1cm 处，形成宽 8~12mm 的切口；B 和 C. 在皮下用组织剪将两个切口向近端延伸至大约 5cm；D. 将 ITB 带近端切断，形成游离端

产生的空间内触诊，可以很容易地识别出股骨外上髁。当膝关节处于图 34-4 的位置并施加内翻应力时，可以触摸到一条强大的弓弦状结构就是 LCL（图 34-5），它从股骨外上髁向腓骨头延伸。通常在覆盖在 LCL 之上的软组织因为之前的关节镜检查而变得水肿，使 LCL 的分离更加困难。

一个重要的建议是从 LCL 稍远端开始并逐步向近端分离这些肿胀的软组织，一旦发现股骨外上髁附近的 LCL，用 15 号刀片分别在股骨外上髁附近的 LCL 前和后在垂直方向上做两个 1cm 的切口（图 34-6）。这两个切口就形成 ITB 带的穿入和穿出的隧道口，以便制备 LCL 下方的隧道。

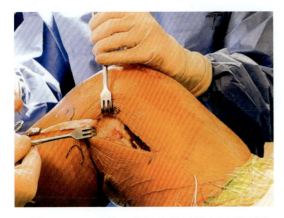

▲ 图 34-4 ITB 带可将游离的近端向远端牵引，为下一步操作提供必要的空间

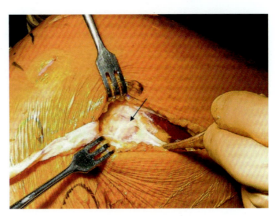

▲ 图 34-5 LCL 是一个强大的条索状结构（箭），可以通过下翻 ITB 带所产生的窗口触诊发现

必须注意避免横切外侧半月板或腘肌腱，这两处都位于外侧副韧带的深层。

（三）第四步：ITB带穿LCL下隧道

用组织剪在LCL深面创建隧道（图34-7A）。用蚊式钳将ITB带从远端至近端穿过LCL下隧道（图34-7B）。将ITB带从LCL深部推至近端，用蚊式钳从近端抓取（图34-7C）。将条带穿过外侧副韧带时应避免条带出现扭曲。

（四）第五步：近端分离

识别并用电刀分离股外侧肌的远端边缘，做一个平行于股外侧肌远侧斜纤维的小切口。在这个切口探入一根手指，可以很容易地进入股骨远端的前方。随后，将Hohmann拉钩置于股外侧肌下（股外侧肌下入路）（图34-8）。用电刀显露股骨远端外侧髁近端。这样直接进入股骨远端外侧的入路就建立了，前方是Hohmann拉钩，后方是连接ITB和股骨远端的Kaplan纤维。要注意通过的血管和骨膜血管，可以用电凝止血。

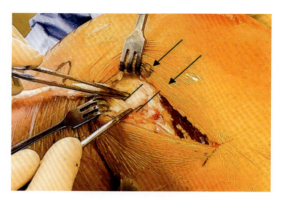

▲ 图34-6 在LCL束前方和后方切开一个切口（箭和标记）

（五）第六步：皮质截骨术

使用1cm骨凿在外上髁近端和股骨远端后缘前方进行小的水平皮质截骨术（图34-9）。所形成的新鲜骨面用于ITB带的腱骨愈合。一般来说，新鲜骨面在皮质悬吊钢板的近端。

（六）第七步：软组织下建立通道

膝关节屈曲90°，建立股骨远端与腓肠肌外侧头之间一条软组织隧道，随后引入ITB

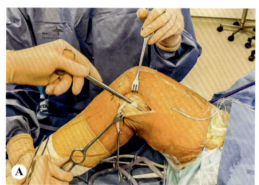
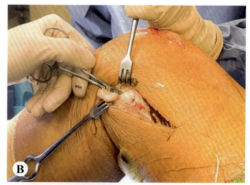
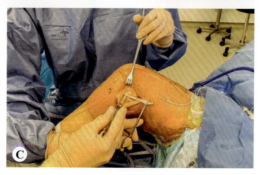

▲ 图34-7　A. 使用组织剪可在LCL深处创建隧道；B和C. 将ITB带用蚊式钳深推至LCL下方隧道，用镊子夹出

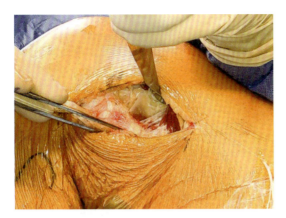

▲ 图 34-8　分离后进入股骨髁外侧部分，将 Hohmann 拉钩置于股外侧肌下方（股外侧肌下入路）

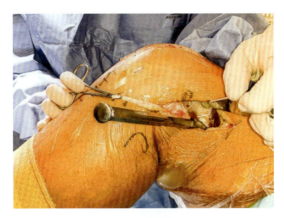

▲ 图 34-9　可使用 1cm 的骨凿在髁上近端、股骨远端后缘前方进行小范围的水平去皮质术

带。ITB 带的位置在远端 Kaplan 纤维的后方（图 34-10）。

（七）第八步：近端固定 ITB 带

用 8mm 骑缝钉固定 ITB 带，固定位置在股骨后缘前方，并与股骨后缘平行（图 34-11）。此固定应在膝关节屈曲 60°、足轻微外旋、ACL 的胫骨侧处于张力（尚未进行固定）的情况下进行（图 34-12）。固定操作期间，ITB 带应保持 20N 的最小张力。

（八）第九步：最终检查和止血带释放

在闭合前，必须检查 ITB 带的行程和膝关节的稳定性。如果关节外稳定和关节内稳定一致，可以进行 ACL 移植物的胫骨固定。在闭合切口之前，可以放松止血带，并仔细止血，以避免术后活动性出血和血肿。在我们医院，在切口里会留置 24h 的引流管，随后用可吸收缝线将近端 ITB 创口关闭至外上髁水平，以避免肌疝。外上髁远端，ITB 切取伤口不关闭。

三、结论

最近，ALC 包括 ITB 的关节囊 – 骨层和 ALL，由于其在控制 ACL 损伤后的膝关节旋转不稳起到了关键作用而受到关注。文献表明，ALC 可以提供关节外约束力，对抗胫骨内旋和轴移。LET 术式作为一种有用的辅助手段用于特定患者群体中的 ACL 重建，正逐渐被广泛接受。上述的 mLET 技术在正确应用时，可以充分修复前外侧旋转稳定性，并且并发症少。

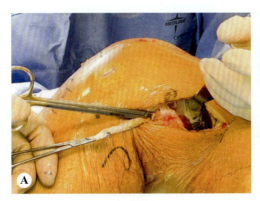
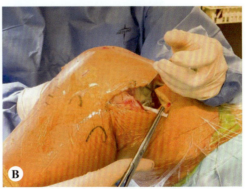

▲ 图 34-10　A. 使用组织剪在软组织下建立隧道；B. ITB 带在腓肠肌外侧头下方和肌间隔下方向刚建立的软组织通道中

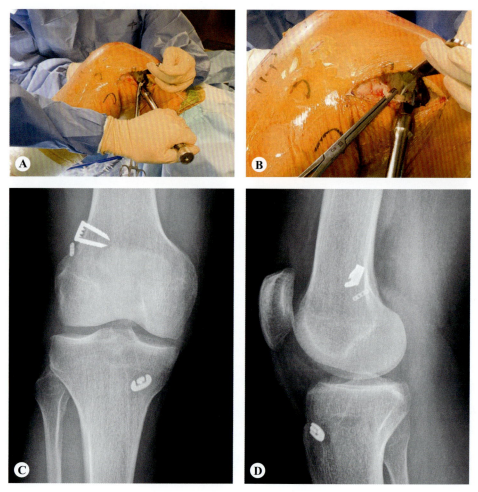

▲ 图 34-11　A. 使用 8mm 骑缝钉将 ITB 带固定，固定位置平行于股骨后缘前方；B. 固定时在 ITB 带上保持 20N 的张力；C 和 D. 术后影像学，正位和侧位 X 线片，显示固定钉的位置

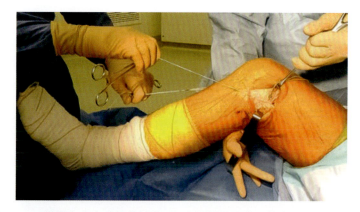

▲ 图 34-12　ITB 带固定应在膝关节屈曲 60°、足轻微外旋、前交叉韧带胫骨侧有张力（尚未固定）的情况下进行

第35章 滑膜干细胞来源的无支架组织工程构建物的临床应用

Clinical Application of Scaffold-Free Tissue-Engineered Construct Derived from Synovial Stem Cells

Kazunori Shimomura David A. Hart Wataru Ando Norimasa Nakamura 著
马 宁 周晓波 译

创伤引起的关节软骨损伤在临床实践中十分常见[1]。然而，由于缺乏血管和神经支配，以及其相对独特的基质和细胞组织，损伤的关节软骨通常无法自愈。因为软骨损伤无法有效愈合，随着时间的推移，这种损伤可以发展为骨关节炎，这将导致运动量减少，慢性疼痛，以及生活质量下降。因此，在过去的几十年间，出现了各种各样促进软骨愈合的方法[2, 3]。

自从自体软骨细胞移植被 Brittberg 等于 1994 年首次报道以来[4]，软骨细胞治疗方法开始被广泛地研究[5-11]。然而，这些方法可能存在一些局限性，包括牺牲了同一关节的健康软骨，以及由于细胞体外扩增导致软骨细胞表型的改变等。此外，在老年人群中由于衰老导致的软骨退变，细胞的可获得性更加局限[12, 13]。

为了克服这些潜在的问题，干细胞疗法已经成为促进组织再生修复的重点。间充质干细胞具有多能分化的能力，可以分化为各种结缔组织细胞，包括骨、软骨、肌腱、肌肉及脂肪组织[14]。这些细胞可以从各种组织，如骨髓、骨骼肌肉、滑膜、脂肪组织、脐带血及滑液中分离出来[14-20]。从滑膜组织中分离出的多能干细胞相对容易获得，同时还具备强大的软骨分化能力[16]，因此可

能更适合用软骨损伤的细胞治疗。据报道，相比其他间充质组织来源的细胞[17]，滑膜来源的干细胞表现出的软骨生成潜力最为强大。作为其他选择，同种异体间充质干细胞[21, 22]或诱导多能干细胞（induced pluripotent stem，iPS）[23, 24]也是很好的选择。然而，到目前为止，仍缺乏证据证明将这些细胞用于临床是安全的，因此还需要进一步的研究和临床试验。

除了选择细胞来源，将细胞有效传递到软骨病损处一直是另一个值得关注的领域。众所周知，一个合适的三维环境对于细胞增殖和软骨分化非常重要[25]。因此，通常使用由天然材料和（或）合成聚合物组成并植入细胞的 3D 支架来增强缺损的修复[26-34]。这项技术被报道为既坚强有效，又容易为外科医生应用，同时可以显著改善软骨缺损的愈合。另外，仍然存在一些与这些材料相关的长期安全性和有效性的问题。因此，为了将目前未知的风险降到最低，无支架技术可能是一个很好的替代方案。

一、无支架技术

最近，出现了很多无支架的方法[35]。关于制作方法，DuRaine 等[36]将这些方法分为两类：

自组织和自组装。自组织是一种利用外力来制造三维组织的方法，如生物打印和细胞薄片技术，是一种通过对细胞施加旋转力而形成细胞聚集的方法。自组装是不借用外力而形成三维组织的方法。软骨细胞最常被选择用于无支架的方法中[35]。这些细胞很容易产生软骨特异性 ECM，特别是在 3D 培养环境中[37]。作为一种替代方案，最近研究人员对 MSC 和 iPS 细胞也进行了研究，发现由这些细胞生成的工程化组织也显示了软骨修复的可行性，可以与基于软骨细胞形成的组织相媲美[38-40]。

值得注意的是，一些研究已经发展到临床前和临床研究的阶段。MainilVarlet 等利用生物反应器高密度培养软骨细胞开发出一种软骨样移植物，并将新组织置入小猪的软骨缺损上。通过组织学分析显示，这种移植物与主要由 II 型胶原组成的基质一同修复了软骨。Ebihara 等[42]使用了在温度反应性培养皿上制备的分层软骨细胞薄片，并在小猪模型中证明了这些结构有助于软骨的修复。来自同一研究小组的 Sato 等[43]报道了软骨细胞薄片移植联合常规手术治疗，包括前交叉韧带重建和开放胫骨高位截骨术。在一项针对 8 例膝关节骨性关节炎患者的小型研究中，该方法的结果显示术后 36 个月临床结果改善，没有严重的并发症，二次关节镜探查和 MRI[43]均证实了软骨再生。此外，他们评估了 12 个月时从活检标本中获得的组织，通过组织学评估显示有透明软骨的再生。有趣的是，Yamashita 等从人类 iPS 细胞中开发了一种无支架的透明软骨组织（颗粒），并基于小猪研究的结果证明了使用这些颗粒进行透明软骨再生的可行性[40]。

综上所述，到目前为止，已经开发了许多有前途的无支架方法，这些技术的高安全性可能成为软骨修复的下一代载体。另外，仍有几个问题需要解决，包括制造工艺复杂、培养期长、需要大量的细胞、生成组织的抗黏附性问题。在最近的一篇综述中[35]，为了克服这些潜在的问题，我们开发了一种新的无支架三维组织工程构建物（tissue-engineered construct，TEC），它由滑膜来源的 MSC 和细胞自身合成的 ECM 组成。后文将讨论运用 TEC 进行软骨修复和再生的安全性和有效性。

二、无支架三维 TEC

从猪或人膝关节中取得的滑膜被酶分解以后，滑膜间充质干细胞被分离出来，随后在无病毒胎牛血清的生长培养基中扩增。分离出的细胞在形态学、生长特征、细胞表面表型和多向分化能力（成骨、成软骨和成脂肪谱系）方面表现出 MSC 的特征[44, 45]。当滑膜来源的骨髓间充质干细胞在基础生长培养基中进行混合培养时，它们不能合成丰富的胶原基质。而在含有＞0.1mmol/L Asc-2P 的培养基中[45]，胶原的合成随着培养时间的推移而显著增加。随后，在 Asc-2P 中培养的单层细胞 - 基质复合物形成坚硬的片状结构，这种片状结构通过温和的移液，在细胞 - 基质界面施加温和的剪切应力，很容易与基质分离。分离后的单层片状结构会立即主动收缩并形成一个厚的 3D 组织（图 35-1）。当基质折叠和收缩以后，可以很明显看到，两层相互整合，形成了一个几毫米厚的球体。

组织学和扫描电镜（scanning electron microscope，SEM）结果表明，高密度的细胞群和相应的 ECM 整合成了一个三维结构[45]。免疫组化分析结果表明，TEC 中富含 I 型和 III 型胶原[44]。相反，

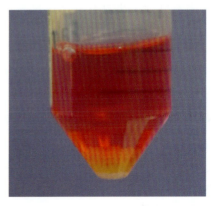

▲ 图 35-1　人间充质干细胞 TEC 的制备

在 TEC 内未检测到 Ⅱ 型胶原的表达。然而，当其在软骨形成培养基中培养时，这种 TEC 表现出糖胺聚糖（glycosaminoglycan，GAG）和 Ⅱ 型胶原合成的增加。值得注意的是，黏附分子（如纤维连接蛋白和玻连蛋白）在这些 TEC 中也很丰富，所有检测到的分子都弥散分布在整个基质中。这些黏附分子使 TEC 能够很容易地黏附到损伤的软骨表面，而无须任何强化固定 [44]。由于关节软骨的独特的基质组织而表现出明显的抗黏附性，在以往软骨损伤的治疗中，早期的固定需要缝合或者蛋白胶粘合，其植入组织与邻近软骨正常基质的整合一直是个问题 [3, 46-48]，现在，TEC 的黏附特性使得移植物可以不用额外的固定，从而跨越这个障碍。

生物力学试验显示，在 Asc-2P 存在的情况下，TEC 的抗拉强度随着培养时间的延长而显著增加，并且在培养 21 天后，抗拉强度的数值可增加到大约 1.3MPa[45]。这种 TEC 足够坚固，因此可以在手术操作中保持其完整性。

三、使用 TEC 进行软骨修复的临床前研究

为了评估 TEC 在临床前研究中的临床应用效果，选择了猪模型，因为猪的生理学在许多方面与人类相似 [49]，猪的膝关节软骨足够厚，可以在不损伤软骨下骨的情况下制造软骨缺损。在这项研究中，使用了成熟和未成熟的个体，以测试在广泛的年龄范围内使用 TEC 方法进行猪的软骨损伤修复的可行性。将来源于未分化的猪滑膜间充质干细胞的 TEC 分别植入未成熟和成熟猪的股骨内侧髁（直径 8.5mm，深度 2mm）软骨缺损中。在植入 6 个月后，无论是否为成熟个体，未经治疗的损伤没有表现出修复的迹象或只有部分组织覆盖，而用 TEC 治疗的缺损完全或大部分被修复组织覆盖。在组织学上，未治疗对照组的软骨损伤显示了骨关节炎的改变，骨骼发育未成熟和成熟动物均出现了软骨缺损和软骨下骨破坏（图 35-2）。相反，在 TEC 治疗组，软骨缺损被修复

组织填充，与邻近软骨的愈合良好，恢复了光滑的软骨表面，这与置入时的年龄无关（图 35-2）。值得注意的是，较高放大倍数的图像显示，当将 TEC 植入骨骼发育未成熟和骨骼发育成熟动物体内时，获得了与相邻软骨良好的组织愈合。这种修复组织的表面主要呈梭形成纤维样细胞，而其余绝大部分的修复基质内可见在陷窝内的圆形细胞。采用组织学评分法，不论猪在植入时的骨骼成熟度如何，TEC 组的得分明显高于对照组。比较在未成熟和成熟动物中移植 TEC 后形成的修复组织，没有发现显著差异。此外，在未成熟和成熟动物中置入 6 个月后，评估用猪源 TEC 治疗的猪软骨缺损的机械性能，与正常软骨的机械性能进行比较。这些结果表明，无论移植时的年龄如何，TEC 移植修复的缺损组织的黏弹性与正常软骨相似。

四、首次使用 TEC 修复孤立软骨缺损的人体临床试验

基于上述令人鼓舞和充满希望的临床前研究结果，我们在已获批准的首次人体试验方案的支持下开始了试点临床研究 [50, 51]。日本厚生劳动省批准了一项首次人体观察研究（仅限于 5 例病例）作为概念验证试验。5 例年龄在 20—60 岁的膝关节孤立全层软骨缺损患者（<5cm^2，ICRS 3 级或 4 级）参加了本研究。

手术分为两步：第一步是关节镜评估和滑膜组织活检，第二步是植入手术。在全身麻醉或脊髓麻醉下，从膝关节取得大约 1g 滑膜，然后对其进行 MSC 的分离和培养，进行分离和扩增。在组织采集 4～6 周后，TEC 为自体移植做准备。通过关节小切口或关节镜检查，作软骨损伤清理，注意不破坏软骨下骨。在植入前，用无菌磷酸盐缓冲盐洗涤 TEC 数次，以减少牛血清相关的蛋白质污染，然后调整 TEC 的大小以匹配软骨缺损的大小。在 5～10min 完成植入，无任何增强固定。膝关节支具固定 2 周，然后开始活动度练习和肌肉锻炼。植入术后 6～8 周允许完

未成熟动物　　　　　　　　　　　成熟动物

未经治疗

TEC

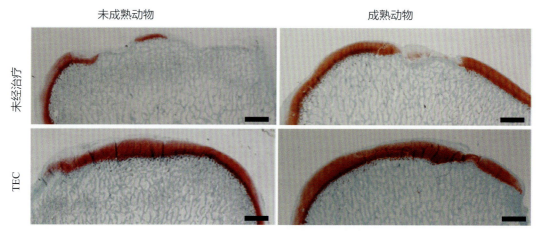

▲ 图 35-2　术后 6 个月未经治疗的软骨病变和 TEC 修复后组织的番红 O 染色。Bar=1mm
引自 ref[21]，Shimomura et al., Biomaterials 2010

全负重。植入后大约 12 个月允许恢复剧烈活动。随访持续时间为 24 个月，本研究的主要终点是对该手术安全性的分析。次要终点是对手术效果的评估，包括主观评估（VAS、疼痛、KOOS），以及结构评估。对于结构评估，在 12 个月时对活检标本进行组织学分析，在 1、5、6、12 和 24 个月时进行了 MRI（常规和定量 T_2 成像）。

所有患者术后随访超过 24 个月，在观察期内不需要额外的治疗。在 TEC 植入后 24 个月内，没有观察到严重的不良事件。术后早期观察到关节疼痛、积液和肿胀，4 周后所有症状完全改善。所有患者术后 24 个月内未发现感染。

关节镜分析表明，软骨修复是通过软骨组织覆盖缺损实现的，12 个月时所有病例的软骨组织与邻近软骨的愈合良好（图 35-3A）。此外，所有病例的修复软骨均未出现过度增生。12 个月时活检标本的组织学结果显示，在所有病例中，修复组织中显示番红 O 染色阳性（图 35-3B），特别是深层基质显示番红 O 染色阳性，并在陷窝中含有圆形细胞，这表明修复组织是透明软骨样基质。根据 MRI 评估，随着时间的推移，软骨缺损被新生成的组织填充（图 35-4），到 12 个月时，所有患者的缺损填充率达到 100%，修复组织未检测到肥大。术后早期，在 TEC 植入部位周围观察到一些软骨下骨水肿，但所有病例的这种异常

信号在 12 个月后消失。修复组织表现出与邻近宿主软骨良好的组织愈合。T_2 成像显示，随着时间的推移，植入的软骨缺损的强度与周围软骨的相似，这与结构评估的结果近似，VAS 和 KOOS 的主观评估均有显著改善（图 35-5）。

五、未来方向

本章已经证明了使用来自滑膜 MSC 的独特无支架 TEC，无须缝合，仅通过简单植入手术修复软骨的可行性。我们已经讨论了这些无支架三维 TEC 的许多特征，从而得出的结论，它们是一种独特且有前途的促进软骨修复的移植物。在不同年龄范围的临床前模型[21, 44, 45]及最近对 5 例患者的临床试验[51]证明了这一点。由于体外生成结构的无支架性质，TEC 的植入比基于支架的细胞疗法长期安全性和有效性更好。此外，在 TEC 中植入的 MSC 是未分化的，因此可在软骨环境中出现分化。

最初，作为富含 I 型胶原蛋白的基质，基本的 TEC 结构也可能适用于增强受损皮肤的修复或增强韧带或肌腱的修复，韧带或肌腱也是富含 I 型胶原蛋白的环境。由于 TEC 还具有成骨或脂肪分化能力，因此 TEC 在肌肉骨骼组织损伤的修复中也可能具有潜在的应用价值，其中，我们在动物研究中证明了其修复半月板、骨软骨组

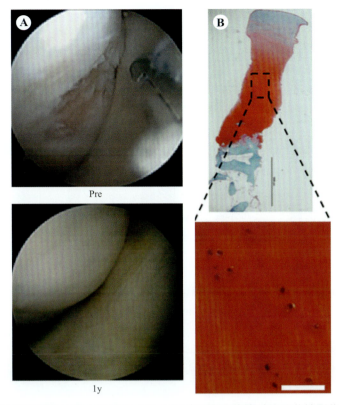

▲ 图 35-3 **A.** 在植入组织工程移植物之前及在术后 1 年时复查关节镜时的关节镜影像；**B.** 移植术后 1 年活检样本的软骨修补组织的番红 O 染色，**Bar=100mm**

引自 ref[51]，Shimomura et al, Am I Sports Med 2018

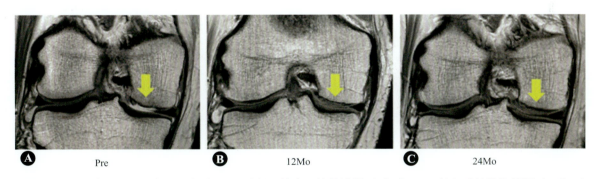

▲ 图 35-4 术前及术后 1 年和 2 年的 **MRI** 分析。箭表示软骨缺损（**A**）和 **TEC** 植入后的修复情况（**B** 和 **C**）

引自 ref[51]，Shimomura et al, Am J Sports Med, 2018

织、椎间盘的可行性 [52-57]。

此外，TEC 可以从来自其他组织的 MSC 开发，如脂肪组织，它也是 MSC 的丰富来源，可以很容易地在不进入受伤关节的情况下获得。因此，使用 TEC 技术的组织工程可能会在再生医学中为使用不同来源的 MSC 的许多组织应用提供各种治疗干预措施。

致谢

这项工作得到了日本厚生劳动省的健康与劳动科学研究、日本新能源和工业技术发展组织、日本科学促进会科学研究经费的支持。

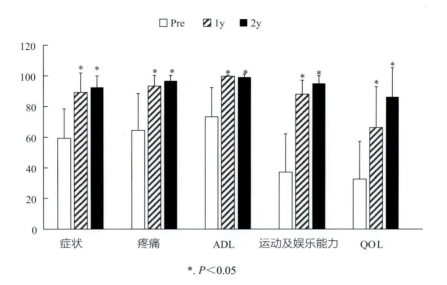

*. $P < 0.05$

▲ 图 35-5　每位患者术前、术后 1 年和 2 年的 KOOS

引自 ref[51]，Shimomura et al, Am J Sports Med, 2018

第 36 章　老年活跃患者的膝关节周围截骨术
Osteotomies Around the Knee for Older Active Patients

Ryohei Takeuchi　Eiji Kondo　Takenori Akiyama　Akihiko Yonekura
Ryuichi Nakamura　Hiroshi Nakayama　著
泮宸帅　周晓波　译

近年来，由于再生医学的进步，越来越多的患者希望保留他们的膝关节。因此，膝关节周围截骨术（osteotomies around the knee，OAK），即选择保膝而非置换这种方式，重新进入学界视野。回顾 OAK 的历史，Jackson 等（1961）[1] 和 Coventry（1965）[2] 报道，在膝关节骨性关节炎患者中，胫骨近端外侧的楔形截骨以纠正内翻畸形是一种有效的方法。Coventry 的方法是外侧闭合胫骨高位楔形截骨术（closed wedge high tibial osteotomy，CWHTO），而 Jackson 等的方法，被称为胫骨结节远端截骨，不利因素是由于没有股四头肌加压的力量而不利于骨愈合。Debeyre 等在 1972 年和 Hernigou 等[3, 4] 在 1987 年设计了一种方法，从胫骨近端由内侧向外侧进行开放性截骨，并植入自体骨，这是胫骨开放截骨术（open wedge high tibila osteotomy，OWHTO）技术的开端。在 21 世纪初，TomoFix（Depuy Synthes Co.）开发了锁定加压板和螺钉系统（LCP），使得截骨部位固定强度增加，引领了 OWHTO 时代[5-7]。

然而，一些研究显示晚期膝关节骨性关节炎常伴有髌股关节炎，OWHTO 不适用于这种情况。此外，近年来一些病例报道提示，部分髌股关节炎在进行 OWHTO 后有了进展[8, 9]。因此，这种手术方式仍需要进一步研究。

本章简要说明在日本开展的六种典型手术适应证、术式、术后护理要点。

一、术前规划

使用整个下肢站立体位的 X 线。计划术后对线，让 Mikulicz 线（从股骨头中心到踝关节中心的负荷线）从内侧缘到外侧缘的 60%～63% 的位点穿过胫骨平台，但内侧闭合内翻楔形股骨远端截骨术除外，这种术式用于膝外翻。

（一）内侧开放高位截骨术

近年来，内侧开放楔形胫骨高位截骨术同时使用 LCP 已引起了人们的广泛关注[5]。该手术包括双平面截骨术，不完全骨折技术进行外翻矫正，以及锁定钢板固定。OWHTO 最显著的优点是肢体力线矫正较容易，并且由于不需要腓骨截骨术，腓总神经麻痹的风险减少。

1. 适应证

纳入标准：因膝关节内侧间室骨关节炎或股骨内侧髁自发性膝关节骨坏死引起的持续疼痛，并能主动遵守康复计划。

排除标准：股骨胫骨外侧角＞185°；膝关节伸直受限＞15°；膝关节活动范围＜130°；膝关节感染史；髌股关节骨性关节炎。

2. 手术技术及康复

在胫骨近端做一个 7cm 的内侧纵切口。完全松解内侧副韧带浅层。将 2 对或 3 对导针插入胫

从外侧（a）斜插入内侧（c），目标内侧点（c）约在胫骨关节面远端 1.5cm 处。术前计划中确定铰链点（H），克氏针垂直于胫骨轴线的经皮插入。在铰链点放置一个测角器，以确定对应矫正角度（α）的远端截骨线。沿远端截骨线（b-H）向铰链点插入克氏针。

向上截骨（图 36-4D）：胫骨结节截骨起点是自髌腱附着点上方直到横向截骨线（d-e-f），角度约 110°（β）。用骨锯切开克氏针圈定区域的骨，去除三角棱状骨块。沿近端截骨线（H-c）将铰链点内侧完全截断。在关节镜下从膝关节获取的骨赘移植到截骨部位有助于骨的愈合强化。截骨部位的外侧皮质闭合后复位，拉力螺钉技术使截骨位紧密连接在一起。

外侧使用长锁定钢板进行固定（图 36-4E 和 F）。术后康复中，术后第 2 天开始站立位负重的活动度训练和小腿抬高训练，第 2 天时开始负重的步态训练。术后 2 周允许患者负重行走。

（四）胫骨髁外翻截骨术

胫骨髁外翻截骨术（tibial condylar valgus osteotomy，TCVO）是位于胫骨髁内侧和外侧之间的一种 L 型关节内截骨术[14]。通过 TCVO 改变胫骨平台的形状，不仅横向外移 Mikulicz 线，而且改善了膝关节的匹配度。

1. 适应证
• Kellgren-Lawrence 3 级或 4 级进展期膝 OA，但局限于内侧胫股（femorotibial，FT）关节。
• Pagoda 畸形[15]，内侧胫骨平台明显磨损，导致相对于胫骨外侧平台的内倾。
• 5° 或以上的关节线夹角（图 36-5A）。
• 术前膝关节活动范围良好，关节屈曲 90° 以上，屈曲挛缩 10° 以下。
• 75 岁以下的活跃患者。

2. 手术技术及术后康复
与开放楔形胫骨高位截骨术的区别如下：在 TCVO 中，进行 L 形截骨术（图 36-5A）。a 点在胫骨内侧平台远端 4cm 处。h 点由横向铰链点在 OWHTO 中的位置决定。将 ah 线与胫骨结节内侧缘的交点定义为 L 形截骨线的顶点（b 点）。首先，用骨刀从 b 点到外侧髁间隆起（c 点）切断前骨皮质。为了防止神经血管损伤，在 X 线透视下切断后方骨皮质。接下来，用骨锯从 a 点截到 b 点。

在胫骨平台下方打入 1.8mm 克氏针，在克氏针两侧安装阻止装置，防止胫骨内外侧髁分离。

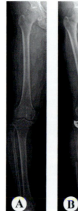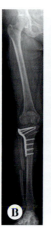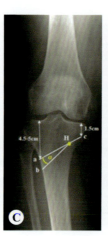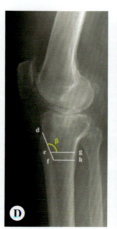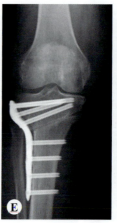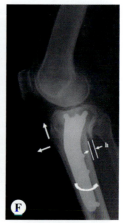

▲ 图 36-4　HCWHTO 术前及术后的 X 线

A. 术前全长负重 X 线。B. 术后全长负重 X 线。C. 前后位片。a-c. 近端截骨线；b-H. 远端截骨线；H. 铰链点；α. 矫正角。D. 侧位片。d-f. 上升的截骨线；β. 上升截骨面和横向截骨面之间的夹角。E. 前后位片，截骨部位侧置 TriS 侧钢板固定（OlrympusTermo Biomaterial Co.）。F. 侧位片。截骨后，胫骨结节向前和近端移动，截骨部位远端区域向内侧旋转。h. 胫骨结节的前向平移距离用骨撑开钳撑开截骨部位，直到外侧胫股关节面在冠状位中变得平行（图36-5B）。截骨部位用胫骨近端内侧锁定钢板固定，如TomoFix锁定板，必要时需塑形弯曲（图36-5C）。术后康复在第2天开始关节活动度锻炼和疼痛可耐受范围下负重锻炼。

（五）MCWDFO治疗外翻膝合并外侧骨关节炎

MCWDFO是大多数外翻膝关节的理想矫正方法，因为畸形中心主要位于股骨远端。在这里，我们介绍了应用TomoFix股骨内侧远端钢板的MCWDFO（TomoFix MDF；Synthes GmbH；Solothurn，Switzerland）[16]。

1. 适应证

MCWDFO的适应证包括：①外侧膝关节骨性关节炎伴外翻；②没有内侧间室膝关节OA；③畸形中心在股骨远端；④无屈曲挛缩；⑤年轻体能活跃患者。

2. 手术技术及康复

推荐的股骨-胫骨内翻角度为0°～3°[16]，相当于术后负重力线位于髁间隆突中心与内侧隆突顶部之间（图36-6）。建议采用双平面截骨术，而不是传统的单一平面截骨术（图36-7）[16]。髌

旁内侧直切口后，拉开股内侧肌，电凝或结扎膝降动脉的肌支。斜形截骨用的第一根和第二根克氏针分别插入铰链点的正上方和正下方（图36-7A）。远端斜行截骨从股骨内上髁近端4cm开始，近端斜行截骨从计划好的距离开始。用电刀绘制截骨线（图36-7A）。行上行截骨术和两根克氏针平面间截骨。去除截骨线之间的楔形骨块后逐渐闭合截骨部位，暂时用两根克氏针固定钢板（图36-7B）。拧入两个远端螺钉，并使用一个临时拉力螺钉向截骨部位提供压缩力。用双皮质锁定螺钉取代拉力螺钉，将锁定螺钉插入剩余的孔中。术后康复，术后第1天开始活动度锻炼和1/3体重负重锻炼。术后6周开始全负重行走。

（六）双水平截骨术

在伴有严重内翻畸形的膝关节的手术治疗中，通过孤立的OWHTO矫正需要一个大的楔形开口，导致关节线的非生理性外侧倾斜[17,18]。双水平截骨术（double level osteotomy，DLO）目的是为了恢复矫正严重内翻畸形的生理关节对线和定位[18,19]。最新的内翻畸形DLO技术包括双平面外侧闭合楔形截骨DFO（lateral closed wedge DFO，LCWDFO）和采用锁定压缩钢板微创接骨

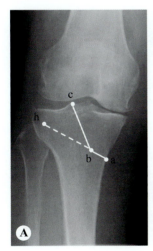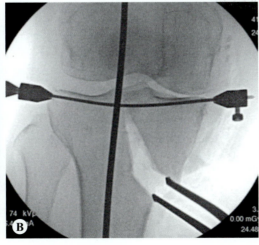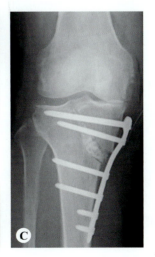

▲ 图36-5 TCVO术前X线

A. 预先规划：内侧胫骨平台以远4cm的胫骨皮质表面（a），L形截骨线顶点（b），胫骨髁间嵴外侧隆起（c），OWHTO外侧铰链点（h），实线；TCVO截骨线，虚线为添加的虚拟截骨线；B. 术中X线。垂直线，截骨部位撑开后的对线。用撑开钳打开L形截骨线，直到胫股外侧关节线变为平行；C. 术后X线

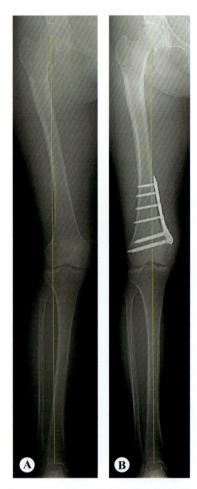

▲ 图 36-6　1例 31 岁女性的全腿负重 X 线

A. 术前 X 线。右腿 X 线显示由股骨引起的外翻畸形，髋关节 - 膝 - 踝关节角（HKA）为 7°，提示为外翻角。负重线百分比(WBL 到内侧边缘 / 胫骨平台宽度 × 100%)为 79%；B. 截骨术后 3 个月。HKA 和 WBL 分别矫正为 1° 和 45%

钢板技术（minimally invasive plate osteosynthesis，MIPO）的双平面截骨技术 OWHTO[20, 21]。

1. 适应证

DLO 适用于在股骨和胫骨同时内翻畸形的膝关节骨性关节炎，并且希望保持高活动水平的患者。如果单独使用 OWHTO 矫正畸形的预测胫骨近端内侧角为 95° 或以上，或 mLDFA 大于 90°；而 MPTA 小于 87° 时，适合使用 DLO 技术[20, 21]。

2. 手术技术及康复

DLO 手术从双平面 LCWDFO 开始，在股骨髁上方的股骨外侧做一个 4～5cm 的纵向切口。截骨术的固定是采用 MIPO 技术完成的。在这

个阶段，透视检查外侧截骨（LCWDFO）后的对线，目的是与术前计划一致。用随后的双平面 OWHTO 来完成截骨术。术后，在接下来的几天内开始在疼痛耐受前提下进行膝关节运动。3 周内不允许负重，在 3 周后开始部分负重，在 4 周时逐步进展为完全负重（图 36-8）。

二、讨论

（一）OWHTO

最近，有报道称，OWHTO 后有良好的短期和中期结果。然而，已经有人指出了 OWHTO 的一些缺点。第一，在技术上，在伴有严重内翻畸形的膝关节中获得足够的外翻矫正是困难的。第二，术后胫骨后倾角增大。第三，手术后髌骨高度降低，下肢长度增加。Martin 等[22] 报道包括铰链侧骨折在内的主要并发症发生率为 25%。另外，外科医生很难将直钢板放置在胫骨内侧，因此该钢板通常放置在胫骨前内侧，与横行固定螺钉相比，存在神经血管损伤的潜在风险和生物力学上的劣势。因此，作者研制了一种新的锁定板（图 36-1）。应当牢记的是，疼痛性的髌股关节 OA 应作为 OWHTO 的排除标准，因为术后髌股关节压力增加，增加疼痛风险。仔细的术前计划是必要的，以减少相关并发症的发生。

（二）OWDTO

在 6 个已发表的系列研究中，对髌骨高度进行了评估[10, 11, 23-26]。在所有这些研究中，OWDTO 组的髌骨高度没有明显变化，但在 OWHTO 组则有明显下降。有两篇文献用关节镜评估软骨，大多数 OWDTO 病例显示髌股关节 OA 无进展[23, 24]。然而，30%～60% 的 OWHTO 患者出现髌股关节 OA 增加。根据三个比较研究的结果[11, 23, 24] 在临床结果的改善方面，OWDTO 可以被认为优于或等于 OWHTO。与 OWHTO 相比，OWDTO 的髌骨高度没有变化，理论上没有引起髌股关节接触压力的增加，因此可以防止髌股关节 OA 的进展。

OWDTO 存在相对机械稳定性差和截骨部位

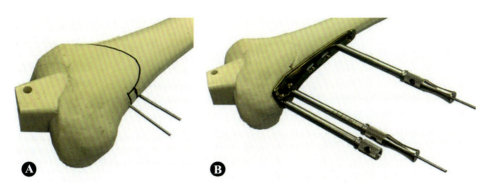

▲ 图 36-7　截骨和钢板放置
A. 克氏针与截骨线之间的位置关系；B. 临时固定钢板

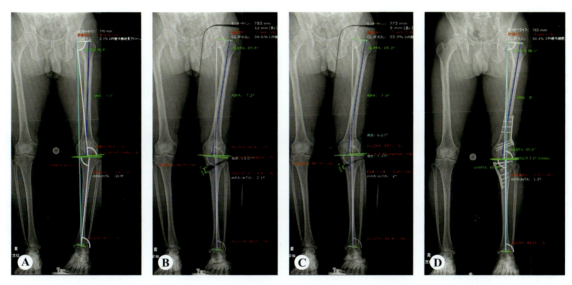

▲ 图 36-8　47 岁男性因左膝出现严重内翻畸形而接受双水平截骨术的术前和术后 X 线

A. 全腿负重 X 线。数字规划软件提供的参数为机械股骨远端外侧角 90.6°，机械胫骨近端内侧角 83.6°，机械胫股角 10.9° 内翻；B. 先手术模拟孤立的内侧开放楔形胫骨高位截骨术。针对 2° 外翻的 mTFA 的截骨模拟表明，当单独使用 OWHTO 进行矫正时，所需的楔形截骨大小为 17mm，结果 MPTA 为 96.5°。考虑到采用楔形截骨大小（>15mm）和 MPTA 值（>95°），DLO 作为本例的手术选择；C. DLO 手术计划选择 mLDFA 85°，MPTA 90.7°，mTFA 2° 外翻。模拟 DLO 由外侧闭合楔形股骨远端截骨术（楔形截骨大小 5mm，矫正值 6.3°）和 OWDTO[13]（楔形截骨尺寸 9mm，矫正值 7.4°）组成；D. DLO 术后 1 年的全腿负重 X 线。所有参数均矫正为术前模拟对应的值（mLDFA 85.6°，MPTA 89.8°，mTFA 1.5° 外翻）

骨愈合缓慢的风险[24]。因此，需要在胫骨结节处额外固定螺钉。为了解决这些问题，Akiyama 等报道的改进技术[12]。他们的技术提供了前方皮质支撑，使得胫骨嵴无骨缺损，并且截骨面有较宽的松质骨接触面，以增强稳定性，促进撑开部位的骨愈合（图 36-1）。

（三）HCWHTO

HCWHTO 的术后膝关节疼痛及临床评分较术前有明显改善[27-29]。Otsuki 等[30] 对 OWHTO（24 膝）和 HCWHTO（24 膝）进行术前和术后影像学图像比较分析，指出 HCWHTO 组髌骨高度和胫骨结节 - 滑车沟距离显著减少，而髌股关节的内侧关节空间与 OWHTO 组相比显著增加。Ishimatsu 等[31] 比较了 OWHTO（36 膝）和 HCWHTO（21 膝）术后 5 年的结果，并报道了在术后临床结果方面的临床评分无差异。此外，研究显示，与 OWHTO

组相比，HCWHTO 组的髌骨高度下降，而外侧关节间隙和髌股形合度明显改善。斜行截骨术可改善关节面形合度。在最近的一项研究中，骨赘中存在的生长因子比一般的松质骨中更多[32, 33]。研究表明，HCWHTO 对内侧间室膝关节骨性关节炎伴有髌股关节骨性关节炎是有效的[34]。

（四）TCVO

视觉模拟量表（从 73 到 13）和 WOMAC 指数（从 52 到 14）术后 5 年的临床结果有所改善。Micklicz 线从 1 提高到 60，JLCA 从 6 提高到 1[14]。在年轻且活动度好的重度膝关节骨关节炎患者中采用 TCVO 代替单室膝关节置换术（unicompartmental knee arthroplasty，UKA） 或 TKA 是可行的。然而，在膝关节内翻过度的情况下，仅通过 TCVO 可能无法获得充分的 Mikulicz 线外移。在这种情况下，联合使用 OWHTO 和（或）横向闭合楔形 DFO 是必要的。

（五）MCWDFO

虽然内侧闭合性楔形胫骨高位截骨术可能是治疗伴有外侧间室骨性关节炎的外翻膝关节的一种选择，但它造成了胫骨平台的内侧倾斜。过度倾斜可能导致胫股内侧半脱位，非生理关节线倾斜可能引起增大的剪切应力[17]。此时，MCWDFO 是矫正外翻畸形的合适方法。

（六）DLO

一个代表性病例的连续放射学图像如图 36-8 所示。对于术前手术模拟和计划中的预期参数值，机械胫股角（mechanical tibiofemoral angle，mTFA）设置为 1°~2°（轻微外翻对线），而 mLDFA 和 MPTA 分别设置为 85° 和 90°[20, 21]（图 36-8）。我们的患者群体的短期临床和放射学结果已在参考文献中报道[21]。在该研究中，连续 20 例连续接受 DLO 治疗的患者被跟踪了至少 1 年。随访结果显示，术后所有的放射学参数及患者报告的结果指标均有显著改善。

三、结论

越来越多的老年人希望继续进行体育活动，越来越多的患者希望利用新的医学技术使膝关节获得新生。此外，由于互联网的存在，越来越多的患者希望找到除 TKA 之外的适合自己的治疗方法。在实施 TKA 治疗之前，还应该考虑采用旨在保留膝关节的截骨术。

这里介绍的几种 OAK 正在成为日本的通用术式。然而，要完全确立这些手术术式的作用，需要对更多病例进行长期随访。要构建一个可以把患者的年龄、活动、背景和需求等都考虑在内的手术方式选择体系。

第37章 脂肪组织衍生的生物制剂治疗膝骨关节炎的最新进展

Current Introduction of the Biological Agent Derived from Adipose Tissue to the Treatment of Knee Osteoarthritis

Wataru Ando   Isabel Wolfe   Kazunori Shimomura   Stephen Lyman
Naomasa Yokota   Norimasa Nakamura   著

毛文华   方 丹   译

一、骨关节炎

骨关节炎是世界范围内最常见的关节疾病[1-3]，膝关节 OA 的全球患病率约为 3.8%[3, 4]。疼痛及相关的功能障碍是大多数标准疗法的治疗目标，而治疗的选择则根据疾病的严重程度而定。对于轻度 OA 患者，即 Kellgren-Lawrence 分级为 I 级（I～IV 级）且功能障碍较轻的患者，一般采用保守治疗，包括以增强膝关节周围肌肉为目的的物理治疗和口服的镇痛药物，如对乙酰氨基酚、阿司匹林和非甾体抗炎药（non-steroidal antiinfammatory drugs，NSAID）[3, 5-8]。

当患者病情恶化，进展至严重的 OA，并伴随疼痛加重且 KL 分级达到 III 级或 IV 级时，应考虑手术治疗。保留关节的手术，特别是胫骨高位截骨术，是年轻且活跃的关节软骨病变患者的首选治疗策略，旨在减轻疼痛、恢复活动功能，并推迟关节置换术。由于软骨再生能力有限，关节退行性变将持续进行，关节置换术的目的在于缓解疼痛。然而，部分患者在接受全膝关节置换术后并未完全恢复关节活动范围，其临床效果并不尽如人意[9]。Baker 等的评估显示，约有 20% 的患者对 TKA 的效果不满意[10]。Meta 分析显示，TKA 的 25 年生存率为 82.3%[11]。考虑到高活动水平可能增加早期翻修的风险[12-15]，因此建议年轻且活跃的患者尽可能推迟关节置换术。此外，许多患者可能不愿接受手术治疗。值得注意的是，目前对于中度 OA（KL 2 级）患者的治疗方法尚存不足。最近一种治疗中度 OA 的方法是关节腔内注射透明质酸，旨在通过增加滑液量和黏度来改善关节的机械功能[16-18]。然而，根据目前的临床证据，美国骨科医师协会对其有效性提出了质疑[17, 19]。关节腔内应用脂肪组织衍生的生物制剂是目前正在研发的许多新疗法之一，旨在克服标准疗法的局限性，不仅能够缓解症状，还能够干预 OA 的发病机制。

OA 是一种退行性疾病，通常与老化密切相关[1]，然而其病因具有多样性。机械因素，如畸形或既往损伤，以及遗传和（或）环境因素也可能增加患病风险[1, 2]。OA 的发病机制异常复杂，包括软骨下骨的改变，可能先于其他病变发生，导致关节软骨更容易受损[20]；合成代谢的改变，导致在关节周围形成特征性骨赘；炎症和降解过程，改变了正常静止状态的软骨细胞表型，从而导致关节软骨基质的破坏[21]。最终，关节表面的透明软骨完全被侵蚀，仅留下骨性硬化。这些观察结果表明，支持软骨形成和（或）限制炎症和基质降解的新疗法可能是有效的，尤其是在 OA 仍处于中度时进行干预。关节腔内注射脂肪源性细胞制剂是基于上述治疗目标而开发的许多生物疗法中的一种。

针对临床使用和（或）正在临床研究中的各种生物疗法的治疗效果或作用机制，我们尚未有足够的手段来确定其与脂肪源性细胞的关节腔内注射相比的优劣[19, 22]。针对这一问题很少有高质量的随机研究[19]。据报道，对于关节腔内注射任何药物，安慰剂效应都相对较高[22]。目前正在研究的新疗法，包括使用新型药物或基因疗法特异性阻断细胞因子以控制炎症[19]，或使用纯化的生长因子（如 BMP-7 和 FGF-18）来支持软骨组织再生[19]。基于血液和细胞的策略不仅可以抑制炎症，还可以促进再生，并且具有自体来源的额外优势。关节腔内注射富血小板血浆已成为多种肌肉骨骼疾病的常用疗法[23, 24]，单独应用 PRP 和（或）PRP 联合脂肪源性细胞治疗膝关节 OA 的疗效评估正在研究中[24-31]。同时，关节腔内注射多种类型干细胞的研究也在进行中，这些干细胞不仅来自脂肪组织，还有许多其他来源（如脐带血和骨髓）[3, 32-36]。在确定这些治疗方法中哪一种疗效更好，甚至是否有效之前，还需要进行更多的研究。然而，对于许多不需要行 TKA 或标准医学疗法的患者而言，生物疗法仍然具有吸引力。

二、脂肪组织衍生的生物制剂

Zuk 等在 2001 年和 2002 年的研究中报道从脂肪组织中分离出多能细胞[37, 38]，这为其在骨科和其他疾病中的治疗应用奠定了基础。与其他类型的干细胞（如来自骨髓或脐带的干细胞）相比，脂肪源性细胞可以从自体来源获取，并且不良反应很少。脂肪源性细胞通常是通过脂肪抽吸术从患者自身的皮下组织（通常是腹部或臀部）获取，

虽然获取后供体部位的不适并不少见，但很少出现严重问题。通常从 1g 脂肪组织或 1ml 脂肪抽吸物中分离出 50 万～200 万个有核细胞，其中 1%～10% 可能是多能干细胞[39-42]。细胞的产量和质量，以及分离出的不同细胞的比例，因分离方法不同而异，包括机械或酶解分离，供体年龄和供体部位[39, 43, 44]，但这些变化对治疗效果的影响尚不清楚。脂肪源性细胞已在实验模型和临床研究中用于治疗各种疾病，包括软或硬（骨）组织重建、免疫调节（如克罗恩病、类风湿关节炎）和缺血逆转（如心肌梗死、脑卒中）[45]。

脂肪组织衍生的生物制剂已被用于膝关节治疗，其中包括经酶处理的基质血管组分[25-31, 46-56]（表 37-1 至表 37-3），机械分离的"片段化脂肪组织"（fractionated adipose tissue，FAT）（如 Lipogems 产品）[56-65]（表 37-4 和表 37-5），以及培养的脂肪源性间充质干细胞（adipose-derived mesenchymal stem cells，ADMSC）[49, 66-75]（表 37-6 和表 37-7）。所谓的 SVF 和 FAT 是因观察到这些异质馏出物富集周细胞或周细胞样内皮细胞前体而得名[40, 44, 45, 76-78]。与 FAT 或 SVF 不同，ADMSC 是纯化的干细胞，具有明确的细胞表面标记物和多能性[40, 45, 76]。膝关节 OA 中 SVF、FAT 和 ADMSC 的应用总结如下。

三、基质血管组分细胞

Zuk 的原创研究报道他从基质血管组分（一种脂肪组织的胶原酶消化物）中分离出塑料黏附的脂肪源性间充质干细胞[37, 38]。在此基础上，许多研究直接将 SVF 应用于膝关节，而不进行 ADSCM 的培养和分离。与纯化的 ADMSC 不同，SVF 是一种异质馏出物，不仅包括间充质干细胞，还包括周细胞、血管外基质细胞、成纤维细胞、前脂肪细胞、单核细胞、巨噬细胞、红细胞、纤维组织和细胞外基质[37, 38, 40, 44, 45, 76-78]。在临床环境中，SVF 细胞在应用前通常没有进行表征。因此，SVF 减轻膝关节 OA 进展的机制可能与脂肪源性或其他间质干细胞本身不同。然而，

表 37-1 关节腔内注射脂肪源性基质血管组分治疗膝骨关节炎 [a]

作　者	数　量	研究方案	相关临床试验	骨关节炎的 KL 分级和其他诊断	除了 SVF 之外的其他治疗	随　访
Berman（2019）[46]	2586	前瞻性队列研究	NCT10953523	KL 1~4 级	无	5 年
Hong（2019）[47]	16	Ⅲ期临床	ChiCTR1800015125	KL 2~3 级	HA[b]	1 年
Michalek（2019）[48]	29	前瞻性对照研究		KL 2~4 级在 1~4 个大的负重关节（包括髋、膝）和 0~8 个其他关节	无	36 个月
Yokota（2019）[49]	80	前瞻性队列研究		KL 2~4 级	无	6 个月
Bansal（2017）[25]	10	前瞻性队列研究	NCT03089762	Brandt 分级 1 级或 2 级	PRP[c]，以及应用流式细胞仪的胶原酶消化法	2 年
Nguyen（2017）[26]	30	前瞻性队列研究		KL 2~3 级	PRP微骨折	18 个月
Pintat（2017）[27]	19	病例研究		髌股关节 OA	PRP	12 个月
Yokota（2017）[50]	13	病例研究		KL 3~4 级	无	6 个月
Fodor（2016）[51]	6	病例研究	NCT02357485	KL 1~3 级	无	1 年
Koh（2016）[52]	80	前瞻性队列研究		KL≤2 级ICRS[f] 3~4 级软骨病变	凝血酶，纤维蛋白原，微骨折	26~30 个月
Kim（2015）[53]	54	回顾性队列研究			纤维蛋白胶	24~34 个月
Kim（2015）[53]	40	回顾性队列研究			纤维蛋白胶，PRP	平均 28.6 个月
Koh（2015）[54]	30	病案研究		KL 2~3 级		2 年
Bui（2014）[29]	21	病案研究		2~3 级（等级未知）	PRP	6 个月
Koh（2014）[55]	44	前瞻性队列研究		KL≤3 级	HTO[d]	14~24 个月
Koh（2013）[e][30]	18	病例研究		多个间室的 KL 3 级	PRP	24~26 个月
Koh（2012）[e][31]	25	回顾性队列研究		KL<4 级	PRP	12~18 个月

a. 小于 5 例患者或随访不足 6 个月的研究均被排除
b. HA. 透明质酸
c. PRP. 富血小板血浆
d. HTO. 胫骨高位截骨
e. 细胞获取自髌下脂肪垫而非皮下组织的细胞
f. ICRS. 国际软骨研究协会

表 37-2 关节腔内应用脂肪源性基质血管组分治疗膝关节 OA 的临床试验 [a]					
试验登记号	申办者	状 态	分 期	除外膝关节 OA 的情况或治疗	试验组描述
NCT02726945	GID 集团	完成	不适用	无	SVF（注射 2 次）vs. 安慰剂
NCT04238143	Healeon Medical 公司与合作者	正在进行，不再招募	不适用	PRP[b]	tSVF[c] 联合 PRP vs. cSVF[d] 联合 PRP vs. cSVF 联合生理盐水
NCT03940950	梅奥诊所	招募中	I 期	无	SVF vs. 安慰剂
NCT02967874	俄罗斯医学科学院	完成	I / II 期	无	SVF vs. HA
NCT03818737	埃默里大学 Marcus 基金会	招募中	III 期	无	BMAC[e] vs. SVF vs. 脐带组织（对比皮质类固醇）
NCT03164083	SCARM 研究院	撤销	II 期	BMAC	SVF 联合 BMAC vs. 安慰剂
NCT02846675	上海东方医院	完成	I / II 期	无	SVF vs. 安慰剂（对侧膝关节）
NCT03090672	全球再生医学联盟的医学博士 Robert W. Alexander	招募中	不适用	PRP	tSVF 或 cSVF 联合 PRP vs. tSVF 或 cSVF 联合生理盐水
NCT02142842	胡志明市科技大学	完成	I / II 期	PRP	SVF 联合 PRP vs. 对照（未指定）

a. 未纳入单臂临床试验
b. PRP. 富血小板血浆
c. tSVF. 组织间质血管组分（机械分离的分级脂肪组织）
d. cSVF. 细胞间质血管组分（酶解分离的标准 SVF）
e. BMAC. 骨髓浓缩液

Kim 等报道，可以从应用到患者的 SVF 试样中培养间充质干细胞[53]。此外，Koh 等报道了基于二次关节镜、组织学和（或）MRI 观察到的软骨组织质量改善，表明 SVF 可以支持膝关节 OA 的组织再生[30, 52, 55]。在一部分研究中，他们使用了从膝关节脂肪垫中分离的细胞[30, 31]，但在大多数研究中使用的是 SVF（包括该研究团队后来的研究），细胞是从患者的皮下组织中获取的。与ADMSC 相比，SVF 的显著优势是细胞不需要培养，但可以在收获后立即使用。

大多数关于关节腔内 SVF 注射治疗膝关节OA 潜在益处的研究调查报道指出，在 1～3 年，患者的 PRO 有适度改善（表 37-1）。主要评估指标包括疼痛和身体功能，最常使用的评估工具是VAS 和 WOMAC 评分。多数文献报道，在平均12 个月（最长随访时间为 5 年）后，大多数患者的这些评估指标有显著改善。不良反应较为轻微。报道中最常见的不良反应是获取部位周围的疼痛（7.7%～34% 的患者）和膝关节疼痛 / 积液（3.5%～37.5% 的患者）。这些症状在随访期间得到缓解。显著的疼痛和肿胀等严重不良反应很少见。越来越多的研究将 SVF 与其他生物制剂（如透明质酸和 PRP）联合应用[25-31, 47]（表 37-1），包括目前正在进行的临床试验（表 37-2）。

市面上可以购买到多种促进 SVF 分离的设备（表 37-3）。Personalized 医疗公司的 PSC-01 是

表 37–3		与脂肪源性间充质干细胞、基质血管组分或片段化脂肪组织相关的市售产品	
产　品	移植物类型	制造商 / 赞助商	相关临床试验或已发表的研究
Elixcyte	ADMSC	UnicoCell Biomed 有限公司	NCT02784964
Jointstem	ADMSC	R-Bio 自然细胞有限公司	NCT03000712、NCT01300598、NCT03990805、NCT02674399、NCT03509025、NCT02658344
ReJoin®	ADMSC	Cellular Biomedicine Group	NCT02641860
GXCPC1	同种异体 ADMSC	Gwo Xi 干细胞应用技术股份有限公司	NCT03943576
AdipoCell™	SVF	U.S.Stem Cell，Inc.	NCT03089762
ADSC Extraction Kit	SVF	GeneWorld 有限公司	Bui（2014）
Celution Centrifuge IV	SVF	Cytori Therapeutics，Inc.	Yokota（2019）[49]
GIDSVF1	SVF	GID 集团	NCT02276833
GIDSVF2	SVF	GID 集团	NCT02726945
PSC-01	SVF	Personalized Stem Cells，Inc.	NCT04043819
AdiPrep®	FAT	Terumo BCT，Inc.	NCT03467919
Lipogems®	FAT	Lipogems International SpA	NCT04230902、NCT03242707、NCT03922490、NCT03788265、NCT03714659、NCT03771989、NCT03527693、NCT03379168、NCT03117608、NCT02697682

一种自体细胞疗法，通过对抽脂液进行酶处理；GIDBio 公司的 GIDSVF2 是一种无菌组织处理容器，专为 SVF 酶分离而设计。

四、片段化脂肪组织

在一些研究中，已采用机械（而不是酶解）方法分离脂肪源性细胞。Lipogems®（Lipogems International，Milano，Italy）和 AdiPrep®（Terumo BCT，Japan）是一种从脂肪组织中分离出完整细胞成分的技术，同时，去除血液和油脂，产生 FAT，用于膝关节或其他关节 OA 治疗[41, 79, 80] 或其他应用（表 37–4）。Coleman 技术发明用于整形外科的脂肪移植，已经在一项研究中应用于膝关节[60]。FAT 有时也被称为"组织间质血管组分"（tissue stromal vascular fraction，tSVF），以区别于标准 SVF 或细胞组分（cellular fraction，cSVF）。尽管酶消化是分离 SVF 细胞（并从中分离 ADMSC）的最初方法，但美国 FDA 声明，分离自体细胞应不改变与组织重建、修复或替代效用相关的组织原始相关特征，这引发了对使用酶消化分离干细胞的质疑[41, 78, 81]。虽然 FAT 对这些担忧做出了回应，但很明显，通过机械分离的细胞的性质和质量与酶消化分离的细胞不同[41, 78]。关于 FAT 与 SVF 或 ADMSC 在膝关节 OA 或其

表 37-4　关节腔内应用片段化脂肪组织治疗膝关节 OA 的临床研究 [a]

作者（年）	例 数	研究设计	相关的临床试验	OA 的 KL 分级或其他诊断	FAT 之外的治疗	随访时间
Barford（2019）[56]	20	前瞻性队列研究	NCT02697682	KL 1～4 级	无	12 个月
Mautner（2019）[57]	76	回顾性队列研究		KL 1～4 级	± BMAC[b]	0.6～1.6 年
Panni（2019）[58]	52	病例系列研究		KL 0～2 级	无	6～24 个月
Cattaneo（2018）[59]	38	病例系列研究	NCT03527693	KL≤3 级；ICRS[c] 2 级软骨损伤	无	12 个月
Roato（2018）[60]	20	前瞻性队列研究		KL 1～3 级	无	18 个月
Russo（2018）[61]	30	回顾性队列研究（随访 3 年）		KL≤3 级；ICRS 2 级软骨损伤	无	36 个月
Hudetz（2017）[62]	17	前瞻性队列研究	ISRCTN1333702	KL 2～4 级	无	12 个月
Russo（2017）[63]	30	回顾性队列研究		KL≤3 级；ICRS 2 级软骨损伤	无	12 个月
Oliver（2015）[64]	70	前瞻性队列研究		KL 2～4 级	± BMAC	180 天
Centeno（2014）[65]	681	回顾性队列研究		KL 1～4 级	± BMAC	平均 10.4 个月

a. 未纳入病例数少于 5 或随访时间短于 6 个月的研究
b. BMAC. 骨髓浓缩物
c. ICRS. 国际软骨研究协会

他治疗应用中的比较问题仍有待解答。

大多数关于使用 FAT 治疗膝关节 OA 的研究报道指出，在平均 12 个月后，大多数患者有显著改善，最长随访时间为 36 个月 [56-65]（表 37-4）。评估的主要指标包括疼痛和身体功能，最常使用 KOOS 和 VAS 评分进行评估。不良反应轻微且罕见。报道中最常见的不良反应与脂肪获取部位相关（3.33%～6.67% 的患者）。未观察到严重不良反应。目前正在进行多项使用 FAT 的临床研究（表 37-5）。

五、培养的脂肪源性间充质干细胞

虽然 SVF 和 FAT 的使用符合临床和监管方面的要求，但只有培养、塑料黏附的脂肪源性细胞才能被认定为真正的间充质干细胞。国际脂肪治疗与科学联合会（International Federation for Adipose Therapeutics and Science，IFATS）和国际细胞治疗学会（International Society for Cellular Therapy，ISCT）提出了脂肪源性间充质干细胞的三个最低标准：①可塑料面黏附；②细胞表面标记物（CD73、CD90 和 CD105 阳性，以及 CD11b、CD14、CD19、CD45 和 HLA-DR 阴性）的特性表达；③向前体脂肪细胞、软骨细胞和成骨细胞分化的潜力 [44, 82, 83]。SVF 或 FAT 细胞不能满足这些标准，即使 SVF 细胞是 ADMSC 的来源。此外，大多数临床前研究表明，软骨形成潜力或旁分泌和抗炎活性的表征都是在塑料黏附的 ADMSC 上进行的，而不是在 SVF 上进行

表 37-5 关节腔内应用片段化脂肪组织治疗膝关节 OA 的临床试验 [a]

试验登记号	申办者	状 态	研究分期	除外膝关节 OA 的情况或治疗	试验组描述
NCT03467919	斯坦福大学	招募中	Ⅲ期	无	Adiprep vs. 皮质类固醇
NCT04230902	美国贝鲁特大学医学中心	招募中	Ⅲ期	无	Lipogems vs. 皮质类固醇
NCT03242707	南加州大学	招募中	不适用	无	Lipogems vs. HA[b]
NCT03922490	美国纽约特种外科医院	尚未招募	Ⅳ期	关节镜下清理术	关节镜下清理术联合 Lipogems vs. 单纯关节镜下清理术
NCT03771989	Hvidovre 大学医院	招募中	不适用	无	Lipogems vs. 安慰剂
NCT03379168	新墨西哥大学的医学博士 Dustin L.Richter	招募中	不适用	无	Lipogems vs. 皮质类固醇 vs. 安慰剂
NCT03117608	Lipogems International SpA	招募中	Ⅳ期	无	Lipogems vs. PRP[c]

a. 未纳入单臂临床试验
b. HA. 透明质酸
c. PRP. 富血小板血浆

的[74, 78, 84]。对动物模型进行的关节腔内注射标记的脂肪干细胞的研究显示，细胞在关节腔内得到了保留，这支持了这种传递方式在临床应用中的潜在效果[33, 85, 86]。在体外和动物模型中，ADMSC 已被报道具有致瘤潜能，但尚未在人类中报道[87, 88]。

在过去几年中，其他研究也报道了关节腔内注射 ADMSC 治疗膝关节 OA 的潜在益处（表 37-6）。注射的细胞数量范围为 $1.0 \times 10^7 \sim 1.0 \times 10^8$ 细胞 /ml[49, 66-75]。评估的主要指标包括疼痛和身体功能，常使用 WOMAC、KOOS 和 VAS 评分进行评估。大多数文献报道在 6～12 个月后（最长随访 2 年），通过这些量表测量的膝关节功能显著改善和疼痛减轻。不良反应通常是轻微的，最常见的是关节疼痛和积液。根据报道，这些和其他轻微不良事件的发生率为 2%～74%，并在随访期间缓解。未观察到严重不良反应。

培养细胞的临床应用带来了监管方面的挑战，尤其是在美国[45, 78]。然而，在其他地方（表 37-7），商业化的 ADMSC 产品（表 37-3），如 Jointstem's K Stem Cell（韩国）、CBMG's ReJoint（中国）和 UnicoCell Biomed's Elixcyte（中国台湾）（表 37-7）正在进行临床试验。欧洲联盟 ADIPOA（http：//adipoa2.eu）目前也有一个实验室培养的 ADMSC 的临床试验。GXCPC1 是一种异体脂肪源性干细胞产品（中国台湾），目前正在进行安全性试验。

六、各种方法的比较和未来方向

为了充分了解脂肪组织衍生的生物制剂在 OA 治疗中的安全性、有效性和成本效益，需要进行更多的研究，并将其与标准护理或其他新型药物和生物干预方式进行比较。一个重要问题是塑料黏附的 ADMSC 与 SVF 在疗效上的潜在差异，前者能更好地表征，而后者更容易分离。作者最近直接对两者进行了比较，发现接受贴壁细胞治

表 37–6　关节腔内应用脂肪源性间充质干细胞治疗膝关节 OA 的临床研究 [a]

作者（年）	例　数	研究设计	相关的临床试验	OA 的 KL 分级或其他诊断	ADMSC 之外的治疗	随访时间
Freitag（2019）[66]	30	Ⅱ期临床试验	ACTRN12614000814673	KL 2～3 级	无	1 年
Jiang（2019）[67]	12	病例系列研究			无	6 个月
Lee（2019）[68]	24	Ⅱb 期临床试验		KL 2～4 级	无	6 个月
Lu（2019）[69]	53	Ⅱ期临床试验	NCT02162693	KL 1～3 级	无	1 年
Yokota（2019）[b49]	80	回顾性队列研究		KL 2～4 级	无	6 个月
Zhao（2019）[70]	18	Ⅰ/Ⅱa 期临床试验	NCT02641860	KL 2～3 级	无	48 周
Kyriakidis（2018）[71]	20	病例系列研究		4 级软骨损伤	无	2 年
Song（2018）[72]	18	Ⅰ/Ⅱ期临床试验	NCT01809769	KL 2 级	无	96 周
Jo（2017）[73]	18	Ⅰ/Ⅱ期临床试验随访	NCT01300598	KL 2 级	无	2 年
Pers（2016）[74]	18	Ⅰ期临床试验	NCT0158585	KL 3～4 级	无	6 个月
Jo（2014）[75]	18	Ⅰ/Ⅱ期临床试验		KL 2 级	无	6 个月

a. 未纳入病例数少于 5 或随访时间短于 6 个月的研究
b. Yokota 等的研究 [49] 比较了 ADMSC 和 SVF 治疗膝关节 OA，被同时列入表 37–1 和表 37–6

疗的患者比接受 SVF 细胞治疗的患者疼痛和症状的改善更快、更明显 [49]。贴壁细胞治疗组的有效比例与 OA 的 KL 分级相关，而 SVF 细胞治疗组的有效比例则与此无关 [49]。虽然 6 个月随访期间的差异较小，但是具有统计学意义，这支持进一步的研究来比较两种细胞的相对疗效。其他问题也需要进一步研究（其中一些已经在研究中），包括比较 MSC 来源、脂肪组织供体年龄和（或）部位的影响，以及与其他生物疗法（如 PRP 或

HA）联合应用的优势。此外，需要进行长达 5 年或 10 年的长期研究，以确定这种方法是否能延缓年轻活跃患者或不能耐受药物或手术的老年患者对 TKA 的必要性，从而提供一段有意义的时期。

关节腔内注射脂肪组织衍生的生物制剂是治疗膝关节 OA 的一种有前景的方法。与目前正在研究的其他基于细胞和药物的新型疗法一样，关节腔内注射 SVF、FAT 或 ADMSC 有待比较和长期研究来确定其治疗效果。

试验登记号	申办者	状　态	研究分期	除外膝关节 OA 的情况 或治疗	试验组描述
				表 37-7　关节腔内应用脂肪源性间充质干细胞治疗膝关节 OA 的临床试验 [a]	
NCT02784964	UnicoCell Biomed 有限公司联合 A2 Healthcare 中国台湾公司	正在进行，不再招募	I／II 期	无	ADMSC（3 次注射）vs. HA[b]
NCT03000712	R-Bio	正在进行，不再招募	不适用	HTO[c]	HTO 1 周后注射 ADMSC vs. 单纯 HTO
NCT01300598	R-Bio	完成	I／II 期	无	ADMSC（3 次注射）
NCT03869229	华沙医科大学	招募中	I／II 期	髋关节 OA，肩关节 OA	膝关节注射 ADMSC vs. 髋关节注射 ADMSC vs. 肩关节注射 ADMSC
NCT03357575	北京大学人民医院	尚未招募	不适用	无	ADMSC vs. HA
NCT02162693	Cellular Biomedicine 集团联合仁济医院、中国人民解放军总医院	完成	II 期	无	ADMSC vs. HA
NCT01809769	Cellular Biomedicine 集团联合仁济医院	完成	I／II 期	无	ADMSC（3 次注射）
NCT02838069	蒙彼利埃大学医院与合作者	未知	II 期	无	ADMSC（2 次注射）vs. 安慰剂
NCT01585857	蒙彼利埃大学医院	完成	I 期	无	ADMSC（3 次注射）
NCT03990805	R-Bio	招募中	III 期	无	ADMSC vs. 安慰剂
NCT02674399	自然细胞有限公司（Nature Cell Co.Ltd.）联合 KCRN 公司	完成	II 期	无	ADMSC vs. HA
NCT02658344	R-Bio	完成	II 期	无	ADMSC vs. 安慰剂
NCT02855073	Cellular Biomedicine 集团联合上海交通大学附属第九人民医院	正在进行，不再招募	II 期	关节软骨缺损	第 1、第 22 天注射联合第 8、第 15 天注射 HA vs. 单纯第 1、第 8、第 15、第 22 天注射 HA
NCT03955497	山东大学齐鲁医院	招募中	I／II 期	无	ADMSC vs. HA
NCT02642848	Dongsik Chae	未知	不适用	HTO	HTO 联合微骨折 vs. HTO 联合 BMAC[d] vs. HTO 联合 ADMSC
NCT04212728	烟台毓璜顶医院	招募中	不适用	PRP	ADMSC 联合 PRP[e] vs. 第 0、第 3、第 6 个月注射 PRP

（续表）

试验登记号	申办者	状 态	研究分期	除外膝关节OA 的情况或治疗	试验组描述
NCT02641860	Cellular Biomedicine 集团联合仁济医院	完成	Ⅰ期	无	同种异体 ADMSC（3 次注射）
NCT04208646	Cellular Biomedicine 集团和合作者	尚未招募	Ⅱ期	无	同种异体 ADMSC（2 次注射）vs. 安慰剂
NCT03943576	Gwo Xi 干细胞应用技术股份有限公司	招募中	Ⅰ/Ⅱ期	无	同种异体 ADMSC（2 次注射）vs. HA
NCT03014401	科罗拉多大学丹佛分校联合斯坦福大学	招募中	不适用	关节镜下清理术	自体脂肪垫联合关节镜下清理术 vs. 单纯关节镜下清理术

a. 未纳入单臂临床试验
b. HA. 透明质酸
c. HTO. 胫骨高位截骨术
d. BMAC. 骨髓浓缩物
e. PRP. 富血小板血浆